国家卫生健康委员会"十四五"规划教材

全国高等中医药教育教材

供中医学、针灸推拿学、中西医临床医学等专业用

金匮要略讲义

第4版

中醫

主　编　林昌松　贾春华

副主编　马晓峰　江　泳　李云海　杨景锋

主　审　陈纪藩　范永升

人民卫生出版社

·北 京·

图书在版编目（CIP）数据

金匮要略讲义 / 林昌松，贾春华主编 . —4 版 . —
北京：人民卫生出版社，2021.7（2023.11重印）
ISBN 978-7-117-31596-8

I. ①金… Ⅱ. ①林… ②贾… Ⅲ. ①《金匮要略方
论》– 中医学院 – 教材　Ⅳ. ①R222.3

中国版本图书馆 CIP 数据核字（2021）第 116428 号

人卫智网　www.ipmph.com	医学教育、学术、考试、健康，购书智慧智能综合服务平台	
人卫官网　www.pmph.com	人卫官方资讯发布平台	

金匮要略讲义
Jinguiyaolüe Jiangyi
第 4 版

主　　编：林昌松　贾春华
出版发行：人民卫生出版社（中继线 010-59780011）
地　　址：北京市朝阳区潘家园南里 19 号
邮　　编：100021
E - mail：pmph @ pmph.com
购书热线：010-59787592　010-59787584　010-65264830
印　　刷：人卫印务（北京）有限公司
经　　销：新华书店
开　　本：850×1168　1/16　　印张：17
字　　数：424 千字
版　　次：2012 年 6 月第 1 版　　2021 年 7 月第 4 版
印　　次：2023 年 11 月第 5 次印刷
标准书号：ISBN 978-7-117-31596-8
定　　价：69.00 元

打击盗版举报电话：010-59787491　E-mail：WQ @ pmph.com
质量问题联系电话：010-59787234　E-mail：zhiliang @ pmph.com

编　委（按姓氏笔画排序）

马晓峰（天津中医药大学）　　张建伟（福建中医药大学）

王雪茜（北京中医药大学）　　张秋霞（首都医科大学）

代民涛（河南中医药大学）　　林昌松（广州中医药大学）

刘清平（广州中医药大学）　　周　雯（安徽中医药大学）

江　泳（成都中医药大学）　　荣宝山（内蒙古医科大学）

李　凯（海南医学院）　　　　胡子毅（江西中医药大学）

李云海（湖北中医药大学）　　袁晓琳（南京中医药大学）

李孝波（山西中医药大学）　　贾春华（北京中医药大学）

杨景锋（陕西中医药大学）　　徐建虎（宁夏医科大学）

沈　会（大连医科大学）　　　唐　瑛（西南医科大学）

张　军（暨南大学中医学院）　龚小雪（贵州中医药大学）

张　诏（山东中医药大学）　　盖沂超（云南中医药大学）

张　静（广西中医药大学）　　梁　佳（中国中医科学院）

张丽艳（辽宁中医药大学）　　韩洁茹（黑龙江中医药大学）

张茂云（长春中医药大学）　　喻　嵘（湖南中医药大学）

秘　书　刘清平（兼）

3

4

◇◇◇ 修 订 说 明 ◇◇◇

为了更好地贯彻落实《中医药发展战略规划纲要(2016—2030年)》《中共中央国务院关于促进中医药传承创新发展的意见》《教育部 国家卫生健康委 国家中医药管理局关于深化医教协同进一步推动中医药教育改革与高质量发展的实施意见》《关于加快中医药特色发展的若干政策措施》和新时代全国高等学校本科教育工作会议精神,做好第四轮全国高等中医药教育教材建设工作,人民卫生出版社在教育部、国家卫生健康委员会、国家中医药管理局的领导下,在上一轮教材建设的基础上,组织和规划了全国高等中医药教育本科国家卫生健康委员会"十四五"规划教材的编写和修订工作。

为做好新一轮教材的出版工作,人民卫生出版社在教育部高等学校中医学类专业教学指导委员会、中药学类专业教学指导委员会和第三届全国高等中医药教育教材建设指导委员会的大力支持下,先后成立了第四届全国高等中医药教育教材建设指导委员会和相应的教材评审委员会,以指导和组织教材的遴选、评审和修订工作,确保教材编写质量。

根据"十四五"期间高等中医药教育教学改革和高等中医药人才培养目标,在上述工作的基础上,人民卫生出版社规划、确定了第一批中医学、针灸推拿学、中医骨伤科学、中药学、护理学5个专业100种国家卫生健康委员会"十四五"规划教材。教材主编、副主编和编委的遴选按照公开、公平、公正的原则进行。在全国50余所高等院校2 400余位专家和学者申报的基础上,2 000余位申报者经教材建设指导委员会、教材评审委员会审定批准,聘任为主编、副主编、编委。

本套教材的主要特色如下:

1. 立德树人,思政教育 坚持以文化人,以文载道,以德育人,以德为先。将立德树人深化到各学科、各领域,加强学生理想信念教育,厚植爱国主义情怀,把社会主义核心价值观融入教育教学全过程。根据不同专业人才培养特点和专业能力素质要求,科学合理地设计思政教育内容。教材中有机融入中医药文化元素和思想政治教育元素,形成专业课教学与思政理论教育、课程思政与专业思政紧密结合的教材建设格局。

2. 准确定位,联系实际 教材的深度和广度符合各专业教学大纲的要求和特定学制、特定对象、特定层次的培养目标,紧扣教学活动和知识结构。以解决目前各院校教材使用中的突出问题为出发点和落脚点,对人才培养体系、课程体系、教材体系进行充分调研和论证,使之更加符合教改实际、适应中医药人才培养要求和社会需求。

3. 夯实基础,整体优化 以科学严谨的治学态度,对教材体系进行科学设计、整体优化,体现中医药基本理论、基本知识、基本思维、基本技能;教材编写综合考虑学科的分化、交叉,既充分体现不同学科自身特点,又注意各学科之间有机衔接;确保理论体系完善,知识点结合完备,内容精练、完整,概念准确,切合教学实际。

4. 注重衔接,合理区分 严格界定本科教材与职业教育教材、研究生教材、毕业后教育教材的知识范畴,认真总结、详细讨论现阶段中医药本科各课程的知识和理论框架,使其在教材中得以凸显,既要相互联系,又要在编写思路、框架设计、内容取舍等方面有一定的区分度。

5

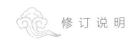

5. **体现传承,突出特色**　本套教材是培养复合型、创新型中医药人才的重要工具,是中医药文明传承的重要载体。传统的中医药文化是国家软实力的重要体现。因此,教材必须遵循中医药传承发展规律,既要反映原汁原味的中医药知识,培养学生的中医思维,又要使学生中西医学融会贯通,既要传承经典,又要创新发挥,体现新版教材"传承精华、守正创新"的特点。

6. **与时俱进,纸数融合**　本套教材新增中医抗疫知识,培养学生的探索精神、创新精神,强化中医药防疫人才培养。同时,教材编写充分体现与时代融合、与现代科技融合、与现代医学融合的特色和理念,将移动互联、网络增值、慕课、翻转课堂等新的教学理念和教学技术、学习方式融入教材建设之中。书中设有随文二维码,通过扫码,学生可对教材的数字增值服务内容进行自主学习。

7. **创新形式,提高效用**　教材在形式上仍将传承上版模块化编写的设计思路,图文并茂、版式精美;内容方面注重提高效用,同时应用问题导入、案例教学、探究教学等教材编写理念,以提高学生的学习兴趣和学习效果。

8. **突出实用,注重技能**　增设技能教材、实验实训内容及相关栏目,适当增加实践教学学时数,增强学生综合运用所学知识的能力和动手能力,体现医学生早临床、多临床、反复临床的特点,使学生好学、临床好用、教师好教。

9. **立足精品,树立标准**　始终坚持具有中国特色的教材建设机制和模式,编委会精心编写,出版社精心审校,全程全员坚持质量控制体系,把打造精品教材作为崇高的历史使命,严把各个环节质量关,力保教材的精品属性,使精品和金课互相促进,通过教材建设推动和深化高等中医药教育教学改革,力争打造国内外高等中医药教育标准化教材。

10. **三点兼顾,有机结合**　以基本知识点作为主体内容,适度增加新进展、新技术、新方法,并与相关部门制订的职业技能鉴定规范和国家执业医师(药师)资格考试有效衔接,使知识点、创新点、执业点三点结合;紧密联系临床和科研实际情况,避免理论与实践脱节、教学与临床脱节。

本轮教材的修订编写,教育部、国家卫生健康委员会、国家中医药管理局有关领导和教育部高等学校中医学类专业教学指导委员会、中药学类专业教学指导委员会等相关专家给予了大力支持和指导,得到了全国各医药卫生院校和部分医院、科研机构领导、专家和教师的积极支持和参与,在此,对有关单位和个人表示衷心的感谢!希望各院校在教学使用中,以及在探索课程体系、课程标准和教材建设与改革的进程中,及时提出宝贵意见或建议,以便不断修订和完善,为下一轮教材的修订工作奠定坚实的基础。

人民卫生出版社

2021 年 3 月

◇◇◇ 前 言 ◇◇◇

全国高等中医药教育教材《金匮要略讲义》(第4版)是国家卫生健康委员会"十四五"规划教材,由全国近30所中医药院校的专家学者共同编写完成,供中医学、针灸推拿学、中西医临床医学等专业的本科学生使用,亦可作为从事中医药、中西医结合的临床、教学、科研工作者学习《金匮要略》的参考书。

本教材的编写,立足于高等中医药教育改革的现状和未来发展,在保持教材科学性、系统性、实用性的基础上,充分汲取各版《金匮要略讲义》经验,努力反映近年来《金匮要略》教学改革的成果,尤其重视凝练《金匮要略》所蕴含的中医辨证思维。

《金匮要略》原文部分以宋代林亿等诠次、元代邓珍刊本《新编金匮方论》为蓝本,并参考了明代赵开美校刻的《金匮要略方论》。原文部分用繁体字表示。为保持该书原貌,教材中首录"金匮要略方论序"原文,依次诠释《脏腑经络先后病脉证第一》至《妇人杂病脉证并治第二十二》诸篇,并以"附录"形式列"杂疗方"等三篇于书后,以供学习参考。

教材中《金匮要略》的正文部分,各篇标题、条文序号与2013年人民卫生出版社教材《金匮要略讲义》同,同一篇内的条文,依据内容分类编排。各篇内条文序号,以(1)(2)……形式标注于条文后。各篇之首均加"学习目标"和不设标题的概说,篇末均有"小结"和"复习思考题",每条原文均有【提要】【释义】,根据需要加用【校注】【讨论】【医案精选】【选注】项目,书末列"主要参考书目及其简称""方剂索引"。

为了学习方便,本版教材对邓珍本原文个别文字作了如下处理:①对邓珍本中用以表示药量的"乙""贰""叁"等字,根据赵开美本全部径改为一、二、三;②原方之下的"右"几味,改为"上"几味;③凡条文中代表脏腑含义的"藏""府"二字,改作"臟""腑"二字。

为了强化本课程在培养学生中医临床辨证思维能力方面的作用,调动学生自主学习的积极性,本教材此次修订做了如下增补:①为了增强教材内容的趣味性,增设"知识链接"内容;②为培养重责任、有大爱的医学人才,增设"思政元素"模块;③为反映金匮教学研究进展,数字教材中增设"典型病症图片""方证鉴别""拓展阅读""原文诵读""微课""方歌""扫一扫,测一测"等内容。

在编写过程中,我们虽然强调精品意识,力求准确诠释张仲景辨证治疗杂病的原旨,但由于时间仓促,难免有不妥之处,恳请各院校在使用过程中提出宝贵意见,以便今后修订提高。

编者

2021年3月

◇◇◇ 目　　录 ◇◇◇

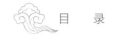目　录

金匮要略方论序

　　張仲景爲《傷寒雜病論》合十六卷，今世但傳《傷寒論》十卷，《雜病》未見其書，或於諸家方中載其一二矣。翰林學士王洙在館閣日，於蠹簡中得仲景《金匱玉函要略方》三卷，上則辨傷寒，中則論雜病，下則載其方，並療婦人。乃錄而傳之士流，才數家耳。嘗以對方證對者，施之於人，其效若神。然而或有證而無方，或有方而無證，救疾治病，其有未備。國家詔儒臣校正醫書，臣奇先校定《傷寒論》，次校定《金匱玉函經》，今又校成此書，仍以逐方次於證候之下，使倉卒之際，便於檢用也。又採散在諸家之方，附於逐篇之末，以廣其法。以其傷寒文多節略，故所自雜病以下，終於飲食禁忌，凡二十五篇，除重復合二百六十二方，勒成上、中、下三卷，依舊名曰《金匱方論》。臣奇嘗讀《魏志·華佗傳》云："出書一卷，曰：此書可以活人。"每觀華佗凡所療病，多尚奇怪，不合聖人之經，臣奇謂活人者，必仲景之書也。大哉！炎農聖法，屬我盛旦，恭惟。

　　主上丕承大統，撫育元元，頒行方書，拯濟疾苦，使和氣盈溢，而萬物莫不盡和矣。

太子右贊善大夫臣高保衡
尚書都官員外郎臣孫奇
尚書司封郎中充秘閣校理臣林億等傳上

绪 论

> **学习目标**
>
> 1. 掌握《金匮要略》的书名释义、性质、基本内容及主要学术思想。
> 2. 熟悉《金匮要略》的编写体例、学术成就。
> 3. 了解学习本课程的必要性。

一、《金匮要略》的性质与沿革

《金匮要略方论》是我国东汉时期著名医学家张仲景所著《伤寒杂病论》的杂病部分,为我国现存最早的一部诊治杂病的专书。由于该书在理论上和临床实践中均有较高的指导意义和实用价值,为后世临床医学的发展奠定了基础,并产生了深远的影响,所以被古今医家赞誉其为方书之祖、医方之经、治疗杂病的典范。

该书从问世到重编刊行,大致分为成书、散佚、整理校订三个时期。约在公元三世纪初(200—210 年),张仲景撰写了《伤寒杂病论》,全书共十六卷,其中十卷论伤寒,六卷论杂病。但从东汉到西晋的这段时期,此书因战乱而散失。后经西晋王叔和搜集编次,世人看到了《伤寒论》十卷,而杂病部分的基本内容则见于《脉经》。到宋仁宗时期,翰林学士王洙在翰林院所存的残旧书籍中,发现了《伤寒杂病论》的节略本《金匮玉函要略方》,该书有三卷,上卷论伤寒病,中卷论杂病,下卷收载方剂及妇科病。至宋神宗熙宁年间,林亿等对此节略本进行了校订。因为《伤寒论》已有王叔和编次的比较完整的单行本,于是删去了上卷,保留了论述杂病和妇人病的中、下卷。为了便于临床应用,又把下卷的方剂部分,分别列在各种证候之下,仍编为上、中、下三卷。此外,还采集各家方书中转载仲景治疗杂病的医方及后世一些医家的良方,分类附在每篇之末,将书题名为《金匮要略方论》,这就是后世通行的《金匮要略》(以下简称"原书")。金匮,即以金为匮(柜);要略,要领、韬略之意。以此为名,寓意本书内容精要,有方有论,价值珍贵,应珍藏研习。

二、《金匮要略》的基本内容及编写体例

(一)基本内容

原书共 25 篇,首篇《脏腑经络先后病》属于总论性质,对疾病的病因病机、预防、诊断、治疗等方面,都以例言的形式,作了原则性的提示,在全书具有纲领性的意义。之后的 21 篇是分病论脉证治,其中第二篇至第十七篇属于内科病范围,第十八篇属于外科病,第十九篇则将不便于归类的几种疾病合论,第二十至二十二篇专论妇产科疾病。最后三篇为杂疗方

和食物禁忌。

原书前 22 篇中,计原文 398 条,包括 40 多种疾病,载方 205 首(其中 5 首只列方名而未载药味,即杏子汤、黄连粉、藜芦甘草汤、附子汤、胶姜汤),用药 155 味。在治疗方面,除使用药物外,还采用了针灸和饮食调养,并重视药后护理。在剂型方面,既有汤、丸、散、酒的内服药剂,又有熏、洗、坐、敷、摩的外治药剂。此外,对于药物炮制、煎煮、服用方法、药后反应等,都有详细记载。

（二）编写体例

原书采取以病分篇,每篇内容以条文形式编排。

对于疾病的分篇,有数病合为一篇者,亦有一病独立成篇者。数病合为一篇者,大致有三种情形,一是将病机相仿、证候近似或病位相近的数病合篇,如痉、湿、暍三种疾病,都由外邪为患,初起时多有恶寒发热的表证,故合为一篇;肺痿、肺痈、咳嗽上气三病的病变部位均在肺,都可见咳嗽,病机上存在相互联系、相互转化的关系,故合为一篇;胸痹、心痛的病因病机相同,病位邻近,均有疼痛症状,且可相互影响或合并发生,故合为一篇。二是将不便归类的疾病合为一篇,如第十九篇《趺蹶手指臂肿转筋阴狐疝蛔虫病》篇。三是分科合篇,如疮痈、肠痈、浸淫病皆属外科病证,故合为一篇。这种数病合篇的体例,有利于区别相关病证的异同之处,便于掌握各种疾病的辨证论治规律。原书一病成篇论述的疾病,或病证特点鲜明,如疟病、奔豚气、水气病、黄疸病等,或病情复杂、变化多端,如痰饮病。但上述疾病即使单独成篇,重点论述其辨证治疗外,篇中尚涉及一些与该病有关的病证,反映原书重视鉴别诊断的思路。如奔豚气病的发生,主要与惊恐刺激有关,亦可因烧针误治而诱发,所以篇中提及惊怖、火邪等与受惊恐或误用火攻有关的病证;《水气病》篇在论述水气病之外,又兼及黄汗的脉症、转归及辨证治疗,因黄汗病除汗出沾衣、色正黄如柏汁外,还可出现"状如风水"的四肢头面肿。书中唯《五脏风寒积聚病》篇别具一格,主要论述五脏发病机制、证候、治法,与各篇有所区别。

三、《金匮要略》的主要学术成就及贡献

《金匮要略》一书不仅对方剂学和临床医学的发展具有重要的推动作用,而且完善了中医诊疗体系,将中医基础理论、方药学、临床医学融合一体,形成了系统的、独具特色的中医辨证论治体系。其主要学术成就可概括为以下两大方面。

（一）创立以病为纲、病证结合、辨证论治的杂病诊疗体系

原书以病分篇的编写体例,确立了病名诊断在杂病中的纲领地位,而各篇篇名中所冠以的"病脉证治"或"病脉证并治",则进一步示人病与证相结合、脉与证合参、辨证与施治紧密结合的重要意义。再从各篇条文论述方式看,大多先论述疾病的病因、病机或主要脉症、分类以及基本治法,然后分列证候、方治。如《痰饮咳嗽病》篇,首先指出饮病分为四类,"有痰饮、悬饮、溢饮、支饮",并叙述了四饮的病机与常见脉症,"水走肠间,沥沥有声,谓之痰饮","脉双弦者寒也……脉偏弦者饮也",接着提出了痰饮病的治疗大法,"病痰饮者,当以温药和之",然后对痰饮病详加辨证,逐一施治,如"心下有痰饮,胸胁支满,目眩,苓桂术甘汤主之","病溢饮者,当发其汗,大青龙汤主之,小青龙汤亦主之","支饮不得息,葶苈大枣泻肺汤主之"。又如《腹满寒疝宿食病》篇"按之心下满痛者,此为实也,当下之,宜大柴胡汤"。文中"心下满痛者"言主症,"此为实也"言辨证,"当下之"言治法,"宜大柴胡汤"言主方。又如"胁下偏痛,发热,其脉紧弦,此寒也,以温药下之,宜大黄附子汤"。文中"胁

下偏痛,发热,其脉紧弦"指脉症,"此寒也"概病因,"以温药下之"立治法,"大黄附子汤"示主方。这些内容都体现了在识病的基础上,详细辨证,病与证有机地结合,然后立法处方的诊疗思路。原书所建立的杂病诊疗体系还反映了如下特点:

1. 重视整体,以脏腑经络为主要辨证方法　原书以整体观念为指导思想、脏腑经络学说为基本论点,认为疾病证候的产生,都是整体功能失调、脏腑经络病理变化的反映。从这一基本论点出发,提出了根据脏腑经络病机和四诊八纲进行病与证相结合的辨证方法。这一主要精神充分地体现在《脏腑经络先后病》篇。例如,在病因、发病和病理传变方面,以脏腑经络分内外,提出了"千般疢难,不越三条"的病因分类方法;从整体观念出发,根据正与邪、人体内部各脏腑间的相互关系,提出了"若五脏元真通畅,人即安和"以及"见肝之病,知肝传脾"等有关发病和病机传变的理论。在诊断方面,通过四诊举例,结合八纲,把疾病的各种临床表现,具体落实到脏腑经络的病变上,示范性地运用了病与证相结合的辨证方法。这一主要精神还贯穿于全书各篇,在具体病证上也得到了体现。例如《中风历节病》篇,以在络、在经、入腑、入脏对中风病进行辨证;《水气病》篇,不仅有风水、皮水、正水、石水等四水之辨,而且根据水气病形成的内脏根源及其证候,还有心水、肝水、脾水、肺水、肾水之分。在疾病命名上,肺痈、肠痈与痈肿虽然均名为痈,但因有在脏、在腑、在肌肤脉络等部位的不同,而有各自不同的病理变化和临床特征。这些都启示学者,对于杂病应该注重脏腑经络的病机变化,并据此指导临床辨证。

2. 据脉论理　脉象可以反映脏腑经络的病理变化以及疾病的吉凶顺逆,原书各篇大多有"病脉证治"之名,这就提示诊治疾病须脉症合参、证不离脉。全书论述脉象条文145条,占全部条文的1/3以上,诊脉部位除采用寸口诊法外,还有趺阳诊法、少阴诊法、少阳诊法,故后世有"杂病重脉,时病重苔"之说。其据脉论理的特点表现在根据脉象诊断疾病(包括推测病因、确定病位)、阐述病机、指导治疗、判断预后等方面。如《血痹虚劳病》篇"夫男子平人,脉大为劳,极虚亦为劳",是以脉诊断虚劳病;《腹满寒疝宿食病》篇"脉紧如转索无常者,有宿食也",为以脉推测病因;《脏腑经络先后病》篇"病人脉浮者在前,其病在表;浮者在后,其病在里",则以脉确定病位深浅;《中风历节病》篇"寸口脉沉而弱,沉即主骨,弱即主筋,沉即为肾,弱即为肝……",乃以沉而弱的脉象说明肝肾气血不足是形成历节病的内在因素;《疟病》篇"弦小紧者下之差,弦迟者可温之,弦紧者可发汗、针灸也,浮大者可吐之",是以脉指导治疗;《水气病》篇"脉得诸沉,当责有水,身体肿重。水病脉出者,死",则将脉症合参,以判断预后。这些都可以看出据脉论理是原书的一大特色。

3. 辨证论治　在辨病的基础上,运用四诊八纲,分析证候,辨清脏腑经络、阴阳表里、寒热虚实、轻重缓急,据证立法施治,是原书诊治疾病的基本思路。同病异治和异病同治就是这一原则的基本体现。同一疾病,由于病机不同,治法就不同。如同为水气病,腰以上肿,当发其汗,故有越婢汤发汗散水以疗风水之例;腰以下肿,当利小便,则有防己茯苓汤通阳利水以治皮水之用。即使同一病,见症有相似者,因病机不同,方治也有别,如胸痹病"心中痞,留气结在胸,胸满,胁下逆抢心,枳实薤白桂枝汤主之;人参汤亦主之",就是因为有停痰蓄饮偏盛与中焦阳衰之异。反之,不同疾病,虽症状不同,但病机相同,其治法及用方亦可相同。例如原书中用肾气丸者有五:一是《中风历节病》篇治脚气上入,少腹不仁;二是《血痹虚劳病》篇治虚劳腰痛,少腹拘急,小便不利;三是《痰饮咳嗽病》篇治短气有微饮,当从小便去之;四是《消渴小便不利淋病》篇治男子消渴,小便反多,以饮一斗,小便一斗;五是《妇人杂病》篇治妇人烦热不得卧,但饮食如故之转胞不得溺者。以上五病,虽然主症不同,但病机皆属肾气亏虚,气化失职,故均用肾气丸温肾化气治之。又如原书亦用大承气汤治疗了五种不同的杂病,一是《痉湿暍病》篇主治里热炽盛的痉病;二是《腹满寒疝宿食病》篇治里实积胀俱重之腹满病;三是《腹满寒疝宿食病》篇治食积在下的宿食病;四是《呕吐哕下利病》篇治疗实热下利病;五是《妇人产后病》篇治实热瘀结腹痛的产后病。上述五者虽属不同的疾病,但都与实热内结胃肠有关,故均用一方施治。再如葶苈大枣泻肺汤,既可用于肺痈,又可用于支饮。前者病因属于风热邪毒,后者病因属于饮邪留滞,但病机同为痰浊壅塞于肺,故均可用葶苈大枣泻肺汤。上述用法,虽形式上表现为一病可用数方,一方可治多病,但实质上反映了原书病证结合、辨证论治的精神。

4. 强调治未病　原书在整体观念的指导下,从天人相应以及人体脏腑经络之间的整体性出发,提出了未病先防、有病早治、已病防传的治未病原则。如《脏腑经络先后病》篇指出了"房室勿令竭乏,服食节其冷、热、苦、酸、辛、甘,不遗形体有衰,病则无由入其腠理",以养身防病的原则;其次,还主张"适中经络,未流传脏腑,即医治之。四肢才觉重滞,即导引、吐纳、针灸、膏摩",提示医者在疾病初期、病变仅涉及经络时,可用非药物疗法或外治法等及时治疗;若病至脏腑,又须注意防其传变,如"见肝之病,知肝传脾,当先实脾",以阻止病势发展和疾病的蔓延。这些都体现了治未病的精神,对预防、临床和康复均有重要的指导意义。

5. 治病求本,重视人体正气　原书对于慢性衰弱性疾病的治疗,尤为重视脾肾两脏。因为脾胃是后天之本,气血生化之源;肾为先天之本,性命之根,内伤病至后期,往往会出现脾肾虚损证候,进而累及其他脏腑,促使病情恶化。故调补脾肾,是治疗内伤疾患的根本方法。这种观点从《血痹虚劳病》篇的小建中汤、肾气丸等方证,可以看到大概。对于虚实错杂、正虚邪实的病证,则在注重扶正的同时,也不忽视祛邪。这种扶正兼以祛邪,邪去可使正安的观点,亦可从该篇的薯蓣丸、大黄䗪虫丸等方证中得到体现。值得注意的是原书运用峻剂逐邪极为慎重,如用乌头赤石脂丸治疗心痛重证、大乌头煎驱寒止痛时,方后分别注明"不知,稍加服""强人服七合,弱人服五合。不差,明日更服,不可一日再服"等,都是为了避免因逐邪不当而损伤正气。如果病未去而正气已伤,治疗就比较困难了。这是治疗杂病的关键问题。

6. 祛邪注重因势利导　对于邪实之证,原书特别注重"因势利导"的治则,即按病邪所在的部位,因其势而就近祛邪,以达到避免损伤正气的目的。如《腹满寒疝宿食病》篇"下利不欲食者,有宿食也,当下之,宜大承气汤","宿食在上脘,当吐之,宜瓜蒂散",《痰饮咳嗽病》篇用甘遂半夏汤治疗留饮自利等,都是因势利导以驱邪治病的范例。

(二) 创制了配伍严谨、用药精当、疗效可靠的经方

原书根据《黄帝内经》立法处方的原则,紧扣杂病证候特点,创制了众多经方。这些经方配伍严谨,用药精当,化裁灵活,疗效可靠,对后世影响深远。被誉为方书之祖,医方之经。清代尤怡称之"其方约而多验",确非虚语。

1. 立方严谨,用药精练　原书前22篇中,载方205首。这些方剂都是按照一定的法度配伍而成的,大体上反映了汗、吐、下、和、温、清、消、补等治法。若按目前方剂学分类,大致可以归纳为18类。解表剂如桂枝汤、麻黄加术汤;涌吐剂如瓜蒂散;泻下剂如大承气汤、小承气汤、大黄附子汤、麻子仁丸;和解剂如小柴胡汤;表里双解剂如厚朴七物汤、乌头桂枝汤;温里回阳剂如大乌头煎、通脉四逆汤;清热泻火剂如泻心汤、白头翁汤;消痰化积剂如枳术汤、鳖甲煎丸;补益剂如薯蓣丸、当归生姜羊肉汤、八味肾气丸;安神剂如酸枣仁汤、甘麦大枣汤;固涩剂如桂枝加龙骨牡蛎汤;理气剂如半夏厚朴汤、枳实薤白桂枝汤;理血剂如大黄䗪虫

丸、桂枝茯苓丸、温经汤、黄土汤、柏叶汤;祛湿化饮剂如茵陈蒿汤、防己黄芪汤、苓桂术甘汤;润燥剂如麦门冬汤;祛痰剂如皂荚丸、泽漆汤;驱虫剂如乌梅丸;疮痈剂如桔梗汤、大黄牡丹汤等。内容丰富,为方剂学的发展奠定了坚实基础。

综观原书所载之方,用药精当而简练,充分发挥药物的多重功效。如《惊悸吐衄下血胸满瘀血病》篇用赤小豆当归散治疗湿热便血,用赤小豆清热利湿,色红入血分兼以凉血;浆水强化清热解毒作用;再佐当归,药虽性温,但养血活血,以祛瘀生新,尚能通便,以防大便秘结加重便血。药仅三味,却集寒温一方,通补兼施,既紧扣病机,又兼顾对症。原书遣药组方深思熟虑,力求精当,由此可见一斑。

2. 化裁灵活,注意药后反应和调护　原书所载经方,紧扣证候病机,证变机转药亦变,化裁灵活,紧扣病机。如以涤痰宽胸的栝楼配通阳宣痹的薤白,并佐轻扬善行的白酒,共成栝楼薤白白酒汤;若寒饮壅盛,则加半夏,以增强逐饮降逆的作用,组成栝楼薤白半夏汤;当病变波及胃脘,兼胁下气逆上冲时,又加入枳实、厚朴,并去除有上行之势的白酒、易以平降逆气的桂枝,此即枳实薤白桂枝汤。又如《痰饮病》篇中,记述了用小青龙汤治支饮咳喘所出现的变证,改用桂苓五味甘草汤以后的用药加减变化,都属于随证加减药物的范例。所以唐容川概括道:"仲景用药之法,全凭乎证,添一证则添一药,易一证亦易一药。"这是完全符合实际情况的。此外,原书对于药物分量的增减,也很考究。如桂枝加桂汤的加重桂枝,小建中汤的倍用芍药,通脉四逆汤的重用干姜,厚朴三物汤之重用厚朴等,均体现了药量不同,则功效有别,方名亦异。这些都反映了原书辨证论治、灵活化裁的精神。

原书还注意观察药后的反应,并根据病情,提出适宜的调护方法,以确保疗效。如《痉湿暍病》篇的防己黄芪汤,方后注明了服用该方后,如果出现"如虫行皮中,从腰下如冰"的现象,就让病者坐在被子上,又以一被绕腰以下,使之温暖而微汗,其病则瘥。又如,《腹满寒疝宿食病》篇的大建中汤方后注指出,服药后"当一日食糜,温覆之",强调要注意饮食调护及保暖等,这些内容在原书随处可见。

3. 重视专药的独特作用　原书选药组方时,重视专病专药,发挥单味药物的独特功效,如用苦参杀虫除湿热以治狐惑病前阴蚀烂,用蜀漆祛痰截疟以疗疟,用百合清心润肺以治百合病,用芍药配甘草缓急止痛消除历节疼痛,用茵陈、大黄以利湿化瘀退黄,用黄连泻火解毒以疗浸淫疮,用鸡屎白散利水泄热以治转筋入腹等,均寓有专病用专药的意义。又如实喘加麻黄,腹痛加芍药,呕吐用生姜、半夏,下有陈寒加细辛,气上冲加桂枝等,既反映了原书用药的规律,又体现了药有专用的特点。

4. 注重药物配伍后的协同作用及药物的炮制、煎煮法、服药法　原书用药的特点除重视发挥单味药的特有功效外,更注意利用药物配伍后的协同作用。例如桂枝一药,配伍应用于不同方剂中,可以从多方面发挥其效能。如桂枝汤、黄芪桂枝五物汤用以调和营卫;枳实薤白桂枝汤、炙甘草汤用以宣通阳气;五苓散、苓桂术甘汤用以温化水饮;桂枝加桂汤、桂苓五味甘草汤用以下气降逆;小建中汤、黄芪建中汤用以健运中气;乌头桂枝汤用以散寒止痛;桂枝茯苓丸、温经汤用以温通血脉。又如附子的配伍应用,配合干姜,可以增强回阳救逆之力;配合白术,可以收到温散寒湿之效;配合薏苡仁,可以缓急止痛;配合乌头,可以峻逐阴邪;配合粳米,可以温中除寒,降逆止痛;配合大黄,可以温阳通便,攻下寒积;配合黄土、白术等,可以温脾摄血。再如麻黄的配伍应用:麻黄与白术同用,可以并行表里之湿;麻黄与杏仁、薏苡仁同用,可以解表除湿,风湿并治;麻黄与石膏同用,可以发越水气,用治风水或哮喘;麻黄与厚朴同用,可以散饮降逆,用治咳而脉浮之证;麻黄与射干同用,可以宣肺化痰,用治咳而上气,喉中痰鸣如水鸡声;麻黄与乌头同用,可以发散寒湿,温经止痛,用治寒湿历节,不可屈伸之证。如上所举可以看出,药物在原有功能的基础上,经过适当配伍,可增强疗效,扩大适应范围,这在原书中实例是很多的。

原书还非常注重药物的炮制、煎煮和服药法。例如,附子用以回阳救逆时则生用,且须配以干姜;用以止痛时多炮用,且不须伍以干姜,故原书中附子多为炮用。又如发作性的疝痛,或历节疼痛不可屈伸,则用乌头,因为乌头止痛作用较附子更强,但须与白蜜同用,以便缓和乌头的毒性,并延长其药效。又如用甘草干姜汤治虚寒肺痿,方中干姜炮用,变辛温为苦温,守而不走,开后世温上制下法之先例。再如茵陈蒿汤的煎药法,先煮茵陈,后入大黄、栀子,因为后入大黄、栀子可以峻攻其热,久煮茵陈,则可缓除其热中之湿。此外服药次数、每服药量,也因病情和药效之别而有所不同。如有温服一升、日三服的栝楼桂枝汤、葛根汤等;有温服七合、日三服的桂枝芍药知母汤;还有日三夜一服的皂荚丸、麦门冬汤等;甘遂半夏汤、泻心汤却取顿服之;除大多数方药都采取温服外,生姜半夏汤则需小冷服。诸如此类,都是原书作者对前人经验及自己临床实践的总结。

四、《金匮要略》的学习目的与方法

(一) 学习目的

本课程是一门整体性和综合性较高的理论提高课。书中所述内容从基础理论到方药,从内科、外科、妇产科疾病的诊疗技术到临床思维方法,无所不有。对拓展临床思路,尤其是强化中医辨证思维,提高综合分析能力,诊治疑难病证均有其独特作用。学习本书,具有以下目的:

1. 掌握杂病证治规律,强化中医辨证思维　原书是一部论述诊治杂病的专书,通过学习本课程,应掌握杂病的证治规律,强化中医辨证思维。虽然原书与《中医内科学》关系较为密切,但其所述内容,特别是诊治疾病的思路有其自身特色。如对黄疸病的认识,原书在病位上重视湿邪郁阻于脾的发病环节;在病机上,指出湿热黄疸"脾色必黄,瘀热以行",强调湿热发黄与血分有关这一病机关键;对于黄疸的治疗,既提出了"诸病黄家,但利其小便"的常法,又针对热盛于里,提及"当下之";并根据黄疸病情,分别使用了汗、吐、清、温、补、和等多种治法。又如对于胸痹病,原书在强调其本虚标实、阳虚阴盛、虚实错杂的基础上,注重辨其虚实、缓急、轻重,同中求异,治法上倡导宣痹通阳,急者治标、缓者治本;用药则有常有变。对痰饮病,原书不仅详辨饮停的部位,还着眼于饮邪的微盛、饮留的深浅与久暂、饮邪与五脏的关系等。对于水气病,原书既突出水与脏腑气化功能的密切关系,还留意到气与血、水与血的关系,提出了气分、水分、血分的辨治概念。可见,原书认识疾病、辨治疾病的思路和方法,对于中医辨证思维、杂病的辨证论治都有启迪作用。

2. 提高把握治疗疾病全过程和诊治奇难病证的能力　原书不仅论述杂病的辨证论治,而且重视易被医家忽略、却能影响疾病诊疗效果的各个环节,包括药物的炮制、煎煮、服法,以及药后反应、调护等,并对此作了较为详细的说明。如服用百合地黄汤后"大便当如漆";蜀漆散当"未发前以浆水服半钱";甘草麻黄汤应"温服一升,重覆汗出,不汗,再服。慎风寒";白术附子汤"一服觉身痹,半日许再服,三服都尽,其人如冒状,勿怪,即是术、附并走皮中,逐水气,未得除故耳"。注意这些环节,对于提高临床疗效有重要的实践意义。

原书所论病证中有不少属于临床的奇难病证,如狐惑病、阴阳毒、奔豚气、黄汗、黑疸、阴吹等,书中有关其病因病机、表现特点、主治方药等内容,至今对临床仍有指导和启发意义。

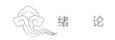
笔记栏

通过学习,将有助于提高诊治疑难奇病的能力。

3. 提高阅读古典医籍的能力 原书文字古奥,言简意赅,在写作方法上,亦有其时代特点。通过学习本课程,有利于提高阅读古典医籍的能力。

（二）学习方法

1. 打好古文基本功,注意文法特点 由于原书文字古奥,言简意赅,条文中有不少省文、倒装、插入以及约略计算病程和瘥愈日数判断等现象,所以学者应打好古文基本功,以便正确理解原书内容。所谓省文,即条文中有某些词语被省略,须从上下文义中推求之。如《黄疸病》篇"阳明病,脉迟者,食难用饱,饱则发烦头眩,小便必难。此欲作谷疸。虽下之,腹满如故,所以然者,脉迟故也。"从"虽下之,腹满如故"可知,原文在"食难用饱,饱则发烦头眩"句中,省略了"腹满"见症。倒装,是指条文中某些句子倒装排列,对此现象应该注意。如《疮痈肠痈浸淫病》篇指出"肠痈者……其脉迟紧者,脓未成,可下之,当有血。脉洪数者,脓已成,不可下也。大黄牡丹汤主之。"条文中的"大黄牡丹汤主之"应在"脓未成,可下之"之后。插入,即文中出现插笔的现象,宜加以辨识。如"夫失精家,少腹弦急,阴头寒,目眩,发落,脉极虚芤迟,为清谷,亡血,失精。脉得诸芤动微紧,男子失精,女子梦交,桂枝加龙骨牡蛎汤主之。"文中"脉极虚芤迟,为清谷,亡血,失精"是插入语,意指极虚芤迟的脉既可见于失精者,又可出现于亡血和下利清谷的患者。原书中有一些约略计算病程和瘥愈日数判断的内容,如《百合狐惑阴阳毒病》篇"阳毒之为病,面赤斑斑如锦文,咽喉痛,唾脓血。五日可治,七日不可治,升麻鳖甲汤主之。"句中的"五日可治,七日不可治"是指出早期治疗的重要意义,临床切不可拘泥此日数。

2. 方证互测,前后联系 原书言简意赅,有时详举方药,略于证候;有时详述其证,未言及方,这就需要从方测证或从证测方。如《肺痿肺痈咳嗽上气病》篇"咳而脉浮者,厚朴麻黄汤主之。"此条文甚简,除据脉"浮"推知本证为病近于表、邪盛于上外,须从方测证来认识其证候。方中重用厚朴行气除满,可知本证应有胸满;石膏用如鸡子大,应有烦躁口渴等症;又方中一派化饮降逆之药,故必有咳嗽喘逆,痰声辘辘,倚息不能平卧等症状;饮邪盛于上,还可见但头汗出。如此,便可掌握该方的临床应用。又如,《水气病》篇指出"夫人病水,目下有卧蚕,面目鲜泽,脉伏,其人消渴。病水腹大,小便不利,其脉沉绝者,有水,可下之。"该条详述了水气病水湿壅盛,可以攻下的脉症,但未举方药,根据其邪实正不虚的病机,可酌情选用《痰饮咳嗽病》篇的十枣汤、己椒苈黄丸之类攻逐其水。

学习原书还应前后联系、互参,以便能够全面、正确地理解其精神。如《痰饮咳嗽病》篇在论述四饮主症时,言及痰饮（狭义）仅有"其人素盛今瘦,水走肠间,沥沥有声"几句;而从后面的条文中,还可看到"心下有留饮,其人背寒冷如手大""心下有痰饮,胸胁支满,目眩""腹满,口舌干燥,此肠间有水气"等症状。可见,欲全面认识痰饮（狭义）的常见证候,需将前后有关条文联系学习。余如篇与篇的内容,亦多有连贯性和共通性,需要两相对照学习。如《痰饮咳嗽病》与《水气病》均属水液代谢失常所致,前者是水饮停留于局部,后者是水液泛溢于全身,两者既有区别又有联系。

3. 联系《伤寒论》,结合临床实践 原书与《伤寒论》本为一书,从理论体系上看,两者有不少共同之处:两者均以脏腑经络病机为理论基础,篇名都有"病脉证并治";在一些病证上,还有相通之处,如原书的《腹满寒疝宿食病》篇、《呕吐哕下利病》篇与《伤寒论》的阳明病篇、太阴病篇,其病机、症状均有一致的地方,治法方剂也可相互使用。可见,两书在方药证治上有互补的作用。加之原书在内容上与《伤寒论》存在此详彼略、彼详此略的特点,故结合《伤寒论》学习原书,有助于加深对条文的理解。如《消渴小便不利淋病》篇"脉浮,小便不利,微热,消渴者,宜利小便、发汗,五苓散主之。""脉浮,发热,渴欲饮水,小便不利者,猪苓汤主之。"两条皆有"脉浮""发热""口渴""小便不利"等脉症,但前者用五苓散发汗利小便,后者用猪苓汤育阴清热利小便。如能结合《伤寒论》太阳病篇的五苓散证和阳明病篇的猪苓汤证加以理解,则能明确把握两者在临床上的不同证候,收到事半功倍的效果。

原书是一部临床实践性很强的经典著作,要结合临床实际,领会其主要精神。由于原书年代久远,更因辗转传抄,错误脱简在所难免,故在学习和研究原书时,应重点掌握有理论指导意义和临床使用价值的条文,在实践中去观察、思考、运用其理法方药,从而提高辨证思维能力。此外,还要了解现代运用原书理论和方药所取得的研究成果,拓宽视野,以便在今后的临床实践中发挥更大的作用。

小结

　　《金匮要略方论》(以下简称"原书")是我国东汉时代著名医学家张仲景所著《伤寒杂病论》的杂病部分,为我国现存最早的一部诊治杂病的专书。该书从问世到重编刊行,大致经历了成书、散佚、整理校订三个时期。

　　原书共25篇,采取以病分篇,有数病合为一篇者,亦有一病独立成篇者。每篇内容以条文形式编排。前22篇计398条原文,论述了40多种疾病,载方205首,用药155味。

　　原书的主要学术成就及贡献可概括为两个方面:①首创以病为纲、病证结合、辨证论治的杂病诊疗体系。全书以整体观念为指导思想、脏腑经络学说为基本论点,注重杂病脏腑经络的病机变化,并以此作为辨证选方的依据。②创制了配伍严谨、用药精当、疗效可靠的经方。对后世影响深远。

　　学习本书的目的有三点:一是掌握杂病证治规律,强化中医辨证思维;二是提高把握治疗疾病全过程和诊治奇难病证的能力;三是提高阅读古典医籍的能力。

(林昌松　江　泳)

复习思考题

1.《金匮要略》的性质和书名含义是什么?

2. 今天为什么要读《金匮要略》?

3.《金匮要略》创立的杂病诊疗体系有哪些特点?

扫一扫
测一测

PPT 课件

脏腑经络先后病脉证第一

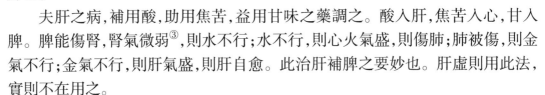

> **学习目标**
>
> 1. 掌握发病的基本原理与相应的预防方法、治病法则。
> 2. 熟悉病因、病机特点、疾病分类及四诊要领。
> 3. 了解本篇作为全书总纲及篇名含义。
> 4. 背诵原文:1、2 上段、14、15、16、17。

　　本篇论述了脏腑经络先后病脉证的一般原则,属全书概论。篇中根据《黄帝内经》《难经》理论,结合临床实践,对杂病病因、发病、预防、病机、诊断、治疗作了示范性与原则性地论述。人体脏腑经络是一个有机整体,正常时相互联系,病变时相互影响。掌握脏腑经络病发生与传变的先后规律以及治疗原则,对于诊治杂病具有重要的指导意义。

　　一、病因、发病与治未病

　　(一)已病防传、虚实异治

　　【原文】问曰:上工治未病,何也? 师曰:夫治未病者,见肝之病,知肝傳脾,當先實脾①,四季脾王②不受邪,即勿補之;中工不曉相傳,見肝之病,不解實脾,惟治肝也。

原文 1
诵读

　　夫肝之病,補用酸,助用焦苦,益用甘味之藥調之。酸入肝,焦苦入心,甘入脾。脾能傷腎,腎氣微弱③,則水不行;水不行,則心火氣盛,則傷肺;肺被傷,則金氣不行;金氣不行,則肝氣盛,則肝自愈。此治肝補脾之要妙也。肝虛則用此法,實則不在用之。

　　《經》曰:"虛虛實實,補不足,損有餘",是其義也。餘臟准此。(1)

　　【校注】

　　① 实脾:即调补脾脏之意。

　　② 四季脾王:王,通旺。四季脾王,指农历三、六、九、十二各月之末十八天,为脾土当旺之时。

　　③ 肾气微弱:指肾之阴寒水气不允而为害。

　　【提要】本条从人体脏腑相关的整体观念出发,论述杂病的治疗法则。

　　【释义】脏腑之间具有互相资生、互相制约的关系,一脏有病,可殃及他脏。治疗时须关注其未病之脏腑,以防疾病传变。如见肝实之病,当知肝病最易传脾,故治肝的同时,注意调补脾脏,夺其未至,使脾气充实,防止肝病蔓延。如果脾气本旺,则不必实脾。可见治未病亦当明辨虚实,灵活运用。反之,见肝之病,不解实脾,惟治其肝,乃是缺乏整体观念,难获满意效果。

治病当分虚实。肝病,补用酸,助用焦苦,益用甘味之药调之,此为治肝虚的方法。酸入肝,肝虚当补之以本味,所以补用酸;焦苦入心,助心火以制约肺金,所以助用焦苦;甘味之药能够调和中气,正如《难经·十四难》所言:"损其肝者缓其中。"至于肝实病证,则须泻肝顾脾,不宜用此法。

"酸入肝……此治肝补脾之要妙也"十五句,是解释肝虚病用酸、甘、焦苦味药物的意义。肝木既虚,肺金便会侮其所胜,故在肺金未侮肝木之前,先用酸味药来补肝的本体,用焦苦味药助心火。助心火的目的,源于心本克金,心火充沛则肺金受制,不能克肝,木不受克而肝病自愈。至于本法中用甘味药来调和脾土,其目的在于补土制水,肾水被制,则心火旺盛,心火旺盛则能制约肺金,肺金被制则不能乘侮肝木,则肝之本气自盛;故肝病实脾,脾气健旺,有助于改善肝虚病证。此十五句是仲景从脏腑相关的整体观念出发,根据五行相克原理,用调补助益诸法,从多个脏腑进行治疗,以达到纠正肝虚的目的。条文中的"伤"字,不能解为伤害,宜作制约解。

条文最后引用经文,总结了虚实异治的治疗法则:切勿虚证用泻法,实证用补法,使得虚者更虚,实者愈实。必须虚者补之,实者泻之,方为正治。肝病如此,其他诸脏亦以此类推。

【讨论】肝病实脾,是对已病防传治未病的示范;"四季脾王不受邪,即勿补之",则是灵活运用此法的明训;虚实异治为疾病治疗的一大纲要,不仅治已病要辨虚实,治未病也应分虚实。本条理论对临床颇具指导意义。脾为后天之本,营卫气血化生之源。脾脏强健与否,直接影响着病体的恢复或恶化。对于肝实证,脾虚者固然应实脾,即便脾不虚者,泻肝时也应照顾脾脏。譬如用苦寒药泻肝时,应避免太过而损伤脾气。对于肝虚证,尤需顾脾,因培土可以荣木。后世医家基于肝有"体用"不同的认识,治肝虚用滋水涵木、养血柔肝等法,从相生方面以养肝体;治肝实用清肝宁肺、疏肝实脾等法,从相制方面以理肝用,亦是受本条虚实异治理论的启发。

历代注家对"夫肝之病,补用酸,助用焦苦,益用甘味之药调之……"的认识并不一致。《医宗金鉴》认为是隔二隔三之治;"酸入肝"以下十五句,尤怡认为非仲景原文,类似后人注脚,颇有见地。

【选注】清·徐彬:"医中有大关目,不可专指一病者,仲景于首卷,特揭数十端以定治疗之法。此则论五行相克之理,必以次传,而病亦当预备以防其传也。"(《金匮要略论注》)

清·尤怡:"《素问》云:邪气之客于身也,以胜相加。肝应木而胜脾土,以是知肝病当传脾也。实脾者,助令气王,使不受邪,所谓治未病也。设不知而徒治其肝,则肝病未已,脾病复起,岂上工之事哉?"(《金匮要略心典》)

(二)发病与未病先防、有病早治

【原文】夫人禀五常①,因风氣②而生長,風氣雖能生萬物,亦能害萬物,如水能浮舟,亦能覆舟。若五臟元真③通暢,人即安和。客氣邪風④,中人多死。千般疢難⑤,不越三條:一者,經絡受邪,入臟腑,爲内所因也;二者,四肢九竅,血脉相傳,壅塞不通,爲外皮膚所中也;三者,房室、金刃、蟲獸所傷。以此詳之,病由都盡。

若人能養慎,不令邪風干忤經絡;適中經絡,未流傳臟腑,即醫治之。四肢

ER-2-2

原文2(上)
诵读

才覺重滯,即導引⑥、吐納⑦、針灸、膏摩⑧,勿令九竅閉塞;更能無犯王法⑨、禽獸災傷;房室勿令竭乏,服食節其冷熱苦酸辛甘,不遺形體有衰,病則無由入其腠理。腠者,是三焦通會元真之處,爲血氣所注;理者,是皮膚臟腑之文理也。(2)

【校注】

①人禀五常:禀,受的意思。五常,即五行。

②风气:此指自然气候。

③元真:指元气或真气。

④客气邪风:外至曰客,不正曰邪,指能够令人致病的异常气候。

⑤疢(chèn)难:泛指疾病。

⑥导引:"导"指"导气",导气令和。"引"指"引体",引体令柔。是古代呼吸运动与肢体运动相结合的一种养生术。

⑦吐纳:吐纳即呼吸,指一种通过调整呼吸来养生却病的方法。

⑧膏摩:用药膏摩擦体表一定部位的外治方法。

⑨无犯王法:王法即国家法令。古代王法中有体罚的规定。无犯王法,即遵守国法免受刑伤之意。

【提要】本条从人与自然密切相关的整体观念出发,论述了发病、摄生及早期治疗。

【释义】首先指出正常的自然界气候,能生长万物;异常的气候,能伤害万物,对人体亦不例外。但同时指出,人对自然并非无能为力,疾病可以预防。只要人体五脏元真通畅,抗病力强,人即安和。疾病的形成虽有多种,但不外三条:一是经络受邪,传入脏腑,此为邪气乘虚入内;二是皮肤受邪,仅在血脉传注,使四肢九窍壅塞不通,其病在外;三是房室、金刃、虫兽所伤,此与上述两条所论发病及传变方式有所不同。

后段重申若人能养生防病,邪气就难以侵犯经络;倘一时不慎,外邪入中经络,即应趁其未传脏腑之时,及早施治。譬如四肢才觉重滞,便用导引、吐纳、针灸、膏摩等方法治疗,勿使九窍闭塞不通。若平素注意房室、饮食、起居有节,又能防备意外灾伤,使身体强壮,则一切致病因素自然无从侵袭腠理。腠理是人体皮肤、脏腑的一种组织结构,它既是三焦通会元真之处,又是血气流注之处,人体对外抗御能力减退时,它可以成为外邪入侵的门户。

【讨论】上条从五行相制阐述治未病,本条从人禀五常,因风气而生长,人与自然密切相关,提出"五脏元真通畅,人即安和"的医学公理,进一步阐释疾病的表里传变规律以及治未病医学思想。①"五脏元真通畅,人即安和"为仲景医学公理。即仲景医学是一个以"通"为"和"的医学体系。②"千般疢难,不越三条"。注家多认为本条是对疾病病因的分类,然除第"三条"论房室、金刃、虫兽可作为病因外,所言一、二条并非为病因,而是对疾病病位和传变的论述,可谓动态病机。由经络入脏腑,由皮肤传注血脉,病势由浅入深,由表入里。对疾病病因的分类,后世陈无择的"三因学说",其以六淫外感为外因,情志所伤为内因,房室金刃等为不内外因,简单明了,为此后医家推崇。但本条以脏腑经络分内外、辨表里,立论不同,不可混淆。③仲景有关"腠理""三焦"的认识。应结合《伤寒论》97条"血弱气尽,腠理开,邪气因入",230条"上焦得通,津液得下,胃气因和,身濈然汗出而解"等相关论述综合认识。

【选注】清·沈目南:"此条是书中大旨,通部之纲领,前人误编次章,兹冠于首,以正头绪,不致纷纭也。"(《沈注金匮要略》)

笔记栏

（三）病因及杂病分类

1. 气候反常

【原文】問曰:有未至而至①,有至而不至,有至而不去,有至而太過,何謂也? 師曰:冬至之後,甲子②夜半少陽③起,少陽之時陽始生,天得溫和。以未得甲子,天因溫和,此爲未至而至也;以得甲子而天未溫和,此爲至而不至也;以得甲子而天大寒不解,此爲至而不去也;以得甲子而天溫如盛夏五六月時,此爲至而太過也。(8)

【校注】

① 未至而至:前面的"至"字是指时令到,后面的"至"字是指与时令相应的气候到。下同。

② 甲子:是古代用天干、地支配合起来计算年月日的方法。天干十个(即甲、乙、丙、丁、戊、己、庚、辛、壬、癸),地支十二个(即子、丑、寅、卯、辰、巳、午、未、申、酉、戌、亥),相互配合,始于甲子,终于癸亥,共六十个。"甲子"是其中第一个。这里是指冬至后六十日第一个甲子夜半,此时正当雨水节。

③ 少阳:此为古代时令名称。

【提要】本条论述节令和气候应该相应,太过不及,都会引起疾病发生。

【释义】冬至之后的雨水节,是少阳当令之时,阳气开始生长,气候逐渐转为温和,这是正常的规律;如未到雨水节,而气候提早温暖,此为时令未到,气候已到;如已到雨水节,气候还未温和,这是时令已到,而气候未到;如已到雨水节,气候仍然很冷,此乃时令已到,而严寒气候当去不去;如已到雨水节,气候变得像盛夏那样炎热,这是气候至而太过。总之,凡先至、不至、不去、太过,皆属异常气候,都能使人发生疾病。

【讨论】春温夏热,秋凉冬寒,为我国中原地区四时气候变化的规律,然亦有反常者。故善于养生、治病者,当顺应四时变化,因时制宜。凡摄生疗疾者,必深谙气候之"常",且要达"变"。如《素问·六元正纪大论》之"用寒远寒""用热远热"是随时用药的一般原则,若气候有反常变化时,就要作相应变通。

【选注】清·李彣:"人身通乎天地,以阳气为主,若天地之阳气不和,则人身之阳气亦乖,感之者,遂有伤寒温暑时病等疾。"(《金匮要略广注》)

2. 五邪中人与杂病分类

【原文】問曰:陽病①十八,何謂也? 師曰:頭痛、項、腰、脊、臂、腳掣痛。陰病②十八,何謂也? 師曰:咳、上氣、喘、噦、咽③、腸鳴、脹滿、心痛、拘急。五臟病各有十八,合爲九十病,人又有六微,微有十八病,合爲一百八病,五勞④、七傷⑤、六極⑥、婦人三十六病⑦,不在其中。

清邪居上,濁邪居下。大邪中表,小邪中裏。槃飪⑧之邪,從口入者,宿食也。五邪中人,各有法度,風中於前,寒中於暮,濕傷於下,霧傷於上,風令脉浮,寒令脉急,霧傷皮腠,濕流關節,食傷脾胃,極寒傷經,極熱傷絡。(13)

【校注】

① 阳病:指属外表经络的病证。

② 阴病:指属内部脏腑的病证。

③ 咽(yē):指咽中梗塞。

④ 五劳:《素问·宣明五气》及《灵枢·九针论》,均以久视伤血,久卧伤气,久坐伤肉,久立伤骨,久行伤筋为五劳所伤。

⑤ 七伤:《诸病源候论·卷三·虚劳候》以大饱伤脾,大怒气逆伤肝,强力举重、久坐湿地伤肾,形寒饮冷伤肺,忧愁思虑伤心,风雨寒暑伤形,大恐惧不节伤志为七伤。

⑥ 六极:指气极、血极、筋极、骨极、肌极、精极。极是极度劳损的意思。

⑦ 妇人三十六病:《诸病源候论·卷三十八·带下三十六疾候》指十二癥、九痛、七害、五伤、三痼。

⑧ 䉾饪:䉾,音义同穀(gǔ)。饪(rèn),熟食也。䉾饪,此指饮食。

【提要】本条论述病证的分类方法,并及五邪中人的特征。

【释义】"问曰:阳病十八,何谓也?……妇人三十六病,不在其中"一段,是古代医家的疾病分类和计数方法。头、项、腰、脊、臂、脚等六者,病兼上下而在外,通谓之阳病。咳、上气、喘、哕、咽、肠鸣、胀满、心痛、拘急等九者,病兼脏腑而在内,通谓之阴病。阳病中有营病、卫病、营卫同病之分,此一病而有三,三六得一十八,故曰阳病十八。阴病中有虚与实之别,此一病而有二,二九得一十八,故曰阴病十八。五脏病各有十八病,是指五脏受风、寒、暑、湿、燥、火六淫之邪而为病,且有在气分、血分、气血兼病三者之别,三六合为十八,五个十八,故合为九十病。六微谓六淫之邪中于六腑,腑病较脏病为轻,所以称为六微。六微亦有气分、血分以及气血兼病三者之别,三六合为十八,六个十八,合为一百零八病。而五劳、七伤、六极以及妇人三十六病,不属六气外感,故不包括在内。

关于五邪,首先指出清邪为雾露之邪,故居于上;浊邪谓水湿之邪,故居于下。大邪谓风邪,其性散漫,多中肤表;小邪谓寒邪,其性紧束,常中经络之里。䉾饪之邪即宿食,从口而入。继而阐明五邪中人各有一定的规律,如风为阳邪中于午前,脉多浮缓;寒为阴邪中于日暮,脉多紧急;湿为重浊之邪,故伤于下而流入关节;雾为轻清之邪,故伤于上而连及皮腠;脾主运化,故饮食不节,则伤脾胃。经脉在里为阴,络脉在外为阳,寒气归阴,所以"极寒伤经",热气归阳,所以"极热伤络"。本条为古人对病邪特性及中人规律的认识,其中所谓表、里、上、下、前、暮等,都是相对而言,不是绝对之词。

【讨论】条文将疾病分为阴阳两类,因为诊疾治病,当先别阴阳。熟悉病邪特性及致病规律,方能审证求因。其对五邪中人一般规律的认识,体现了阴邪伤阴,阳邪伤阳之特征,对杂病的预防和治疗有重要意义。

【选注】元·赵以德:"仲景叙病,必有所自,多出《内经》。若此所谓阴阳五脏各本病者,则《内经》之所无,必在其他古书有之。如世言三十六种风,七十二般气,与此所言一百八病,妇女三十六病者,皆有以数拘之。此必是集古书之说。"(《金匮方论衍义》)

二、病机

【原文】問曰:《經》云:厥陽獨行,何謂也? 師曰:此爲有陽無陰,故稱厥陽。(10)

【提要】本条论述厥阳病机。

【释义】正常情况下,人体的阴与阳总是维持着相对平衡协调的状态,而且阳是以阴为依附的。假如阴气衰竭,阳气失去依附,有升无降,即可导致"有阳无阴"的"厥阳独行"病变。此处"有""无"两字是相对而言,不是绝对之词。临床上所见到的肝阳上亢,面赤眩晕,其至跌仆,即属这一类性质的病证。

【讨论】本条举厥阳为例,寓示阴阳失去相对平衡协调是杂病的病机。"有阳无阴"与"阴阳离绝""孤阴不生,独阳不长"等不同。仲景论"有阳无阴"是指阴气不足,阳气偏亢,阴阳不协调状态而已,非"阴阳离绝"之危急状态。吴考槃在《金匮要略五十家注》中考证了徐忠可、李彣、魏荔彤等七家关于此条的注疏后,得出"厥阳独行之说,惟见于此,今《灵》《素》无此语,必别有所本"的结论。

【选注】元·赵以德:"厥,犹极也;独行,无阴与配也。王冰注《内经》一水不胜五火,谓:五脏厥阳也。《经》又谓:六阳并至,谓之至阳。又谓:至阳盛,地气不足。由是观之,火即阳也;至阳,即厥阳也;独行,犹并至也。皆是阴不足而阳盛之极者也。"(《金匮方论衍义》)

三、诊病举隅

(一)望诊

【原文】問曰:病人有氣色見於面部,願聞其說。師曰:鼻頭色青,腹中痛,苦冷者死;一云腹中冷,苦痛者死。鼻頭色微黑者,有水氣。色黃者,胸上有寒。色白者,亡血也。設微赤,非時者,死。其目正圓者,痓,不治。又色青爲痛,色黑爲勞,色赤爲風,色黃者便難,色鮮明者有留飲。(3)

【提要】本条论述面部望诊在临床上的应用。

【释义】鼻为"面王",内应于脾,故首先以鼻代表面部的望诊。鼻部出现青色,青是肝色,又见腹中痛症,为肝乘脾;若再见极度怕冷,则属阳气衰败。鼻部现微黑色,黑为水色,此属肾水反侮脾土之象,主有水气。色黄指面色黄,不单指鼻部。黄为脾色,多系脾病不能散精四布,因而水饮停于胸膈之间,所以色黄者胸上有寒,寒指水饮。面色白是血不能上荣于面,失血过多之征,故主亡血。如亡血之人面色反现微赤,此为血去阴伤,阴不涵阳,虚阳上浮之象。目正圆是两眼直视不能转动,为风邪强盛,五脏之精气亡绝,多见于痓病,证属不治。必须指出,本书各篇中所称死或不治,多表明疾病已陷于危笃,并非绝对不治。"色青为痛"之后,仍论面部望诊。青为血脉凝涩之色,所以主痛。黑为肾色,劳则肾精不足,其色外露,所以主劳。风为阳邪,多从火化,火色赤,所以面赤主风。黄为脾色,若其色鲜明是湿热蕴结,脾气郁滞,多有大便难之症。面色鲜明为体内停积水饮,上泛于面,形成面目浮肿,所以反见明亮光润之色。

【讨论】望色是望诊中的重要内容,它有助于判断脏腑盛衰、气血有余不足,但需结合全身其他具体病情进行分析才能全面。

面部望诊应注意分部,同一色显现部位不同,主病有别;同一色主病亦不尽相同,故当仔细观察,分辨其不同之处。

【选注】清·吴谦:"气色见于面部,而知病之死生者,以五气入鼻,藏于五脏,其精外荣于面也。色者,青、赤、黄、白、黑也。气者,五色之光华也。气色相得者,有气有色,平人之色也。即《经》云:青如翠羽,赤如鸡冠,黄如蟹黄,白如豚膏,黑如乌羽者,生也。气色相失者,色或浅深,气或显晦,病人之色也。"(《医宗金鉴》)

【原文】師曰:吸而微數,其病在中焦,實也,當下之即愈,虛者不治。在上焦者,其吸促;在下焦者,其吸遠,此皆難治。呼吸動搖振振者,不治。(6)

【提要】本条论述望呼吸运动情况以辨别病位,并判断其预后吉凶。

笔记栏

【释义】吸气浅短,如由中焦实邪引起者,多因邪气壅塞中焦,肺气难以下降所致,治当下其实。实去之后,气机通利,呼吸自能恢复常态。如吸气短促不因中焦实邪而是属于虚证者,则如《心典》所说"为无根失守之气,顷将自散",故云"不治"。若中焦虽实而且正虚者,下之则伤正,不下则邪无出路,同样也难治。在上焦主要指病在肺,吸气表浅、短促而困难是肺气大虚所致;在下焦主要指病在肾,吸远是元气衰竭,肾不纳气所致。假使呼吸时全身振振动摇,是虚弱已甚,形气不能相保的危候。

【讨论】上、中、下三焦病证皆能影响呼吸,呼吸的改变特点依次为"促""微数""远"。凡虚证而见呼吸改变者,不论病位在上在中在下,多难治。本条可视为《难经·四难》"呼出心与肺,吸入肾与肝,呼吸之间,脾受谷味也,其脉在中"理论的具体应用。

【选注】清·黄元御:"吸气微数,此中焦盛实,肺气不降,下之腑清而气降,则愈矣。若中虚而吸数,此气败而根绝,法为不治。气逆于上焦者,其吸促,气陷于下焦者,其吸远,此皆中气之败也,升降失职,最难治也。呼吸动摇振振者,真气拔根,脱亡不久,此不治也。"(《金匮悬解》)

(二)闻诊

【原文】师曰:病人語聲寂然①喜驚呼者,骨節間病;語聲喑喑然不徹②者,心膈間病;語聲啾啾然③細而長者,頭中病。一作痛。(4)

【校注】

① 语声寂然:寂,与静同意,指病人安静无语。

② 喑喑然不彻:喑(yīn),《说文解字》:宋齐谓儿泣不止曰喑。喑喑指不成语言的发声。汉·应劭《风俗通·十反》"然无声响,徒喑喑而已"。指声音低微而不清澈。

③ 啾啾然:啾啾(jiū jiū),《说文解字》训:"小儿声也"。形容声音细小而长。

【提要】本条论闻诊在临床上的应用。

【释义】骨节间病,指关节疼痛一类病证。由于病在关节,转动不利,动则作痛,故病人常喜安静,但偶一转动,其痛甚剧,故又突然惊呼。心膈间病,指结胸、心痞、懊恼一类病证,由于气道不畅,所以发声低微而不清澈。头中病指头中痛,痛在头中,如作大声则震动头部,其痛愈甚,所以声不敢扬,但胸膈气道正常无病,所以声音虽细小而长。病痛在于内而语声发于外,故闻病人语音改变,可以判断病变所在部位。此为仲景闻声察病的示范。

【选注】清·尤怡:"语声寂寂然喜惊呼者,病在肾肝,为筋髓寒而痛时作也;喑喑然不彻者,病在心肺,则气道塞而音不彰也;啾啾然细而长者,痛在头中,则声不敢扬,而胸膈气道自如,故虽细而仍长也。此音声之辨,闻而知之者也。然殊未备,学者一隅三反可矣。"(《金匮要略心典》)

(三)切诊

【原文】师曰:病人脉浮者在前,其病在表;浮者在後,其病在裏,腰痛背強不能行,必短氣而極也。(9)

【提要】本条论述同一脉象,出现部位不同,主病也不同。

【释义】一般情况下,脉浮是病邪在表的反映,但其浮脉当见于寸部,因寸部属阳主表,故寸脉浮其病在表,为正气抗邪于表的现象。如果浮脉见于尺部,因尺部属阴主里,故尺脉浮其病在里,一般是肾阴不足,虚阳外浮,阳气不能潜藏的现象。须知表证属实者之见浮脉,必浮而有力;里证属虚者之见浮脉,必浮而无力。寸、关、尺三部脉象的变化可反映不同脏腑病证,示人切脉时须分部位,更须脉证合参。

凭脉辨病时,尚须结合其他症状全面考虑。如尺脉既浮,又伴有腰痛背强和呼吸短促时,才能诊断为病在里而属肾虚。这是因为肾藏精主骨,腰为肾之外府,其脉贯脊。肾虚精髓不充,腰脊失养,故腰痛、背强、骨痿不能行走,若肾虚不能纳气归元,则短气而疲惫虚乏。

【选注】清·沈目南:"此以关脉前后分表里,而辨内伤外感也。前者,关前寸口脉也。寸口属阳主表,而浮者在前,邪在于表,即风中于前之外感也。后者,关后尺脉也。尺脉属阴,主里,而浮者在后,为病在里,即内伤精血之病也。"(《沈注金匮要略》)

（四）四诊合参

【原文】师曰:息摇肩者,心中坚;息引胸中上气者,咳;息张口短气者,肺痿唾沫。(5)

【提要】本条论述察呼吸、望形态以诊断疾病的方法。

【释义】息,指呼吸。息摇肩,是呼吸困难,两肩上耸的状态,在病情上有虚有实。条文所指"心中坚"即是实证,由实邪壅塞在胸,以至胸部气闭,呼吸困难,常伴有鼻翼扇动,胸闷咳喘等症,属痰热内蕴、肺气不宣。但也有因肾不纳气,元气耗散于上导致的"息摇肩",就未必有"心中坚",反伴有肢冷汗出。息引胸中上气者咳,为胸中有邪,阻塞气道,以致肺气不降,呼吸时气上逆而致咳,这种情况多见于感冒咳嗽的病例。呼吸时张口短气、唾沫者,为肺痿,由肺气痿弱不振,司呼吸功能失职,不能敷布津液所致。察呼吸、望形态是仲景诊断疾病的重要方法与手段。为《素问·阴阳应象大论》"视喘息,听音声,而知所苦"之具体应用。

【选注】（日）丹波元坚:"沈曰:肺热叶焦,气弱不振,津液化而为涎,上溢于口,故吐涎沫,似是。盖古所谓沫者,即今之痰涎,不必是白沫。"(《金匮玉函要略述义》)

【原文】师曰:寸口①脉动者,因其王②时而动。假令肝王色青,四时各随其色。肝色青而反色白,非其时色脉,皆当病。(7)

【校注】

①寸口:一名气口,又名脉口。本书脉法,一种是独取寸口法,分寸口、关上、尺中;一种是三部诊法,分寸口(手太阴动脉)、趺阳(足阳明冲阳穴)、少阴(足少阴太溪穴)。凡条文中寸口与关上、尺中并举的,则此寸口仅指两手寸脉;如单举寸口,或寸口与趺阳、少阴对举的,则此寸口包括两手的寸、关、尺三部。本条的寸口,则包括两手的六部脉。

②王:通"旺"。

【提要】本条论述脉象与四时五色相结合的诊病方法。

【释义】四时季节改变,脉象和面色也随之发生变化,但有正常与异常的不同。如春时肝旺,脉弦、色青是为正常。如此时色反白、脉反毛,是非其时而有其色脉,属不正常的现象。

【讨论】四时气候变化可影响人体的生理功能,且显现于色脉。凡是不符合四时变化的色脉改变,都必须加以关注辨别,做到色脉相参,望切结合。

【选注】清·徐彬:"此言医道贵因时为色为脉,其理相应。寸口是概言两手寸关尺也,谓鼓而有力为动,因时之王而王,宜也,色亦应之,即明堂察色之法也。此不独肝,姑假肝言之。则青为肝之王气,值时王,而反色白,则因肝受肺克,不能随时之王也,于是色反时,病也;脉反时,亦病也;色反脉,脉反色,亦病也。故曰非其时色脉,皆当病。"(《金匮要略论注》)

四、论治原则

（一）表里同病

【原文】问曰：病有急当救裏、救表者，何謂也？師曰：病，醫下之，續得下利清穀不止，身體疼痛者，急當救裏；後身體疼痛，清便自調者，急當救表也。（14）

原文 14
诵读

【提要】本条论述表里同病时的先后缓急治则。

【释义】在表里证同时出现时，首先应分别证情的先后缓急，急者先治，缓者后治。如本条所说，病在表，不可下，而误下之，伤其脾胃，以致表证之身体疼痛未除，里证之下利清谷不止又起。权衡表里轻重，此时以里证为急，故应先救其里。因下利清谷不止，正气已经虚弱，不但不能抗邪，且将亡阳虚脱。如此时以为表证未解，而误用汗法更虚其阳，则会导致上下两脱之危候发生。当里证基本解除之后，则又须救表以祛其邪，因此时身体疼痛的表证仍然存在。如不进行救治，势必再行传变入里，引起其他变化。

【讨论】一般而言，表里同病，应先解表，表解后方可治里，否则易致外邪内陷，造成变证。此为治疗表里同病的常法。本条先里后表，则是治疗表里同病的变法。此外，有时表里同病，单解表则里证加重，单治里又外邪内陷，必须表里兼顾而同治。然无论先表后里、先里后表或表里同治，均须根据表里病情的主次和缓急轻重来决定。

（二）痼疾加卒病

【原文】夫病痼疾，加以卒病，當先治其卒病，後乃治其痼疾也。（15）

原文 15
诵读

【提要】本条论述新久同病时的先后缓急治则。

【释义】在新病与久病同时存在时，也应首先分别证情的先后缓急，急者先治，缓者后治。因久病势缓，欲速不达；卒病势急，迟则生变。且痼疾难拔，卒病易治。故既有痼疾又加卒病者，一般当先治其卒病，后治其痼疾。

【讨论】杂病中不乏痼疾兼新病的情况，若此时治疗不分新久先后，不仅新病难以速去，且易加重痼疾，致生他变。①本条所述是新久同病的一般治则，但在临床应用时，应根据具体证情灵活掌握。如在痼疾与新病互相影响的情况下，治新病又必须照顾到痼疾，若喘家感受风邪，用桂枝汤即须加厚朴、杏仁。即使是治疗新病，用药时亦应考虑久病的病情以及患者的体质等。②痼疾加卒病之处理原则虽分先后，但辨别痼疾基础上是否发生卒病亦有所难，因临床实践中往往卒病表现不典型，需谨慎辨别是单纯痼疾加重，还是痼疾叠加了卒病，进而采取不同处理办法。

【选注】清·周扬俊："痼疾，谓病已沉痼，非旦夕可取效者；卒病，谓卒然而来，新感而可取效于旦夕者。乘其所入未深，急去其邪，不使稽留而为患也。且痼疾之人，正气素虚，邪尤易传，设多瞻顾，致令两邪相合，为患不浅，故仲景立言于此，使后之学者知所先后也。"（《金匮玉函经二注》）

（三）审因论治

【原文】夫諸病在臟①，欲攻②之，當隨其所得③而攻之。如渴者，與豬苓湯。餘皆仿此。（17）

原文 17
诵读

【校注】

① 在脏：此泛指在里的疾病。

② 攻：作治疗解。

③ 所得：指病邪相结合的意思。

【提要】本条阐述治疗杂病应随其所得确立治法。

【释义】病邪在里瘤结不解，往往与体内有害物质如痰、水、瘀血、宿食等相结合，医者当随其所得，施以恰当的治法。例如渴而小便不利，审其因若为热与水结而伤阴者，当与猪苓汤育阴利水，水去而热除，渴亦随之而解。其他病证亦可依此类推，如热与食结用大、小承气汤；热与血结用桃仁承气汤，理亦相同。

【讨论】治病当审证求因，唯有清楚疾病发生的根本原因，方能进行针对性的治疗。如无形邪气与有形病邪瘤结难去，只有根除了有形病邪，无形邪气才能祛散。

【选注】清·尤怡："无形之邪，入结于脏，必有所据，水、血、痰、食，皆邪薮也。如渴者，水与热得，而热结在水，故与猪苓汤利其水，而热亦除；若有食者，食与热得，而热结在食，则宜承气汤下其食，而热亦去；若无所得，则无形之邪，岂攻法所能去哉。"(《金匮要略心典》)

（四）饮食与调护

【原文】师曰：五臟病各有所得①者愈，五臟病各有所惡，各隨其所不喜者爲病。病者素不應食，而反暴思之，必發熱也。(16)

原文 16
诵读

【校注】

① 所得：指适合患者的饮食居处。

【提要】本条论述临床应根据五脏喜恶进行治疗和护理。

【释义】由于五脏的生理特性不同，故五脏病的性质不同，因而各有其适宜的治法。如肝体阴用阳，肝病阴虚则欲酸收；肝病气郁则欲辛散。又如脾恶湿，胃恶燥，脾为湿困则恶肥甘而喜辛开；胃阴不足则恶苦燥而喜凉润。在安排患者饮食居处等护理方面，也应如此。如心主血，心病血热，禁热衣热食；肺主气，肺病气虚，禁寒衣寒食。所以要根据五脏特性和其病理特点，近其所喜，远其所恶，适当选用药味，给予恰当调护，才能使疾病获得痊愈。故本条云"五脏病各有所得者愈"。若遇到患者突然想吃平素不喜的食物，提示脏气为邪气所改变，食后可能助长病气而引起发热，当加以注意。

【讨论】五脏病得其所宜之气、之味、之处，足以安脏气而却病气；得其所禁所恶之气、之味、之处，足以损脏气而助病邪。本条提示治病用药固然要适合病情，而患者的食服居处等护理工作亦当有益疾病康复。如果不注意饮食禁忌和衣着寒温，违背疾病的特点进行护理，纵然用药适宜，也难收效。

【选注】元·赵以德："《内经》脏气法时、宣明五气二论谓五脏各有所恶，各有所宜，各有所禁。然欲益其不足，愈其病，则当用其所宜，勿用其所恶、所禁。若此条之所云者，似之矣。"（《金匮方论衍义》）

五、预后

【原文】问曰：寸脉沉大而滑，沉則爲實，滑則爲氣，實氣相搏，血氣入臟即死，入腑即愈，此爲卒厥。何謂也？師曰：唇口青，身冷，爲入臟，即死；如身和，汗自出，爲入腑，即愈。(11)

【提要】本条论述卒厥的病机及预后。

【释义】"寸脉沉大而滑，沉则为实，滑则为气，实气相搏"四句，从脉象解释卒厥的病理，但句中有省文，应该说沉大则为血实，滑则为气实，血实与气实相并，意方完整。左寸候心主血,右寸候肺主气,本证血气相并,故脉应于寸部。此与《素问·调经论》所谓"血之与气,并走于上,则为大厥"之理相同。血气既相并而成实,异变为邪而非正常的血气,故云入脏即死,入腑即愈。但入脏入腑是假设之词,犹言在外在里。即死、即愈也是相对而言,因为前人认为脏藏而不泻,腑泻而不藏,病邪入腑尚有出路,故云"即愈";入脏则病邪无从出,故云"即死"。判断卒厥入脏、入腑,主要是结合证候。当患者猝然昏倒之后,如伴有唇口青,身冷,是血液瘀滞不流,阳气涣散之内闭外脱的证候,此即为入脏,病情严重;如伴有身和,汗自出,是血气恢复正常运行的征兆,此即为入腑,病情转愈。

【讨论】从脉象判断病机,从脏腑说明病情轻重,并结合证候推测预后,这是仲景脉证结合以诊病的常用方法。"寸脉沉大而滑"是气血壅实所引起的一种复合脉象,凡遇这种脉象的患者,在未发生猝倒之前,就应见微知著,及早防治。可见,本条尚寓"治未病"的精神。

【选注】清·高学山:"此条即上文厥阳之脉证也。沉为在里,大为阴虚,滑为气并于上,而血热随之之诊。今见于寸口,寸口应膻中胸中之部,膻中为心神之所出入,胸中为宗气之所氤氲,神气一时闭阻,故猝然而厥。脏,指心肺而言,腑,指三焦而言。膻中胸中内逼心肺,外通三焦,厥气入脏,则神气不能复通,故死。厥气入腑,则阳热可以涣散,故愈。"(《高注金匮要略》)

【原文】問曰:脉脱①入臟即死,入腑即愈,何謂也?師曰:非爲一病,百病皆然。譬如浸淫瘡②,從口起流向四肢者,可治,從四肢流來入口者,不可治;病在外者可治,入裏者即死。(12)

【校注】

① 脉脱:指脉乍伏不见。是邪气阻遏正气,血脉一时不通所致。

② 浸淫疮:是皮肤病的一种,能从局部遍及全身。

【提要】本条举脉略症,是承上条卒厥一病而言。

【释义】卒厥,其脉有见沉大而滑者,亦有脉乍伏而不见者,但入脏即死,入腑即愈的病机则相同,故设为问答以明之。本条重申,病在脏,病情重;病在腑,病情轻。病由外传内者难治;由内出表者易治。这是一般规律,即使属于皮肤病的浸淫疮,其传变情况也是如此,所以说"非为一病,百病皆然"。

【讨论】全书以脉象解释病机、概括证候、判断预后的论述颇多,此乃仲景脉法的特点。入脏入腑,犹言在外在里;即愈即死,实谓病之轻重。本条从脉象推测病机,并结合入脏、入腑来判断疾病的轻重和预后,此乃脉证合参运用于诊断方面的具体示例。简而言之,脏病为重,腑病为轻;病在外者易治,病在里者难痊。

【选注】清·曹颖甫:"上节独言寸口,则有上无下,脉垂脱矣。则此云脉脱,当指无脉言之。陈修园以为脱换之脱,非也。按《伤寒论》云:利厥无脉,服白通汤加猪胆汁,脉微续者生,暴出者死。微续者,胃气尚存,故曰入腑即愈。暴出者,真脏脉见,故曰入脏即死。"(《金匮发微》)

小结

本篇以整体观念为指导思想,以脏腑经络学说为理论依据,对疾病的预防、病因、病机、诊断、治疗等各方面,都作了概括性的论述。首先提出内养正气,外慎风邪,可以预防疾病。并以肝病传脾举例说明各种疾病有一定的发展规律,可以根据脏腑相互影响,相互制约的关系,于治疗已病脏腑的同时治其未病之脏腑,以预防疾病的传变。未病时重视预防,已病后争取早期治疗,是本篇的一大特色。列"上工治未病"于首条,有临床指导意义。

在病因、病机方面,本篇主要从正邪两方面来阐述,认为人与自然息息相关,不正常的气候,常为邪气侵袭人体的诱因,但发病的关键仍取决于正气的强弱,若五脏元真通畅,人即安和,病则无由入其腠理。其对于"千般疢难,不越三条"的归纳,为后世病因学说奠定了基础。

关于诊断方面,对望色泽、闻语声、视呼吸、问病情、察脉象,都作了示范性的介绍,主张临床运用时,必须四诊合参。指出病在表为浅,入里为深;在腑易治,入脏难愈;四时气候的变动,可以影响于色脉。其主要精神在于启发后学者重视客观的诊断,以探求疾病的本质,判断预后的吉凶;治疗上必须针对病情,因人因时制宜。

在治疗方面,指出虚实必须异治,表里当分缓急,新久宜有先后,攻邪当随其所得,并通过具体病例作出原则性的指示。此外,又提出对患者的饮食居处,也必须加以注意。

本篇条文虽简,但所论内容,从预防到治疗,从原则到具体,无不具备,全面而又简明,充分体现了中医学的辨证论治特点,是全书的总纲。

(贾春华)

复习思考题

1. 张仲景"治未病"的学术思想是什么?
2. 张仲景关于杂病的发病观是什么?
3. 五邪伤人各有什么特点?
4. 对"入脏即死""入腑即愈"如何理解?
5. 本篇中提出了哪些杂病治疗原则?

扫一扫
测一测

痉湿暍病脉证治第二

学习目标

1. 掌握痉、湿病的辨证,湿病的治法及痉、湿、暍三病的证、治。
2. 熟悉痉病的病因、暍病的辨证及湿、暍的治禁。
3. 了解痉、湿、暍三病的概念及其合篇意义。
4. 背诵原文:11、12、13、14、18、20、21、22、26。

本篇论述痉、湿、暍三种疾病的病因病机、辨证治疗。

痉病有外感、内伤之分,本篇所论痉病是素体津液不足,又外感风寒,致筋脉失养,以项背强急、口噤不开,甚至角弓反张为主症的病证。

湿病有内湿、外湿之分,本篇所论以外湿为主,是由外感湿邪,兼风或夹寒,痹着于筋脉肌肉关节,以发热、身重、骨节疼痛为主症的疾病。

暍病即伤暑,属暑病范畴。暑有夹湿、不夹湿邪之分,故暍病亦有偏热、偏湿之别。偏暑热者,以发热自汗、烦渴溺赤、少气脉虚为主症;偏暑湿者,以身热疼重为主症。

痉湿暍三病皆为感受外邪所致,初期都从太阳表证开始,故合为一篇讨论,列于本书之前,为杂病各论之开始。

痉 病

一、刚痉与柔痉鉴别

【原文】太陽病,發熱無汗,反惡寒①者,名曰剛痙②。(1)

太陽病,發熱汗出而不惡寒③,名曰柔痙。(2)

【校注】

①反惡寒:《针灸甲乙经》卷七第四无"反"字。《金鉴》疑"反"字为衍文。

②"痙"原作"痓",《辑义》"案成无己曰:痓当作痙,传写之误也。痓(zhì),恶也,非强也,今考痙,恶也,见张揖《广雅》,而《说文解字》痙,强急也。成说为是"。《二注》《本义》《心典》《浅注》等注本均作"痙",今从之,下同。

③不惡寒:《脉经》卷八第二"而不惡寒"下有细注"一云惡寒",据文义,可从。

【提要】此两条论述外感痉病的分类及鉴别要点。

【释义】痉病由外感所致,初期病在表,故言"太阳病"。风寒表实者发热恶寒无汗,风寒表虚者发热汗出恶风。痉病初期兼风寒表实者,名为刚痉;兼中风表虚者,名为柔痉。

既名为痉,须具备项背强急、口噤等筋脉拘急之症,这是古人的省文笔法,悉以"痉"字赅之。上述两条可与《伤寒论》第 14 条、31 条互参。

二、误治成痉

【原文】太陽病,發汗太多,因致痙。(4)

夫風病①,下之則痙,復發汗,必拘急。(5)

瘡家②雖身疼痛,不可發汗,汗出則痙。(6)

【校注】

① 风病:指太阳中风。

② 疮家:指久患疮疡或金刃创伤不愈者。

【提要】此三条论述痉病的内因。

【释义】太阳病表证,虽应发汗,却须"微微似有汗出,不可令如水淋漓"。假如发汗太过,伤津耗液,必致筋脉失养,则易形成痉病。太阳中风本多汗,如误用攻下,津液更伤,易致筋脉失养,而生痉病;如一再发汗,津液复伤,必致筋脉失养而拘急。疮家,经常流脓失血,致阴液素亏,虽见身体疼痛之表证,也不可贸然发汗,否则必重伤津液而致痉。以上误治的共同结果都是阴液重伤,是导致痉病发病的内因。

三、主要脉症

【原文】病者身熱足寒,頸項強急,惡寒,時頭熱,面赤目赤,獨頭動搖,卒口噤,背反張者,痙病也。若發其汗者,寒濕相得,其表益虛,即惡寒甚。發其汗已,其脉如蛇①。(7)

【校注】

① "若发其汗者……其脉如蛇"二十五字,成本《伤寒论》无。《衍义》"此症出《伤寒论》中,其衍文者,无发其汗已后二十五字"。今从之。

【提要】本条论述外感痉病的主要证候。

【释义】太阳主表,其经脉自颠下项,行于脊背两旁。风寒之邪侵及太阳,既有太阳表证之恶寒、项背强急,又见邪郁入里化热的面赤目赤、时头热,足寒是阳郁过重,不能达于四末的表现。

颈项强急、背反张、突然口闭不能言语、独头(头部)动摇均为痉病的典型症状,这是太阳邪郁不解,入里化热化燥动风,故由太阳经筋不利的颈项强急,进一步发展为全身筋脉拘急而背反张;阳明之脉夹口入齿中,邪入阳明,筋脉强急则口噤不开;风为阳邪,上行主动,故独头动摇。条文中"时""卒"二字突出了痉病具有发作性的特点。

【原文】夫痙脉,按之緊如弦①,直上下行。(9)

【校注】

① 紧如弦:《二注》《脉经》皆作"紧而弦",宜从。

【提要】本条论述痉病的主脉。

【释义】痉病是由筋脉强急而致,所以其脉从寸到尺,上下三部皆见强直劲急之象。从

23

"按之"两字可知,痉病脉象应是沉紧有力,重按不减,与里虚寒病的虚弦少力脉以及太阳伤寒的浮紧脉不同。

四、证治

(一)表虚津伤柔痉

原文11
诵读

【原文】太陽病,其證備,身體強,几几然①,脉反沉遲,此爲痙,栝樓桂枝湯主之。(11)

栝樓桂枝湯方

栝樓根二兩　桂枝三兩　芍藥三兩　甘草二兩　生薑三兩　大棗十二枚

上六味,以水九升,煮取三升,分溫三服,取微汗。汗不出,食頃,啜熱粥發之。

【校注】

① 几几(shū)然:几,鸟之短羽。几几,小鸟伸颈欲飞貌。几几然,借喻项背强急,俯仰不能自如的样子。

【提要】本条论述柔痉的证治。

【释义】太阳病,其证备,指太阳表虚诸症俱备,如头项强痛、发热、汗出、恶风等。太阳病可见项背强,今见全身强急而几几然,这是全身筋脉拘急的表现;太阳中风脉当浮缓,今反见沉迟,是体内津液不足,筋脉失养而拘急之象。以上诸症具有太阳表虚和痉病早期表现,故为柔痉。病属素体津液不足,感受风邪,营卫不利,筋脉失养。治用栝楼桂枝汤解肌祛邪,生津柔筋。方中栝楼根生津柔筋,合桂枝汤解肌祛邪,调和营卫。本方证与《伤寒论》太阳病桂枝加葛根汤证相似而有别。彼为邪盛于表,兼项背强几几,故以桂枝汤加葛根解肌祛邪为主。此是柔痉,素体津伤于里,故加栝楼根重在生津液养筋脉。

【讨论】①虽言"太阳病,其证备",但一个"脉反沉迟",便突出了本方证与太阳中风证的区别。②此脉沉迟,必然弦而有力,与虚寒证之沉迟无力不同。③栝楼根为本方主药,临床实际运用本方时宜重用,其用量一般为桂枝的二倍为宜。

【医案精选】于某,男,半岁,1931年初夏。身热、汗出、口渴、目斜、项强、角弓反张、手足抽搐、指尖发冷、指纹浮紫、舌苔薄黄。伤湿兼风,袭入太阳卫分,表虚液竭、筋脉失荣。治以调和阴阳,滋养营液法,栝楼桂枝汤主之。瓜蒌根6g,桂枝3g,白芍3g,甘草2.4g,生姜2片,大枣2枚。5剂后各症减轻,改投当归3g,生地黄6g,白芍6g,栝楼根6g,川贝母3g,秦艽3g,忍冬花6g,4剂而愈。(中国中医研究院.蒲辅周医案.北京:人民卫生出版社,2005:259)

【选注】元·赵以德:"所谓太阳病其证备,是何证之备也?大抵太阳经脉自足上行循背至头项,此是其所过之部,而为之状者,皆是其证也。考之《伤寒论》,有谓太阳病项背强,几几然,反汗出恶风者,桂枝加葛根汤主之,亦是其一也。正与此同,而少异者彼以汗出恶风,其脉必浮,此言脉沉迟,必汗不出,不出亦不恶风……则是病之在表之营血分。营血阴也,其体沉,其行迟,所以脉应其象,外息于寸口,内不养于筋经,故痉强之病作焉。所以栝楼根味苦入阴,用以生营血,益阴分津液,养其筋经者为君;桂枝之辛以散;芍药之酸以收,一阴一阳,在表在里者为臣,甘草姜枣,合辛甘之味,行脾之津液,而和营卫为使,方之旨在斯欤。"(《金匮方论衍义》)

清·尤怡:"太阳证备者,赵氏谓太阳之脉,自足上行,循背至头项,此其所过之部而为之状者,皆是其证是也,几几,背强连头之貌,沉本痉之脉,迟非内寒,乃津液少而营卫之行不利也。伤寒项背强几几,汗出恶风者,脉必浮数,为邪风盛于表。此证身体强,几几然,脉反沉迟者,为风淫于外,而津伤于内,故用桂枝则同,而一加葛根以助其散,一加栝楼根兼滋其内,则不同也。"(《金匮要略心典》)

（二）表实郁闭欲作刚痉

【原文】太陽病,無汗而小便反少,氣上衝胸,口噤不得語,欲作剛痙,葛根湯主之。(12)

原文 12
诵读

葛根湯方

葛根四兩　麻黃三兩(去節)　桂枝二兩(去皮)　芍藥二兩　甘草二兩(炙)　生薑三兩　大棗十二枚

上七味,㕮咀,以水七升,先煮麻黃、葛根,減二升,去沫,内諸藥,煮取三升,去滓,溫服一升,覆取微似汗,不須啜粥,餘如桂枝湯法將息及禁忌。

【提要】本条论述欲作刚痉的证治。

【释义】太阳病无汗属表实,由风寒束表,卫气郁闭所致,一般无汗小便应多,有汗则小便少,本证无汗却小便少,是因寒束肌表,肺卫失宣,不能敷布津液之故。表实气郁,既不外达,又不下行,势必逆而上冲,所以出现气上冲胸;邪滞经络,强急不利,故口噤不得语,这是发痉预兆,若病情继续发展,必将出现卧不着席、脚挛龂齿等证。所以说"欲作刚痉"。此属表实气郁,津液失布,筋脉不利。病位在表与筋脉,当治以葛根汤发汗散寒,升津舒筋。本方由桂枝汤加麻黄、葛根组成。发汗散寒当用麻黄汤,但恐其发汗太峻而伤津,故用桂枝汤减量加麻黄发散风寒;重用葛根,取其味甘气凉,能起阴气而升津液,舒筋脉而缓挛急。诸药合用,表邪得解,津液得输,筋急得缓,则痉病自止。

【讨论】栝楼桂枝汤证和葛根汤证皆属痉病有表证,病机都有津液不足,或津液输布不利,致筋脉拘急,故仲景在两方之后,皆强调"微取汗"或"微似汗出",示人治痉不可过汗,以免再伤津液,此确为治痉不可忽视的环节。

【医案精选】李某,男,38岁。患顽固性偏头痛2年,久治不愈。主诉:右侧头痛,常连及前额及眉棱骨。伴无汗恶寒,鼻流清涕,心烦,面赤,头目眩晕,睡眠不佳。诊察之时,见病人颈项转动不利。问之,乃答曰:颈项及后背经常有拘急感,头痛甚时拘紧更重。舌淡苔白,脉浮略数。遂辨为寒邪客于太阳经脉,经气不利之候。治当发汗祛邪,通太阳之气,选方葛根汤:麻黄4g,葛根18g,桂枝12g,白芍12g,炙甘草6g,生姜12g,大枣12枚。麻黄、葛根两药先煎,去上沫,服药后覆取微汗,避风寒。3剂药后,脊背有热感,继而身有小汗出,头痛、项急随之而减。原方再服,至15剂,头痛、项急诸症皆愈。(陈明,刘燕华,李芳.刘渡舟临证验案精选.北京:学苑出版社,1996:46)

【选注】清·吴谦:"此申明刚痉在表,以明其治也。太阳病,为头项强痛、发热等证也。无汗、谓伤寒也。太阳伤寒,小便不当少,今反少者,是寒气盛而收引也,不当气上冲胸,今气上冲胸,是寒气盛而上逆也。不当口噤不得语,今口噤不得语,是寒气盛,牙关紧急而甚也。以太阳伤寒,而又此冲击劲急之象,是欲作刚痉之病也。麻黄汤能治太阳,而不能治阳明,故以葛根汤兼太阳,阳明两经之治,为刚痉无汗之正法也。"(《医宗金鉴》)

清·章楠:"汗出而津液外泄,则小便少。今无汗而小便反少,是营卫三焦之气皆闭。外闭则内气不得旋转,而直上冲胸,邪侵入筋,阳明筋急,而口噤不得语,欲作刚痉之先兆也。

笔记栏

原文 13
诵读

方证鉴别

急以桂枝汤调营卫,加麻黄、葛根开泄太阳、阳明之邪。盖邪本由经络侵入于筋,仍必从经络以泄之,迟则即有项背反张头摇目赤之变也。"(《医门棒喝》)

(三) 热盛致痉

【原文】痙爲病——本痙字上有剛字,胸滿口噤,臥不着席,腳攣急,必齘齒①,可與大承氣湯。(13)

大承氣湯方

大黄四兩(酒洗) 厚朴半斤(炙去皮) 枳實五枚(炙) 芒硝三合

上四味,以水一斗,先煮二物,取五升,去滓,内大黄,煮取二升,去滓,内芒硝,更上火微一二沸,分溫再服,得下止服。

【校注】

① 齘(xiè)齒:指上下牙齿相磨,切磋有声。

【提要】本条论述阳明热盛致痉证治。

【释义】太阳病不解,入里化热,阳明热盛,故胸满、心烦;阳明经环口入齿,其支脉可下至足,热盛津伤,经脉失养而筋脉拘急,故出现口噤、卧不着席、脚挛急、齘齿等症。卧不着席为角弓反张之甚,齘齿为口噤之甚。可见,本证由热盛津伤,化燥动风,病情急重。故急宜泄热以存阴,用大承气汤,使热退津保,痉挛可解。栝楼桂枝汤证、葛根汤证及大承气汤三个方证需鉴别。

【讨论】①证由阳明热盛津伤所致,急下泄热意在存阴,条文言大承气汤"可与",而非"主之",寓有斟酌、慎重之意;②方后"得下止服",表明治疗痉病,应注意顾护津液,即使可下,亦需适度。

【选注】清·徐彬:"前用葛根汤,正防其寒邪内入,转而为阳明也。若不早图,至项背强直,外攻不已,内入而胸满,太阳之邪仍不解,气闭而口噤,角弓反张而卧不着席。于是邪入内必热,阳热内攻而脚挛齘齿。盖太阳之邪并于阳明,阳明脉起于脚而络于齿也。故直攻其胃,而以硝黄枳朴清其热,下其气,使太阳阳明之邪,一并由中土而散。此下其热,非下其食也。"(《金匮要略论注》)

五、预后

【原文】太陽病,發熱,脉沉而細者,名曰痙,爲難治。(3)

暴腹脹大者,爲欲解。脉如故,反伏弦者,痙。(8)

痙病有灸瘡,難治。(10)

【提要】此三条论述影响痉病预后的几种情况。

【释义】太阳病发热,是病在表,如发痉,脉应如第 11 条"沉迟"、第 9 条"弦紧"。如反见沉而细,说明正不胜邪,不能抗邪于外。此时,若发散在表之邪气则津液更伤,而补养阴津之虚又有留邪之弊,故曰难治。

痉病发作,如腹部由筋脉拘急凹陷状,忽然转为弛缓胀大,这是痉病筋脉拘急之势欲缓解。但如脉象仍弦紧,或者沉伏而弦,说明筋脉紧急未有缓解之势,故仍将发痉。

痉病有灸疮,是指先有灸疮后患痉病。灸后成疮,脓血久渍,黯耗津血。若再患痉病,则津血必然更伤,内燥日盛,可致血枯津竭,其病情较一般为重,所以难治。

湿　病

一、证候

【原文】濕家^①之爲病，一身盡疼—云疼煩，發熱，身色如熏黃也。(15)

【校注】

① 湿家：患湿病病程较久的患者。

【提要】本条论述湿病发黄的证候。

【释义】病湿之人，由于湿邪浸渍体表肌肉关节，所以一身尽痛。湿邪郁久化热，湿热蕴蒸，故身热发黄。因湿多热少，故其黄色晦黯如烟熏状。

二、治法

(一) 微发汗

【原文】風濕相搏，一身盡疼痛，法當汗出而解，值天陰雨不止，醫云此可發汗，汗之，病不愈者，何也？蓋發其汗，汗大出者，但風氣去，濕氣在，是故不愈也。若治風濕者，發其汗，但微微似欲出汗者，風濕俱去也。(18)

【提要】本条论述风湿在表的治法。

【释义】风湿相合侵及体表，郁于肌腠，流注关节，筋脉不利，故周身肌肉关节疼痛。若逢天阴雨不止，外湿更甚。外湿治疗当用汗法，但汗之病仍不愈，这是汗不得法的缘故。风为阳邪，其性轻扬，易于表散。湿为阴邪，其性重浊黏滞，难以骤除。如发汗太过，则风去湿存，且过汗伤阳，复因外湿较重，易于乘虚而入，故病不愈。风湿在表的治法应是微发其汗，即使病者周身微微湿润，有微似汗出之感，方能使得阳气内蒸，充盈于全身肌肉关节之间，缓缓蒸发而不致骤泄，则营卫调和畅通，风湿得以俱去。

【讨论】①治风湿在表，虽宜汗但忌大汗。不独风湿如此，即便治疗伤寒太阳病的麻黄汤、桂枝汤、葛根汤，仲景亦指出应"微似汗"，可见，凡需发汗的病证，都不能令其大汗。②文中"值天阴雨不止"，提示治疗湿病，要留意气候变化，需考虑外湿对病情、治疗的影响。

原文 18
诵读

(二) 利小便

【原文】太陽病，關節疼痛而煩，脈沉而細—作緩者，此名濕痹。《玉函》云中濕。濕痹之候，小便不利，大便反快，但當利其小便。(14)

【提要】本条论述湿痹证候及治法。

【释义】湿为六淫之一，首犯太阳之表而见表证；湿性重浊，易痹着筋脉，流注关节，导致阳气不通，故关节痛剧而烦。湿从外来，脉应浮缓，今脉沉而细，沉主里，细主湿，说明里有湿。里湿之征如小便不利者，由湿阻于膀胱，气化不利；大便反快者，为湿盛于里下趋大肠。故本证为内、外之湿相合，痹阻阳气。法当利小便，先祛里湿。因小便通利，则里湿去而阳气通，外湿自然易除。

【讨论】①名曰湿痹，强调了湿邪痹阻阳气。②因其内湿重于外湿，故未用汗法，而是利小便以通阳化气。可见，凡治表里同病，当辨表里轻重缓急。

原文 14
诵读

三、误治证

(一) 误下变证

【原文】濕家,其人但頭汗出,背強,欲得被覆向火。若下之早則噦,或胸滿,小便不利—云利,舌上如胎①者,以丹田②有熱,胸上有寒,渴欲得飲而不能飲,則口燥煩也。(16)

【校注】

① 如胎:胎,同苔。如胎,指舌上湿润白滑,似苔非苔。

② 丹田:穴名,在脐下三寸。此泛指下焦,与胸上对举。

【提要】本条论述湿病误下后的变证。

【释义】病湿之人,因湿困阳郁,阳气不达,气逆向上,故头汗出;湿滞经脉,则背强;湿阻阳气,失于温煦,故其人恶寒,欲得被覆向火。此时湿盛阳郁,治应温经通阳,散寒除湿。然误攻其里,遂致阳气被伤、上寒下热的寒热错杂变证。误下伤中,胃气上逆而呃;下焦湿热,妨碍气化,故小便不利;上焦阳气被伤,寒湿不化,则胸满、舌上如苔湿润而白滑;湿郁化热,则口燥烦、渴欲得饮;上有寒湿,又不能饮。

(二) 坏证

【原文】濕家下之,額上汗出,微喘,小便利—云不利者,死;若下利不止者,亦死。(17)

【提要】本条论述湿病误下后的坏证。

【释义】湿为阴邪,最易伤阳,若误用攻下,里阳更伤,虚阳上越,则额上汗出而微喘;阴液下脱,则小便自利,此属阳气上越而阴液下脱之证,病情危笃,故曰"死"。假如误下而下利不止者,为真阳失守,阴脱于下,此阴阳两竭,亦主"死"。前条与本条同为湿家误下之变证,但病情不同,预后亦异,其关键在于患者平素中阳之盛衰。前条所论,表阳虽郁,里阳犹治;本条则由中阳素虚,再经误下,真阳失守,真阴将脱,故预后较差。

四、证治

(一) 头中寒湿

【原文】濕家,病身疼發熱,面黃而喘,頭痛,鼻塞而煩,其脉大,自能飲食,腹中和,無病,病在頭中寒濕,故鼻塞,內藥鼻中則愈。《脉經》云:病人喘,而無"濕家病"以下至"而喘"十一字。(19)

【提要】本条论述寒湿在上的证治。

【释义】寒湿袭表,郁遏卫阳,故身疼发热;寒湿上犯头部清窍,肺气不宣,鼻窍不通,则头痛鼻塞而烦、喘;湿郁于上,故面黄;湿邪尚未传里,故能饮食,腹中和;病位在上在表,所以脉大。本证重点是头中寒湿,故只需局部用药——纳药鼻中,以宣泄上焦寒湿,使肺气通利,诸症自愈。

【讨论】本证治法体现了仲景辨治用药的灵活性,病位在上在表,故经鼻就近给药。纳药鼻中,原文未指出用何方。注家多主张用瓜蒂散搐鼻,令出黄水,以宣泄寒湿。有医家用鹅不食草纳鼻,亦有疗效。后世据此发挥,用芳香开窍之剂作嗅剂治疗类似病证,如《证治准绳》辛夷散等。

【选注】清·尤怡:"寒湿在上,则清阳被郁。身疼、头痛、鼻塞者,湿上甚也,发热、面黄、烦、喘者,阳上郁也;而脉大,则非沉细之比;腹和无病,则非小便不利,大便反快之比。是病不在腹中而在头,疗之者宜但治其头,而毋犯其腹。内药鼻中,如瓜蒂散之属,使黄水出则寒湿去而愈,不必服药以伤其和也。"(《金匮要略心典》)

（二）寒湿表实

【原文】濕家身煩疼,可與麻黃加朮湯發其汗爲宜,愼不可以火攻①之。(20)

麻黃加朮湯方

麻黃三兩(去節)　桂枝二兩(去皮)　甘草一兩(炙)　杏仁七十個(去皮尖)　白朮四兩

上五味,以水九升,先煮麻黃,減二升,去上沫,内諸藥,煮取二升半,去滓,溫服八合,覆取微似汗。

原文 20
诵读

【校注】

① 火攻:指艾灸、温针、熨、熏等外治法。

【提要】本条论述寒湿表实的证治。

【释义】湿病之人身体疼痛而烦扰不宁,这是寒湿痹阻,阳郁不通所致。以方测证,当有恶寒发热无汗等表寒证。故用麻黄加术汤,发汗散寒除湿,温通经脉止痛。表证当从汗解,麻黄汤本为伤寒表实而设,湿邪又不可大汗,只宜微微似欲汗出,故加白术。《神农本草经》载"术,味苦,温。主风寒湿痹死肌……止汗",此处麻黄汤得术,虽发汗不致多汗,白术合麻黄汤,能并行表里之湿,故为寒湿表实的正治之剂。本证不宜火攻发汗,否则既可令大汗淋漓,风去湿存,又可使火热内攻,与湿相合,引起发黄、衄血等变证。

从本方配伍可见仲景用药之精当。于发汗峻剂中加一味白术,便转而成为微汗之剂。

【医案精选】陈某,女,9岁,初诊日期:1987年10月12日。日来气候转凉,因身着短裙,复又冷水洗浴而感邪,以致突觉恶寒头晕,身热不退,腋下体温38℃,关节酸楚,周身乏汗,苔白脉浮。显由寒湿之邪,从皮毛入侵,遏于表分,故见洒淅恶寒,关节疼痛,身体倦怠。治当辛温解表,以祛寒湿之邪,宗以麻黄加术汤。处方:炙麻黄3g,桂枝3g,炒白术10g,炙甘草3g,杏仁10g,生姜2片,大枣3枚。(刘昌燕,陈继寅.刘弼臣中医儿科经方应用心得.北京:中国医药科技出版社,2013:47)

【选注】清·魏荔彤:"湿家身烦疼,外感寒湿也。其内有湿,不必论其何因,惟以先治其表之寒湿为急也。仲景所以云可用麻黄加术汤,发其汗为宜也。麻黄散太阳表湿,杏仁降泄逆气,甘、术燥补中土,更以取微汗,为治表之金针,此固以之治表邪也,而内因之湿为寒为热,俱兼理而无妨碍矣。故治湿病之里,以利小水为第一义;而治湿病之表,以取微汗为第一义也。"(《金匮要略方论本义》)

（三）风湿表实

【原文】病者一身盡疼,發熱,日晡所①劇者,名風濕。此病傷於汗出當風,或久傷取冷所致也。可與麻黃杏仁薏苡甘草湯。(21)

麻黃杏仁薏苡甘草湯方

麻黃(去節)半兩(湯泡)　甘草一兩(炙)　薏苡仁半兩　杏仁十個(去皮尖,炒)

原文 21
诵读

上剉麻豆大,每服四錢匕,水盞半,煮八分,去滓,溫服,有微汗,避風。

方证鉴别

原文 22
诵读

【校注】

① 日晡所:日晡,申时。日晡所,指下午 3~5 时左右。

【提要】本条论述风湿表实的成因和证治。

【释义】风湿在表,故一身尽疼痛。风与湿合,渐趋化热,故每到下午阳明气旺之时,正邪相争,发热加重。其病多由汗出时外受风邪,汗液滞留为湿,或经常贪凉而生湿,风湿相合,侵犯肌腠所致。病属风湿表实,有化热之势。治当以麻黄杏仁薏苡甘草汤轻清宣化,解表祛湿。方中麻黄、甘草微发其汗;杏仁宣肺利气以助汗解;薏苡仁甘淡微寒,一可淡渗利湿、舒筋除痹,二使辛温发散中兼具凉解之用。

【讨论】①注意发热加重的时间,有助于辨识病机。②麻黄加术汤主治寒湿表实证,故麻黄配桂枝辛温发汗;本方主治风湿表实渐有化热,故麻黄配薏苡仁温散兼轻清。两方证需详细鉴别。

【医案精选】熊某,女,58 岁。右肩臂疼痛年余,不能举高梳头,近日痛更甚。夜不能寐,肢麻,循手太阴肺经麻木感,面色微黄,舌质淡红苔薄白,脉浮弦。前医曾用当归四逆汤及舒筋饮等方治疗无效。辨证属风湿痹阻经络,方用麻黄杏仁薏苡仁甘草汤加味治疗:麻黄 10g(先煎),薏苡仁 30g,杏仁 10g,炙甘草 5g,桃仁 10g。上方服 2 剂后痛减。共服 10 剂,痛全止,能随意抬举,活动仅轻度受限乃停药。[王伯章 . 麻黄杏仁薏苡甘草汤活用举隅 . 上海中医药杂志,1990,(3):22-23]

【选注】清·程林:"一身尽疼发热,风湿在表也,日晡,申时也,阳明旺于申酉戌,土恶湿,今为风湿所干,当其旺时,邪正相搏,则反剧也。汗亦湿类,或汗出当风而成风湿者,或劳伤汗出,而入冷水者,皆成风湿病也。"(《金匮要略直解》)

(四)风湿兼气虚

【原文】風濕,脉浮,身重,汗出惡風者,防己黃耆湯主之。(22)

防己黃耆湯方

防己一兩　甘草半兩(炒)　白术七錢半　黃耆一兩一分(去蘆)

上剉麻豆大,每抄五錢匕,生薑四片,大棗一枚,水盞半,煎八分,去滓,溫服,良久再服。喘者,加麻黃半兩;胃中不和者,加芍藥三分;氣上衝者,加桂枝三分;下有沉寒者,加細辛三分。服後當如蟲行皮中,從腰下如冰,後坐被上,又以一被繞腰以下,溫令微汗,差。

【提要】本条论述风湿兼气虚的证治。

【释义】脉浮身重,是风湿在表。汗出恶风,是气虚卫表不固。风湿在表,法当汗解,但表气已虚,不宜麻黄发汗,故用防己黄芪汤益气除湿。方中黄芪益气固表,托邪出表;防己辛散苦泄,祛风除湿;白术协黄芪助卫气,合防己祛湿邪;生姜、大枣、甘草调和营卫。本方扶正祛邪、标本兼顾。方后云"服后当如虫行皮中",这是卫阳振奋,风湿欲解的征兆。

如患者兼气喘加麻黄以宣肺平喘,兼胃中不和加芍药以调肝理脾胃,兼气上冲者加桂枝降逆平冲,下有沉寒者加细辛通阳散寒。服药后强调"坐被上","又以一被绕腰以下",旨在助阳气蒸蒸发越,助药力以祛除湿邪。

【讨论】本方配伍颇有特点:一是防己配黄芪,益气补虚,利水除湿,适用于水湿为患兼气虚的病情;二是黄芪配白术,益气补卫固表,适宜于卫虚不固的病情。

【医案精选】某女,21 岁,工人,1996 年 3 月 3 日初诊。患急性风湿性关节炎月余,肘膝关节肿痛,曾用青霉素、阿司匹林等药,关节肿痛减轻,但见心悸不安,稍劳加重,心电图检查未见异常,拟诊为风湿性心肌炎,西药予以对症治疗,心悸依旧。症见:肘膝关节时有肿痛,心悸,动则尤甚,汗出不止,身重恶风,苔白滑,脉浮缓。证为汗出过多,风邪已去,湿邪仍在,治以益气除湿,固表蠲痹。方用防己黄芪汤加味,处方:黄芪15g,防己12g,白术、桑枝、丹参各10g,防风、生姜各6g,大枣1枚,每天1剂,水煎温服,5剂。嘱暂停服阿司匹林。

3月8日二诊:服上方后心悸大减,汗出恶风遂止,关节肿痛减轻。继用上方去防风,加远志10g,3剂服毕,心悸身重已除,肘膝关节偶有肿痛,证解脉和。再服3剂善后,随访3年未发。[荣莉,伦新.举一反三如破竹古方新用(下册).北京:中国医药科技出版社,2008:1007]

【选注】清·尤怡:"风湿在表,法当从汗而解,乃汗不待发而自出,表尚未解而已虚,汗解之法不可守矣。故不用麻黄出之皮毛之表,而用防己驱之肌肤之里。服后如虫行皮中,及从腰下如冰,皆湿下行之征也。然非芪、术、甘草,焉能使卫阳复振,而驱湿下行哉?"(《金匮要略心典》)

清·吴谦:"脉浮,风也,身重,湿也,寒湿则脉沉,风湿则脉浮。若浮而汗不出恶风者,为实,可与麻黄杏仁薏苡甘草汤汗之;浮而汗出恶风者,为虚邪,故以防己、白术以去湿,黄芪、甘草以固表,生姜、大枣以和营卫也。"(《医宗金鉴》)

(五)风湿兼阳虚

1. 风湿表阳虚

【原文】傷寒八九日,風濕相搏,身體疼煩,不能自轉側,不嘔不渴,脉浮虚而濇者,桂枝附子湯主之;若大便堅,小便自利者,去桂加白术湯主之。(23)

桂枝附子湯方

桂枝四兩(去皮) 生薑三兩(切) 附子三枚(炮,去皮,破八片) 甘草二兩(炙) 大棗十二枚(擘)

上五味,以水六升,煮取二升,去滓,分溫三服。

白术附子湯方

白术二兩 附子一枚半(炮,去皮) 甘草一兩(炙) 生薑一兩半(切) 大棗六枚

上五味,以水三升,煮取一升,去滓,分溫三服。一服覺身痹,半日許再服,三服都盡,其人如冒狀①,勿怪,即是术、附並走皮中逐水氣,未得除故耳。

【校注】

① 如冒状:此指瞑眩,即头晕眼花,为服药后的反应。

【提要】本条论述风湿表阳虚的证治。

【释义】"伤寒八九日",是指恶寒、发热等表证已八、九天,仍见身痛者,提示邪尚在表,此由卫虚无力托邪外出所致。风寒湿痹着于肌表,经脉不利,故见身体疼烦,不能自转侧。其人不呕不渴,是病邪尚未传里犯胃,亦未郁而化热。风寒夹湿为患,且阳气不振,故脉浮虚而涩。治用桂枝附子汤温阳散寒,除湿止痛。方中桂枝辛温走表,助表阳而去风邪,又温经止痛;附子温经助阳,散寒除湿止痛,为治风寒湿痹要药,姜、枣调和营卫,甘草和中缓急。

风湿为病,常与素有内湿有关。内湿不化,当小便不利,大便不实。若其人"大便坚,小便自利者",说明湿气在表,并无里湿,治疗只需驱除表湿。风邪已除,故去桂枝,而加走皮内、

逐水气、去湿痹的白术。

【讨论】①两方证均由风寒湿邪兼阳虚引起，其中桂枝附子汤证为风邪偏重，故用桂枝祛风；白术附子汤证是湿邪偏盛，故去桂加白术；②白术附子汤中附子、生姜、大枣、甘草的用量较桂枝附子汤减半，此与前方证风邪较盛，易于速去，后方证湿邪偏重，病性缠绵有关。

2. 风湿表里阳气俱虚

【原文】風濕相搏，骨節疼煩，掣痛不得屈伸，近之則痛劇，汗出短氣，小便不利，惡風，不欲去衣，或身微腫者，甘草附子湯主之。(24)

甘草附子湯方

甘草二兩(炙)　白术二兩　附子二枚(炮，去皮)　桂枝四兩(去皮)

上四味，以水六升，煮取三升，去滓，溫服一升，日三服，初服得微汗則解，能食，汗出復煩者，服五合。恐一升多者，服六、七合爲妙。

【提要】本条论述风湿表里阳气俱虚的证治。

【释义】风湿已由肌肉侵入关节，病情较上条严重，故骨节疼烦，掣痛，不得屈伸，近之则痛剧。表阳虚，故汗出，恶风不欲去衣。里阳虚，气不化水，故短气，小便不利，或身微肿。上症由风寒湿盛、内外阳气皆虚所致。当用甘草附子汤祛风散寒除湿，温助表里阳气。方中甘草配附子，缓急止痛；附子、桂枝、白术并用，兼走表里，助阳祛风化湿。

以上风湿三方均治风湿痹证兼阳虚者，但各有特点：桂枝附子汤是表阳虚，风寒湿偏盛，方中附子用量最大，意在合桂枝温经助阳，祛风除湿止痛，并化气利小便；白术附子汤是表阳虚，风寒已减，表湿仍盛，方中附子用量最小，目的是合白术祛表湿；甘草附子汤为表里阳气俱虚，寒湿偏盛，取附子合甘草重点在于缓急止痛，桂枝、白术、附子温经散寒除湿。

暍 病

一、脉症

【原文】太陽中暍①，發熱惡寒，身重而疼痛，其脉弦細芤遲。小便已，洒洒然毛聳②，手足逆冷，小有勞，身即熱，口開③，前板齒燥。若發其汗，則其惡寒甚；加溫針，則發熱甚；數下之，則淋甚。(25)

【校注】

① 中暍(yē)：《说文解字》"伤暑也"；《玉篇》"中热也"。

② 洒洒然毛聳：洒淅恶寒，毛发耸立。

③ 口开：指暑热内扰，气逆张口作喘。

【提要】本条论述中暍的脉症及误治后的变证。

【释义】暑为六淫之一，侵犯太阳之表，故见发热恶寒表证。暑多夹湿，故身重而疼痛。夏暑天气炎热，人体出汗多，易耗伤气阴，所以伤暑又多呈现气阴两伤或阴阳两虚证候。其脉或弦细或芤迟，均属阴阳两虚之象。小便时阳气下泄，加之暑热耗气，使阳气一时性虚馁，故小便已洒洒然毛耸。阳虚故手足厥冷。劳则阳气外浮，故稍有劳作身即发热，口开气喘。阴津耗伤，则门齿干燥。

暍病既属暑热内盛,气阴两伤之证,治当清暑益气养阴为主。不可妄施汗、下、温针等法,否则将变证迭出。若误用辛温发汗,则阳气更虚而恶寒甚;误用温针法,则更助暑邪,使发热加剧;数用攻下,则更伤其阴,热邪内陷,小便淋涩。此皆属误治之变。

二、证治

(一)暑热耗气伤津

【原文】太阳中热者,暍是也。汗出恶寒,身热而渴,白虎加人参汤主之。(26)

白虎加人参汤方

知母六两　石膏一斤(碎)　甘草二两　粳米六合　人参三两

上五味,以水一斗,煮米熟汤成,去滓,温服一升,日三服。

【提要】本条论述伤暑偏于热盛的证治。

【释义】"暍"是伤暑病,"太阳中热",是暑热邪气侵犯太阳肌表。暑热熏蒸,则大汗出,汗多腠理空疏,故汗后恶寒,此与一般表证发热恶寒并见不同。暑热邪盛,故必发热;热盛伤津,则口渴。此外,尚可见心烦、气喘、尿赤、口舌干燥、倦怠少气、脉虚等暑伤气津之症。病属暑热内盛,津气两伤,治用白虎加人参汤清热祛暑,益气生津。方中石膏辛寒清热,知母苦寒清热养阴,人参益气生津,甘草、粳米和胃补中。

中暍恶寒,伤寒亦恶寒,两者病机不同。中暍恶寒因腠理开泄,汗出太多,卫外阳气不足;伤寒恶寒因腠理闭塞,卫阳被郁。

(二)暍病湿盛

【原文】太阳中暍,身热疼重,而脉微弱,此以夏月伤冷水,水行皮中所致也。一物瓜蒂汤主之。(27)

一物瓜蒂汤方

瓜蒂二十个

上剉,以水一升,煮取五合,去滓,顿服。

【提要】本条论述伤暑偏湿的证治。

【释义】夏月贪凉饮冷,或汗出入水,使水湿邪气侵入肌腠,郁遏阳气,常致暑热夹湿。伤暑则身热,湿盛则身疼重,暑湿伤阳,故脉微弱。治用一物瓜蒂汤去湿散水。瓜蒂,《神农本草经》载"主大水,身面四肢浮肿"。此用之逐散皮肤水气,水湿去则暑无所依,其病自解,体现了随其所得而攻之的杂病治则。

方歌

小结

本篇所论痉、湿、暍三病,均由感受外邪所致,病情变化都从太阳表证开始,列于此,作为论述杂病的开始。

仲景将痉病分为刚痉和柔痉,并认为其发病与预后与津液盛衰有关,所以治疗痉病,无论发表、清里,都必须兼顾津液。生津舒筋药可选用白芍、栝楼根、葛根。

本篇治湿病,首辨湿邪所在部位,对风湿在表等外湿证,主张发汗,但强调微汗;里湿为主,则当利小便;寒湿在上,纳药鼻中即可。其次,要辨阳气虚否,所以篇中除了表湿实证,还有风湿兼气虚、风湿兼表阳虚、风湿兼表里阳虚等证。篇中治湿病,宣散风寒

小结导图

原文26
诵读

33

湿邪,多选麻黄、桂枝、杏仁;风湿化热,则用薏苡仁;风湿兼气虚,以防己配黄芪、白术;风湿兼阳虚,多取附子配桂枝、白术、甘草。除寒湿痛常用附子、麻黄、桂枝;欲缓和发汗之力,可用白术、甘草与发汗药配伍。

辨治暍病,则从暑热偏盛或暑湿偏盛着眼。暑热盛者,易耗气伤津;暑湿盛者,易阻遏阳气。故治疗暍病当顾护正气,禁用汗、下、温针诸法。

(张 诏 李 凯)

扫一扫
测一测

复习思考题

1. 如何鉴别刚痉与柔痉?
2. 如何理解"湿痹之候,小便不利,大便反快,但当利其小便"?
3. 湿病的治法是什么?请简述其理由。
4. 如何鉴别麻黄加术汤与麻黄杏仁薏苡甘草汤证?
5. 《金匮》对暍病如何辨证治疗?

百合狐惑阴阳毒病脉证治第三

PPT 课件

学习目标

1. 掌握百合病、狐惑病的病因病机、辨证论治。
2. 熟悉阴阳毒的证治。
3. 了解百合病、狐惑病、阴阳毒三病的概念及合篇意义。
4. 背诵原文：1、5、10、13、14。

　　本篇包括百合、狐惑、阴阳毒三病。百合病以精神恍惚不定，饮食、行动失常，口苦，小便赤，脉微数为特征，由心肺阴虚内热引起，因以百合为主药故名。狐惑病以目赤、咽喉及前后阴蚀烂为主症，由湿热虫毒蕴结所致。阴阳毒以发斑、咽痛为主症，与感染疫毒有关。

　　三病虽各有特征，然皆由热性病发展变化而来；其症状有相似之处，如百合病之"欲卧不得卧"与狐惑病之"卧起不安"，狐惑病与阴阳毒皆有咽痛，因此合为一篇论述。

百 合 病

一、脉症、病机与治则

(一) 脉症与病机

【原文】論曰：百合病者，百脉一宗①，悉致其病也。意欲食，復不能食，常默默，欲卧不能卧，欲行不能行，飲食或有美時，或有不用聞食臭時，如寒無寒，如熱無熱，口苦，小便赤，諸藥不能治，得藥則劇吐利，如有神靈者，身形如和②，其脉微數。

原文 1
诵读

　　每溺時頭痛者，六十日乃愈；若溺時頭不痛，淅然③者，四十日愈；若溺快然，但頭眩者，二十日愈。其證或未病而預見，或病四五日而出，或病二十日，或一月微見者，各隨證治之。(1)

【校注】

① 百脉一宗：百脉，泛指全身之脉。宗，根本。

② 身形如和：和，和顺。安和，引申为无病。此言患者看上去无明显病态。

③ 淅(xī)然：形容怕风、寒栗之状。

【提要】本条论述百合病的病因病机、证候、治疗原则和预后，是百合病的总纲。

【释义】心主血脉,肺朝百脉,心肺为百脉之宗,心肺阴虚则百脉受累,证候百出,故言"百脉一宗,悉致其病"。"宗"当指心肺而言。

百合病的临床表现分为两个方面:一是变幻不定的证候,包括精神恍惚不定,常默默,饮食、行为和感觉失调现象,如意欲食复不能食,欲卧不能卧,欲行不能行,如寒无寒,如热无热等,都由阴血不足,影响神明所致。二是阴虚内热的证候,即口苦、小便赤、脉微数等。"如有神灵""诸药不能治,得药则剧吐利",是言本病变幻不定,误治则易引起吐泻。

肺主通调水道,下输膀胱,其脉上行至头,入络脑。故原文以小便时有无头痛、恶寒、头眩来判断百合病的愈期。六十日、四十日、二十日可作为判断疾病轻重或痊愈时间的参考,并非定数,不必拘泥。

百合病多为热病之后,余热未清,或因情志不遂,郁火伤阴所致,应根据不同病因,给予恰当的治疗,故曰"各随证治之"。

知识链接

百合病病因

百合病的病因,《金匮要略》未明确阐述。历代医家根据各自的经验,提出了 4 种看法:

一是病后所生。《诸病源候论·伤寒百合候》:"百合病者……皆因伤寒虚劳大病已后不平复,变成斯病。"孙思邈、王焘、徐忠可、程林等持同样观点,认为伤寒虚劳大病之后,人体正虚,营卫气血失调,余邪留连,百脉不和,变成此病。

二是情志所伤。赵以德在《金匮玉函经二注》中指出,该病多因"情欲不遂,或因离绝菀结,或忧惶煎迫"所致。吴谦等人及近代医家曹颖甫亦有相似的论述。

三是误治所成。吴绶《重订伤寒蕴要方脉药性汇全》云:"大抵伤寒汗、吐、下之后,元气虚劳,多变此证。"

四是房劳所致。日人饭田鼎在《金匮要略方论考证》中说:"盖百合病者……房室过度之所致。"

虽然众说纷纭,但是进一步查考古代文献后可以看出,百合病主要由伤寒外感热病引起。汉以后许多重要著作,如《小品方》《千金方》《外台秘要》《太平圣惠方》《类证活人书》《圣济总录》《普济方》《证治准绳》等,都将其归入伤寒门类,称之为伤寒百合,或百合伤寒。认为其病或随伤寒而发,或伤寒后所生。如《太平圣惠方》云:"其病(百合病)亦有始中伤寒,便成斯疾,或患经多日,方始变为此证。"当然,亦并非据此而排除情志、误治等因素导致百合病的可能性,只是相比较而言,由伤寒外感热病引起者更为常见。

【选注】清·魏荔彤:"百合病者,肺病也。肺主气,肺病则气病,气病则脉病,可以递言也。百脉一宗,言周身之脉,盖古有百合病之名,即因百合一味而瘳此疾,因得名也。"(《金匮要略方论本义》)

清·尤怡:"百脉一宗者,分之则为百脉,合之则为一宗。悉致其病,则无之非病矣。然详其证,意欲食矣,而复不能食;常默然静矣,而又躁不得卧;饮食或有时美矣,而复有不欲闻食臭时;如有寒如有热矣,而又不见为寒,不见为热;诸药不能治,得药则剧吐利矣,而又身形如和,全是恍惚去来,不可为凭之象。惟口苦,小便赤,脉微数,则其常也。所以者何?热邪散漫,未统于经,其气游走无定,故其病亦去来无定。而病之所以为热者,则征于脉,见于口与便,有不可掩然者矣。夫膀胱者,太阳之府,其脉上至巅顶,而外行皮肤,溺时头痛者,太阳乍虚,而热气乘之也。淅然快然,则递减矣。夫乍虚之气,溺已即复,而热淫之气,得阴乃解,故其甚者,必六十日之久。诸阴尽集,而后邪退而愈。其次四十日,又其次二十日,热差减者,愈差速也。此病多于伤寒热病前后见之,其未病而预见者,热气先动也,其病后四五日,或二十日,或一月见者,遗热不去也。各随其证以治,具如下文。"(《金匮要略心典》)

（二）治则

【原文】百合病,見於陰者,以陽法救之;見於陽者,以陰法救之。見陽攻陰,復發其汗,此爲逆;見陰攻陽,乃復下之,此亦爲逆[①]。(9)

【校注】

① 逆:治法与病情相违背。

【提要】本条论述百合病的治疗原则。

【释义】心肺阴虚内热是百合病的主要病机,治当补其阴,即所谓"见于阳者,以阴法救之"。阴虚为甚或阴虚日久,可阴损及阳,出现畏寒、乏力等阳虚证候,治疗时就应该"见于阴者,以阳法救之",酌情加用温阳之品。病见于阳,复发汗,则阴更伤;病见于阴,复下之,则更伤其阳,两者都是错误的。

二、证治

（一）百合病主方

【原文】百合病不經吐、下、發汗,病形如初者,百合地黃湯主之。(5)

百合地黃湯方

百合七枚(擘)　生地黃汁一升

上以水洗百合,漬一宿,當白沫出,去其水,更以泉水二升,煎取一升,去滓,內地黃汁,煎取一升五合,分溫再服。中病勿更服,大便當如漆。

原文5
诵读

【提要】本条论述百合病的正治法。

【释义】百合病未经吐、下、汗等误治,证情如第一条所言,就用百合地黄汤治疗。方以百合清心润肺安神;生地黄汁滋肾水,益心阴,清血热;泉水下热气,利小便,用以煎百合,共成润养心肺,凉血清热之剂。阴复热退,百脉调和,病自可愈。服药后大便呈黑色,为服生地黄汁所致,停药后便会消失。

【医案精选】李某,男,25岁,学生,2007年4月15日就诊。患者自述近2个月来因考研失利,因而悲观失望,情志抑郁。1周前因心前区有阵发性刺痛感,曾在外院就诊治疗,某医生按肝气郁滞,以疏肝解郁治疗,处方为:柴胡疏肝散加龙骨、牡蛎、酸枣仁。服用5剂后,患者症状未改善。刻诊:少气懒言,心烦易怒,躁动不安,神疲乏力,心悸失眠,不思饮食,小便黄,舌红少苔,脉细数。诊断:百合病。治宜补气养阴清热。予百合地黄汤:百合40g,生地黄40g。每日1剂,水煎,早晚各1次。3剂后,心前区刺痛消失,心烦易怒、躁动不安减轻。按上方百合20g,地黄20g,麦冬20g,白芍15g。继服5剂后诸症消失。后给予逍遥丸调理,嘱调节情志,随访3个月未复发。[李鹏.百合地黄汤验案一则.江西中医药,2008,

（9）：38-39〕

（二）百合病误汗

【原文】百合病發汗後者，百合知母湯主之。（2）

百合知母湯方

百合七枚（擘）　知母三兩（切）

上先以水洗百合，漬一宿，當白沫出，去其水，更以泉水二升，煎取一升，去滓；別以泉水二升煎知母，取一升，去滓，後合和，煎取一升五合，分溫再服。

【提要】本条论述百合病误汗后的治法。

【释义】医者若将百合病之如寒无寒、如热无热误作外感表证，妄用辛温发汗，可致阴液更伤，燥热更甚。此时，应加强清热养阴之效，用百合知母汤。方中仍以百合为主药，配知母养阴清热，除烦润燥，并以泉水煎药，三者相合，共具养阴清热，补虚润燥之功。

（三）百合病误下

【原文】百合病下之後者，滑石代赭湯主之。（3）

滑石代赭湯方

百合七枚（擘）　滑石三兩（碎，綿裹）　代赭石如彈丸大一枚（碎，綿裹）

上先以水洗百合，漬一宿，當白沫出，去其水，更以泉水二升，煎取一升，去滓；別以泉水二升，煎滑石、代赭，取一升，去滓；後合和重煎，取一升五合，分溫服。

【提要】本条论述百合病误下后的治法。

【释义】若将百合病意欲食复不能食，口苦、小便赤视为里实热证，误用攻下法，是犯"虚虚"之戒，下后津液更伤，内热加重，并伤胃气，使和降失常。法当养阴清热，降逆和胃，方用滑石代赭汤。方以百合为主药，滑石、泉水清热，代赭石降逆和胃，合奏清养心肺，和降胃气之效。

（四）百合病误吐

【原文】百合病吐之後者，百合雞子湯主之。（4）

百合雞子湯方

百合七枚（擘）　雞子黄一枚

上先以水洗百合，漬一宿，當白沫出，去其水，更以泉水二升，煎取一升，去滓，內鷄子黄，攪勻，煎五分，溫服。

【提要】本条论述百合病误吐后的治法。

【释义】若将百合病之恶闻食臭误认为是宿食停滞而用吐法，不仅心肺之阴愈损，燥热愈增，还伤胃阴扰胃气，故以百合鸡子汤滋养肺胃，润燥除烦。方中百合养阴清热，鸡子黄滋阴润燥。

【讨论】上三条均为百合病误治后救治法，因百合病主症仍在，故诸方仍以百合为主药，再根据病机变化酌配救误之品，体现了仲景"知犯何逆，随证治之"的精神。

（五）百合病变渴

【原文】百合病一月不解，變成渴者，百合洗方主之。（6）

百合洗方

上以百合一升，以水一斗，渍之一宿，以洗身。洗已，食煮餅^①，勿以鹽豉^②也。

【校注】

① 煮饼：饼，古代面食的通称。煮饼，即熟面条。

② 盐豉：盐与豆豉，食"煮饼"时用以调味。

【提要】本条论述百合病经久变渴的治法。

【释义】百合病经一月之久而不愈，阴虚内热加甚，出现口渴的变症，单服百合地黄汤药力不够，当内服与外洗并用，配合百合洗方，渍水洗身。肺合皮毛，其气相通，百合水洗身，以助养阴润燥。洗罢，食煮饼，以调养胃气、生津，忌用味咸之盐豉，以免耗津增渴。

【医案精选】华某，女，5 岁。1951 年秋天患发热下利，诊为中毒性菌痢，经治旬余，壮热不退，下利红白，日夜无度，病情危笃，转延中医治疗。证见高热神昏，数日未食，口干思饮，唇舌鲜红乏津，舌苔黄脉细弱而数。胡翘武："此利属肠，然治应责肺，肺热则阴亏，其气不降而失治节之权。肠为热灼，则失传化之职，故下利不止，高热不退。"百合知母汤加沙参、山药、莲子、银花、桑叶、花粉。方中百合重用至 30g，嘱服 2 剂。药后下利锐减，热势亦退，嘱守原方再进 2 剂，遂利止热退，余症亦相继好转而出院。2 天后，忽出现燥渴不已，饮水无度。辨为气阴大伤，余热未净，百合 120g 煎水温洗浴，仅洗 1 次，口渴大减，再洗口渴止。［胡谷塘，胡国英．胡翘武运用经方治验四则．中国医药学报，1987，(4):39-40］

【原文】百合病渴不差者，栝樓牡蠣散主之。(7)

栝樓牡蠣散方

栝樓根　牡蠣(熬)等分

上爲細末，飮服方寸匕^①，日三服。

【校注】

① 方寸匕：匕，状如今之羹匙。方寸匕，古代量药器具，一方寸匕为体积正方一寸(汉制)的容量。

【提要】本条论述百合病渴不差的治法。

【释义】热盛津伤，药不胜病，内服外洗渴仍不解，故用栝楼牡蛎散生津止渴，潜降浮阳。方中栝楼根生津止渴，清养肺胃，牡蛎益阴潜阳，引热下行，则口渴自解。

（六）百合病变发热

【原文】百合病變發熱者，一作發寒熱。百合滑石散主之。(8)

百合滑石散方

百合一兩(炙^①)　滑石三兩

上爲散，飮服方寸匕，日三服。當微利^②者，止服，熱則除。

【校注】

① 炙：不是今之蜜炙，作炒、烘、晒，使焦燥易于研末。

② 微利：小便通利，尿量适度。

【提要】本条论述百合病变发热的治法。

【释义】百合病里热较盛，外达肌肤可见发热，或伴有小便短涩不利，治用百合滑石散养阴清热。方中百合养阴清润心肺，伍以滑石清热而利小便，使阴虚得复，里热得除。百合滑石散与栝楼牡蛎散均用于治疗百合病内热较甚变证，但两者有所不同，需要鉴别。

拓展阅读

方证鉴别

狐 惑 病

一、脉症与内治方

(一)湿热虫毒蕴脾

原文10
诵读

【原文】狐惑之爲病,状如傷寒,默默欲眠,目不得閉,卧起不安,蝕①於喉爲惑,蝕於陰爲狐。不欲飲食,惡聞食臭,其面目乍赤、乍黑、乍白。蝕於上部則聲喝②,一作嗄③。甘草瀉心湯主之。(10)

甘草瀉心湯方

甘草四兩　黄芩　人參　乾薑各三兩　黄連一兩　大棗十二枚　半夏半升

上七味,水一斗,煮取六升,去滓再煎,溫服一升,日三服。

【校注】

① 蝕:腐蝕潰烂。

② 声喝(yè):说话声音喧塞或嘶哑。

③ 嗄(shà):指声音嘶哑。

【提要】本条论述狐惑病的证治。

咽喉
溃烂图

【释义】狐惑病由湿热虫毒内蕴脾胃所致。咽喉及二阴溃烂是其主要临床表现。湿热熏蒸于上,则口咽部蚀烂,声音嘶哑;湿热下注,则二阴溃烂;湿热内蕴,营卫失和,则状如伤寒;胃失和降,则不欲饮食,恶闻食臭;湿热扰心神,则默默欲眠,目不得闭,卧起不安。面目乍赤、乍黑、乍白提示患者面目之色时有变化,概由邪正相争,气血不和所致,以甘草泻心汤治之。方中生甘草清热解毒;黄连、黄芩苦寒清热解毒;干姜、半夏辛温燥湿;人参、大枣、甘草扶正和胃,共奏清热除湿,扶正解毒之功。

【讨论】本方与《伤寒论》治寒热错杂痞证的甘草泻心汤药物组成、药量皆同,唯甘草炮制方法不同,故功效有别。文中"蚀于喉为惑,蚀于阴为狐",亦可看作互文,即狐惑病的特征是喉及二阴溃烂,供参考。

【医案精选】望某,女,30岁,2018年9月30日初诊。主诉:口腔溃疡发作1周。现病史:2015年突发白塞综合征,反复发生口腔和阴部溃疡多次服用西药(具体不详)效果不佳。现口糜7天,疼痛,阴部有湿疹样结节,尿痛4天,小便色偏黄;左髋关节疼痛4天,头顶痛2天,喜按;自觉疲劳,眼睛干涩,眼酸,不痒;月经平时推后1周,5天干净,色黯有血块,经前1周乳胀,经期首日小腹痛,平时白带略多,味腥。纳佳易饥,寐一般,大便日一行。工作压力较大,近期易怒。舌红,苔白润,脉细。处方:炙甘草15g,法半夏10g,党参10g,干姜6g,黄连8g,黄芩12g,大枣15g,生地黄15g,当归20g,川楝子8g,北沙参10g,麦冬10g,枸杞子15g,苦参10g,五倍子10g,芡实20g,瞿麦15g,车前子10g,大贝10g,焦山楂15g,瓜蒌壳10g。共7剂,水煎服,每日1剂,温分三服。二诊:2018年10月21日。患者述因近日工作繁忙未能按时就诊,但效果甚佳。服上药后口糜消失,阴部湿疹样结节好转,小便较之前顺畅,白带量减少,味腥;白天口干,小便量少,色黄,双眼干涩、沉重、不痒;服药后纳差,劳累后心慌、胸闷,眠差,醒后自觉疲惫不适;该次月经延期1周,5天干净,量可,色黯,经前腹胀腰酸,经期小腹痛;工作压力大,易紧张,畏寒,手脚心易汗出,大便日一行。舌淡红,苔白润,脉细。处方:原方加沙苑子10g、黄精10g。共7剂,日1剂。三诊:2018年11月11日。患者述未能按时服药症状出现反复,但是口糜,阴部湿疹样结节已好。刻下症:双眼酸胀,口干欲饮水且饮水较多,眠差,难以入睡,醒后人疲惫,偶有心慌、胸闷,头顶部疼痛;该次月经推迟3周才来,经前腹胀,月经第1天小腹痛,得温痛减,白带稍多,手脚心易出汗,畏寒。纳一般,二便调。舌淡红,苔白薄,脉细。处方:泽泻24g,桂枝4g,茯苓10g,白术10g,猪苓10g,熟地10g,当归10g,川芎10g,白芍10g,炒枣仁15g,制远志8g,女贞子15g,旱莲草15g,制首乌15g,茵陈20g,砂仁8g,蔓荆子6g,天麻10g,僵蚕10g,神曲10g。共7剂,日1剂。[秦公顺,韦丹,陈国权.陈国权治疗狐惑病验案一则赏析.湖北中医杂志,2020,42(4):24-27]

【选注】清·徐彬:"狐惑,虫也,虫非狐惑,而因病以名之,欲人因病思义也。大抵皆湿热毒所为之病……于是毒盛在上,侵蚀于喉为惑,谓热淫如惑乱之气,感而生蜃也;毒偏在下,侵蚀于阴为狐,谓柔害而幽隐,如狐性之阴也。蚀者,若有食之而不见其形,如日月之蚀也;湿热既盛,阴火伤胃,不思饮食,恶闻食臭矣;面者阳明之标,目者厥阴之标,内有毒气去来,故乍赤、乍黑、乍白,变现不一,然上部毒盛则伤在气而声嗄,药用甘草泻心汤。谓病虽由湿热毒,使中气健运,气自不能逆而在上,热何能聚而在喉。故以参甘姜枣,壮其中气为主,芩连清热为臣,而以半夏降逆为佐也。"(《金匮要略论注》)

(二)湿热蕴毒酿脓

【原文】病者脉数,無熱①,微煩,默默但欲臥,汗出,初得之三、四日,目赤如鳩眼②;七、八日目四眥③—本此有黄字。黑。若能食者,膿已成也,赤豆當歸散主之。(13)

赤豆當歸散方

赤小豆三升(浸令芽出,曝乾)　當歸④

上二味,杵爲散,漿水⑤服方寸匕,日三服。

原文 13
诵读

【校注】

① 无热:无寒热,是无表证的互词。

② 鸠眼:鸠,斑鸠,其目珠色赤。此处以之喻患者之目色。

③ 四眦(zì):眦,即眼角。四眦,两眼内外眦。

④ 当归:当归剂量,邓珍本、赵刻本均阙。《备急千金要方》作"三两"。《论注》《心典》(双白燕堂本)作"十两",《金匮要略今释》据宋本及俞桥本亦补作"十两"。

⑤ 浆水:浆,酢也。《本草纲目》称浆水又名酸浆,引嘉谟云:"炊粟米熟,投冷水中,浸五六日,味酸,生白花,色类浆,故名"。

【提要】本条论述狐惑病成脓的证治。

【释义】里热表和,见脉数,无寒热而汗出;湿热内蕴扰心,则微烦而默默欲卧;湿热随肝经上注于目,故目赤如鸠眼,此乃蓄热不解,湿毒不化,即将成脓之象。四眦色黑表明瘀血内积,脓已成熟。病势局限,胃气无扰,故能食。治用赤豆当归散清热渗湿,活血排脓。方中赤小豆渗湿,和血解毒;当归活血,祛瘀生新;浆水清凉解毒。

拓展阅读

二、外治方

【原文】蝕於下部①則咽乾,苦參湯洗之②。(11)

【校注】

① 下部：前阴。

② "苦参汤洗之"后，邓珍本、赵刻本阙。《论注》《心典》《金鉴》等注本有"苦参汤方苦参一升，以水一斗，煎取七升，去滓。熏洗，日三服"，宜从。

【提要】本条论述狐惑病蚀于前阴的治法。

【释义】湿热下注，则前阴溃烂，足厥阴肝经绕阴器，上循于咽，湿热循经上冲，津不上承，则咽干。方以苦参煎汤熏洗局部，杀虫解毒化湿。

【原文】蚀於肛者，雄黃熏之。(12)

雄黃

上一味爲末，筒瓦二枚合之燒，向肛熏之。

《脉經》云：病人或從呼吸上蚀其咽，或從下焦蚀其肛陰，蚀上爲惑，蚀下爲狐。狐惑病者，豬苓散主之。

【提要】本条论狐惑病蚀于后阴的治法。

【释义】湿热虫毒下注，肛门蚀烂，用雄黄熏患处，杀虫解毒燥湿，就近治之。

阴 阳 毒 病

一、阳毒证治

原文 14
诵读

【原文】陽毒之爲病，面赤斑斑如錦文^①，咽喉痛，唾膿血。五日可治，七日不可治，升麻鱉甲湯主之。(14)

升麻鱉甲湯方

升麻二兩　當歸一兩　雄黃半兩(研)　蜀椒(炒去汗^②)一兩　甘草二兩　鱉甲手指大一片(炙)

上六味，以水四升，煮取一升，頓服之，老小再服^③，取汗。

《肘後》《千金方》陽毒用升麻湯，無鱉甲，有桂；陰毒用甘草湯，無雄黃。

阴阳毒图

【校注】

① 锦文：文，通纹。锦文，丝织品的花纹。此处形容面部色斑。

② 去汗：指去油。

③ 老小再服：老人与小孩分两次服。

【提要】本条论述阳毒病证治和预后。

【释义】血分热盛，故面部红斑状如锦纹，热灼咽喉，故咽痛；热盛肉腐成脓，故吐脓血。"五日可治，七日不可治"，强调早期治疗的重要意义。治用升麻鱉甲汤，方中升麻、甘草清热解毒；鱉甲、当归滋阴散瘀；雄黄、蜀椒解毒，共奏清热、解毒、散瘀之功。方后云"取汗"，意在宣散毒疠之气，透达外出，不致疫毒内陷。

【讨论】本条提示有二：一是阴阳毒乃疫毒累及营血，病情变化较快，应及早治疗，则疫毒之邪尚可透发，若迁延失治，病邪深重，终不可治。二是本方有透解之功，可见仲景对于因势利导的重视。

42

二、阴毒证治

【原文】陰毒之爲病,面目青,身痛如被杖^①,咽喉痛。五日可治,七日不可治,升麻鱉甲湯去雄黄、蜀椒主之。(15)

【校注】

① 身痛如被杖:杖,棍棒。形容身体如遭棍棒击打一样疼痛。

【提要】本条论述阴毒病证治和预后。

【释义】疫毒侵袭血脉,瘀血凝滞,出现面目色青;经脉阻塞,血液流行不畅,故遍身疼痛;疫毒结喉,故作痛。方仍以升麻鳖甲汤解毒散瘀,去雄黄、蜀椒以防损其阴气。阴毒和阳毒在病变部位、感邪轻重、证候表现方面虽有所差异,但同为疫疠热毒引起的血分病证,总以解毒散瘀为法,故均用升麻鳖甲汤为主治疗。

方歌

小结导图

小结

本篇论述百合病、狐惑病、阴阳毒病的病因病机及证治。

百合病多由热病之后,或情志不遂,引起心肺阴虚内热,百脉失和所致。临床可见精神恍惚不定,语言、行动、饮食、感觉异常,口苦,小便赤,脉微数等特征。治疗以养阴清热,润养心肺为原则,百合地黄汤为主方。如误用汗下吐者,则分别选用百合知母汤、滑石代赭汤、百合鸡子汤。如未经误治,日久变渴者,配合百合洗方或栝楼牡蛎散;变发热者,用百合滑石散。总之,按病情随证施治,同时,亦应重视精神调摄及饮食护理。

狐惑病是湿热虫毒所致的疾患。以咽喉及前后二阴溃烂和目赤为特征。以清热除湿解毒为治疗原则。可内外兼治,内治可服甘草泻心汤、赤豆当归散;外治可用苦参汤洗、雄黄熏。

阴阳毒由感受疫毒引起,以发斑、咽喉痛为主证。有阳毒、阴毒之分,均以清热解毒,活血化瘀为法,用升麻鳖甲汤随证加减。

(张 静)

复习思考题

1. 试从"百脉一宗,悉致其病"论述百合病的主要病机。

2. 请概括百合病的证候特征。

3. 百合病如何辨证施治?

4. 狐惑病的病因病机是什么?临床特征是什么?

5. 狐惑病怎样治疗?

6. 阴阳毒的病因病机、临床症状、治法方药是什么?

扫一扫
测一测

疟病脉证并治第四

疟病是指感受疟邪,以寒热往来、寒战壮热、休作有时为临床表现的一种疾病。《素问·疟论》:"疟皆生于风。"风在人体内主要表现为肝风,与少阳有密切的关系,这是本病的病机核心。在病因上,《素问·疟论》的"夏伤于暑,秋必病疟","冬中于风……至春则阳气大发,邪气不能自出",是本篇疟病病因的理论来源。在预后和治疗上,清代陈修园《医学三字经》曰:"日一发,亦无伤,三日作,势猖狂,治之法,小柴方。"

本篇首先论述了疟病主脉,并根据不同脉证提出治法。其次,按疟母、瘅疟、温疟、牝疟等分别论述了疟病的辨证论治和转归。

一、主脉与治法

【原文】师曰:瘧脉自弦,弦數者多熱,弦遲者多寒。弦小緊者下之差,弦遲者可溫之,弦緊者可發汗、針灸也,浮大者可吐之,弦數者風發①也,以飲食消息止之。(1)

【校注】

① 风发:风,泛指邪气。风发,是指感受外邪,内郁化热。

【提要】本条从脉象论述疟病的病机和治法。

【释义】"疟脉自弦"有两层含义,一者疟病以往来寒热,发作有时为特征,符合邪踞半表半里之少阳的特点,故脉多弦;二者,强调疟病以邪实为要,邪实郁阻气机,故脉弦。由于患者体质和邪气性质、程度不同,发病后其病理变化和症状表现也不一样,故在弦脉基础上可伴其他兼脉。兼数者为热重,兼迟者为寒盛。脉弦小而紧者是病偏于里,多兼有食滞,可酌用攻下法。脉弦迟者为里寒,可用温热药物以祛寒。脉弦紧而兼表证者为风寒在表,可用发汗法或结合针灸治疗。脉浮大者又兼食积证候,为病变在上,可用催吐法。脉弦数者为感受外邪,郁而化热,除用药物治疗外,也可用甘寒饮食调治,以利疟病恢复。

【选注】清·陈修园:"疟证不离少阳,以弦脉为主,随其兼见者而施治也。末一句言治之

不愈,求之脾胃,是为久疟虚疟者立大法也。"(《金匮要略浅注》)

二、证治

(一)疟母

【原文】病瘧,以月一日發,當以十五日愈;設不差,當月盡解;如其不差,當如何?師曰:此結爲癥瘕①,名曰瘧母②,急治之,宜鱉甲煎丸。(2)

鱉甲煎丸方

鱉甲十二分(炙)　烏扇三分(燒)　黄芩三分　柴胡六分　鼠婦三分(熬)　乾薑三分　大黄三分　芍藥五分　桂枝三分　葶藶一分(熬)　石韋三分(去毛)　厚朴三分　牡丹五分(去心)　瞿麥二分　紫葳三分　半夏一分　人參一分　䗪蟲五分(熬)　阿膠三分(炙)　蜂窠四分(熬)　赤消十二分　蜣螂六分(熬)　桃仁二分

上二十三味爲末,取鍛竈下灰一斗,清酒一斛五斗,浸灰,候酒盡一半,着鱉甲於中,煮令泛爛如膠漆,絞取汁,内諸藥,煎爲丸,如梧子大,空心服七丸,日三服。《千金方》用鱉甲十二片,又有海藻三分,大戟一分,䗪蟲五分,無鼠婦、赤消二味,以鱉甲煎和諸藥爲丸。

【校注】

①癥瘕:是腹中有积聚结块的统称,这里指胁下有结块。

②疟母:指疟病迁延日久,反复发作,正气渐衰,疟邪假血依痰,结成癥块,居于胁下的一种病证。

【提要】本条论述疟母的形成及其证治。

【释义】古人认为五日为一候,三候为一气,十五日为一个节气。一般天气十五日为一更。人与自然相应,天气更移,人身之气亦随之更移。更移时正气旺而胜邪气,则病易愈,故云"病疟,以月一日发,当以十五日愈",假设疾病未愈,再过十五天,也即一个月当尽解。这是说明人与自然界息息相关,疾病的转归与天气变化有关,但对此应灵活看待。如疟病迁延日久,反复发作,必致正气渐衰,疟邪可假血依痰结成痞块,居于胁下而成疟母。疟母不消,病根未除,则其发热恶寒等症状难以根除,故当"急治之"。方用鱉甲煎丸。

方中鱉甲软坚散结消癥,乌扇(即射干)、桃仁、牡丹皮、芍药、紫葳(即凌霄花)、赤消(即硝石)、大黄、鼠妇(即潮虫,或地虱婆)、䗪虫、蜂窠、蜣螂活血化瘀,杀虫止疟;葶苈、石韦、瞿麦利湿;柴胡、桂枝、干姜、半夏、厚朴、黄芩清热散寒,调气化痰;疟病日久必耗伤气血,故用人参、阿胶益气养血,扶助人体正气。锻灶下灰、清酒为使药,引经入血分,加强活血消癥之功。全方寒热并用,攻补兼施,行气化瘀,除痰消癥。

【讨论】本方配伍颇具特色,攻补兼施,寒热并用,治血兼治湿,体现了仲景治疗久病成积一类病证的思路。凡属正虚邪久不除的各种积块均可选用,如肝硬化、肝脾肿大、卵巢肿瘤及腹腔其他肿瘤等。方中蜣螂与鼠妇一般药房不备,可用其他活血药物代替,如水蛭等。

【选注】清·陈修园:"此言疟邪因人正气之旺衰,以为消长也。上节以饮食消息止之,为治久疟之正法。若有疟母,先急除其有形之癥瘕,再培其无形之元气。"(《金匮要略浅注》)

【医案精选】郭某,女,52岁。脾肿大四五年,5年前曾患定期发寒热,经县医院诊断为疟疾。运用各种抗疟疗法治疗,症状缓解,而遗留经常发低热。半年后,经医生检查发现脾脏肿大肋下2~3cm,给予各种对症疗法,效果不佳。脾脏继续肿大。近1年来逐渐消瘦,贫血,不规则发热,腹胀如釜,胀痛绵绵,午后更甚。食欲不振,消化迟滞,胸满气促,脾大至胁下10cm,肝未触及,下肢浮肿,脉数而弱,舌胖有齿印。据此脉证,属《金匮》所载之疟母,试以鳖甲煎丸治之。鳖甲120g,黄芩30g,柴胡60g,干姜30g,大黄30g,芍药45g,葶苈15g,厚朴30g,牡丹皮45g,凌霄花30g,半夏15g,人参15g,阿胶30g,蜂房(炙)45g,芒硝90g,桃仁15g,射干20g,桂枝30g,鼠妇(即地虱)30g,瞿麦15g,䗪虫60g,蜣螂60g,以上诸药,蜜炙为丸,每丸重10g,日服2丸。服完1剂后,各种症状有不同程度好转,下肢浮肿消失,此后又服1剂,诸证悉平,脾脏继续缩小,至肋下有6cm,各种自觉症状均消失,故不足为患。遂停药,自己调养。(赵明锐.经方发挥.太原:山西人民出版社,1982:153-154)

(二) 瘅疟

【原文】师曰:陰氣孤絕,陽氣獨發,則熱而少氣煩冤,手足熱而欲嘔,名曰瘅瘧①。若但熱不寒者,邪氣內藏於心,外舍分肉之間,令人消鑠脫肉②。(3)

【校注】

① 瘅疟:瘅(dān),热也。瘅疟是但热不寒的一种疟病。

② 脱肉:《古今医统正脉全书》(以下简称《医统正脉》)本作"肌肉"。

【提要】本条论述瘅疟的病机和症状。

【释义】此条原文之意源出《素问·疟论》。"阴气孤绝,阳气独发",意指阴血不足不能制阳而阳热过盛;"邪气内藏于心,外舍分肉之间",肝血不足,心血亦虚,导致少阳多热,阳热之气在胸腔,提示心肝阴虚而风热之气化火是瘅疟的基本病机。由于阳热亢盛,故症见但热不寒;里热炽盛,故手足发热更为明显;热盛耗气伤阴,故令人气短,心中烦闷不舒,恶心欲呕,肌肉消损。

【讨论】本条无治法和方药,后世医家多主张用白虎加人参汤、竹叶石膏汤化裁治之,临床当随证变化,灵活使用,以清热救阴为其大法。

(三) 温疟

【原文】溫瘧者,其脉如平,身無寒但熱,骨節疼煩,時嘔,白虎加桂枝湯主之。(4)

　　白虎加桂枝湯方

　　知母六兩　甘草二兩(炙)　石膏一斤　粳米二合　桂枝(去皮)三兩

　　上剉,每五錢,水一盞半,煎至八分,去滓,溫服,汗出愈。

【提要】本条论述温疟的证治。

【释义】"其脉如平"是指脉象和平时常见的温疟脉象一样,多见"弦数"。"身无寒但热"是强调温疟偏热盛,相对而言,患者发热重而恶寒轻。"骨节疼烦",说明表证未解,但邪已入里化热并伤胃气,故身无寒但热,时则呕吐。治疗用白虎汤清热生津止呕,加桂枝以解表邪。

　　瘅疟与温疟均属疟病热盛证型,需鉴别。

(四) 牝疟

【原文】瘧多寒者,名曰牝瘧①,蜀漆散主之。(5)

　　蜀漆散方

　　蜀漆(燒去腥)　雲母(燒二日夜)　龍骨等分

　　上三味,杵爲散,未發前,以漿水服半錢。溫瘧加蜀漆半分,臨發時服一錢匕。

瘅疟与
温疟鉴别

笔记栏

一方云母作云實。

【校注】

① 牝疟:原本作牡疟。据《外台秘要》引《伤寒论》原文改。

【提要】本条论述牝疟的证治。

【释义】牝疟多由内有痰饮,阳气为痰饮所阻,疟邪侵入人体留于阴分导致,病性偏阴偏寒,故发病以寒多热少为特征。蜀漆散乃祛痰截疟之剂,方中蜀漆(即常山苗)祛痰止疟为主药;云母、龙骨助阳扶正,镇逆安神。

【讨论】方后所谓"温疟加蜀漆半分",有注家认为,当系"湿疟"之误。如张璐曰:"稍加蜀漆则可以治太阴之湿疟,方后有云,湿疟加蜀漆半分。而坊本误作温疟,大谬。"

本方截疟之疗效与服药时间有关,方后"未发前""临发时服",提示服此方,须在未发前1~2个小时服药,此时药效起来了,刚好发病,正气就在药物的帮助下把邪气带出,过早过迟,均难奏效,疟病一定要遵守这个法则,体现了仲景根据疾病的发生发展规律,驱邪注意因势利导的精神。

附 方

1.《外台秘要》牡蛎汤

【原文】牡蠣湯:治牝瘧。

牡蠣四兩(熬) 麻黃四兩(去節) 甘草二兩 蜀漆三兩

上四味,以水八升,先煮蜀漆、麻黃去上沫,得六升,内諸藥,煮取二升,溫服一升。若吐則勿更服。

【提要】牡蛎汤为治牝疟方。

【释义】方中除蜀漆祛痰截疟外,还配麻黄专开阴邪之固闭,牡蛎敛阴助阳、增强化痰之力,似蜀漆散中用龙骨之意;甘草甘缓,调和诸药。从方测之,本证当属痰饮填塞胸中,心阳不得外通,并兼外寒,当见恶寒重而发热、胸闷作胀、头身疼痛、骨节酸痛、无汗或少汗等症。

该方与蜀漆散类似,适宜于寒多热少之疟病,唯牡蛎汤病机兼表寒是两者不同之处,因此方中疏散外寒之力较强,用之可使得汗而解,体现了疟病"可发汗"之精神。方后强调"若吐则勿更服",提示中病即止。

2.《外台秘要》柴胡去半夏加栝楼汤

【原文】柴胡去半夏加栝樓湯:治瘧病發渴者,亦治勞瘧。

柴胡八兩 人參 黃芩 甘草各三兩 栝樓根四兩 生薑二兩 大棗十二枚

上七味,以水一斗二升,煮取六升,去滓,再煎取三升,溫服一升,日二服。

【提要】本条论述疟病口渴的治疗。

【释义】疟病邪踞少阳者,可用和解少阳的小柴胡汤化裁治疗。由于热盛津伤,出现口渴,故去辛燥的半夏,而易以生津润燥的栝楼根。全方具有和解少阳,驱疟生津之效。此方煮药方法与一般不同,是将药先煮去滓,然后再煎,意在和解。

凡久疟不愈,反复发作,以致气血虚弱之疟病,谓之劳疟。方中有人参、甘草补虚,生姜、大枣调营益胃,成攻补兼施之剂,故可治劳疟。

3.《外台秘要》柴胡桂姜汤

【原文】柴胡桂薑湯:治瘧寒多微有熱,或但寒不熱。服一劑如神。

柴胡半斤　桂枝三两(去皮)　乾薑二两　栝樓根四两　黄芩三两　牡蠣二两(熬)　甘草二两(炙)

上七味,以水一斗二升,煮取六升,去滓,再煎取三升,溫服一升,日三服。初服微煩,復服汗出,便愈。

【提要】本条论述疟病属少阳不和兼太阴寒重的治疗。

【释义】本方所治疟病特点是"寒多微有热"或"但寒不热",说明系寒偏重的疟病,类似牝疟。结合方药分析,病机当属邪踞少阳,兼有痰饮,以疟疾发作,寒多热少,或但寒不热,胸胁满闷,口渴,舌淡苔薄白,脉弦或弦缓为特点。方以柴胡、黄芩和解少阳为主药,配栝楼根清热生津,桂枝、干姜温化痰饮,牡蛎化痰软坚,甘草调和诸药。共奏和解少阳,截疟化痰之功。

方后注中"初服微烦"是服药后寒邪将去,阳气欲通之象。此时应当一鼓作气,乘其势再服药,以达到"汗出"获愈之目的。

此方所治与蜀漆散所主之牝疟,都属于寒多热少,但蜀漆散证侧重于痰,故治疗强调截疟化痰,病情偏重。此方证侧重于少阳枢机不利,故治疗强调和解少阳以截疟,病情偏轻,所以方后才注"服一剂如神"。

方歌

小结导图

小结

本篇指出了疟病的主脉是"疟脉自弦",病机以邪实为要,提出疟病有偏于表、里、寒、热、在上、在下的不同,将疟病分为"瘅疟""温疟""牝疟"三种证型。这三种疟病,若迁延日久,均可结为"疟母"或"劳疟"。治法有温、清、吐、汗、下等区别,从而为疟病的辨证论治确定了祛邪为要的基本原则。

本篇方药临床较为少用,而附方较为常用。结合《伤寒论》特别是少阳病篇的柴胡剂加减运用,临床上亦非常奏效。

(龚小雪)

扫一扫
测一测

复习思考题

1. 何谓疟病?
2. 何谓疟母?如何治疗?

中风历节病脉证并治第五

　　本篇论述了两种疾病,即中风病与历节病。中风病是以猝然昏倒或未经昏仆而出现以半身不遂,口眼㖞斜,语言不利为特征的一类疾病。历节病是以全身多个关节疼痛肿大,痛势剧烈,日久可致骨节变形为主要表现的疾病。

　　本篇首先提出中风病名,认为其成因是"内虚邪中",并论述了中风病在络、在经、入腑、入脏的不同见症,为辨别中风病情轻重提供了依据。

　　历节成因是以肝肾先虚为病之本,风寒湿邪外侵为病之标。篇中从风湿历节、寒湿历节进行辨治,其主治方剂至今仍为后世医家所常用。

　　中风与历节均属广义风病,都有肢体功能障碍见症,皆因内虚邪犯而发病,故合为一篇论述。

中　风　病

一、脉症、病因病机与鉴别

　　【原文】夫風之爲病,當半身不遂;或但臂不遂者,此爲痹。脉微而數,中風使然。(1)

　　【提要】本条论述中风的主要脉症,中风与痹证的鉴别。

　　【释义】中风病主症是半侧肢体不能随意运动,痹证主症则为肌肉、筋骨、关节疼痛,甚则屈伸不利。脉微为气血不足,提示中风发病的根本是正气不足;脉数为邪气有余,说明中风发病的诱因是外邪侵袭。故此脉揭示了中风病成因。

　　【讨论】本条后世医家释义存在争议的有两点,一是"或但臂不遂者,此为痹";二是"脉微而数,中风使然"。

　　对于"或但臂不遂者,此为痹"这句原文,喻昌、张璐等认为中风的症状有轻重不同的表现,"此为痹"体现了中风病总的病机是营卫痹阻。譬如《医门法律》云:"风以上入臂,先受之所入犹浅也。"尤怡、沈明宗等则认为此句话之意在指明中风当与痹证鉴别。譬如《金匮要略编注》云:"此分中风与痹也。"此两种学说虽然都有道理,但第二种学说更符合仲景原意。

对于"脉微而数,中风使然"这句原文,日本丹波元简等否认"脉微而数"是中风脉象。认为临床上中风病脉多弦。黄树曾等医家则认为"脉微而数"是中风已经发生后的脉象。

【选注】清·张璐:"半身不遂者,偏风所中也;但臂不遂者,风遂上受也,风之所客,凝涩营卫,经脉不行,分肉筋骨俱不利,故曰此为痹。今因风着为痹,营遂改微,卫遂改数,故脉见微数。盖微者阳之微,数者风之炽也。"(《张氏医通》)

原文2(下)
诵读

【原文】寸口脉浮而紧,紧则爲寒,浮则爲虚,寒虚相搏,邪在皮膚;浮者血虚,絡脉空虚;賊邪不瀉,或左或右;邪氣反緩,正氣即急①,正氣引邪,喎僻不遂②。邪在於絡,肌膚不仁③;邪在於經,即重不勝;邪入於腑,即不識人;邪入於臟,舌即難言,口吐涎。(2)

【校注】

① 邪气反缓,正气即急:指受邪的一侧筋脉肌肉松弛,无病的一侧筋脉肌肉紧张。

② 喎僻不遂:口眼歪斜,不能随意运动。

③ 肌肤不仁:肌肤麻木不仁。

【提要】本条论述中风的病因病机、口眼喎斜的机理及中风病位深浅的辨证。

【释义】原文可分为两部分理解,从"寸口脉浮而紧"到"喎僻不遂"为第一部分,是以脉论中风病的病因病机,并阐释了口喎形成机理。寸口脉浮而紧,浮主气血亏虚,脉络不充,紧主外寒侵袭,提示中风的发生与正气亏虚密切相关。外邪乘虚入内,正气无力驱邪,邪不外泄,痹阻经脉,危及脏腑,遂发为中风病。邪气随虚处滞留人体的左侧或右侧,导致该侧气血郁滞,筋脉肌肉失于濡养,废而不用,则呈现弛缓状态;未病一侧气血畅行,筋脉肌肉功用正常,表现为相对紧张状态,正常一侧牵引受病一侧,故见口喎眼斜。

自"邪在于络"到"口吐涎"为第二部分,论述了中风病在络、在经、入腑、入脏的不同表现。中风病初期,络脉瘀阻,营气不能畅行于肌表,故肌肤麻木不仁,此为中风之轻证。邪痹经脉,气血不能运行于肢体,则肢体重滞难举,此属中风较重之证。邪深入脏腑,浊气蒙闭清窍,神失清灵,志无所主,故出现昏不识人,不能言语,口吐涎等严重症状。

【讨论】对于中风"邪入于腑"之腑具体部位,注家有两种释义。一种以喻昌为代表,认为腑即是胃。认为"胃为六腑之总司也。于是风入于胃中,胃热必盛,蒸其津液,结为痰涎,壅塞隧道。"第二种学说以沈明宗为代表,认为入腑即为入脑。认为"邪入于腑堵塞脑间,神机不能出入鉴照,则不识人。"这两种学说都有一定道理。总之胃热熏蒸,痰热蒙蔽神明,故不识人。

【选注】清·沈明宗:"喎僻者,邪犯阳明、少阳经络,口眼喎斜是也。不遂者半身手足不用也。周身之络,皆在肌肉皮肤之间,风邪痹于经脉,气血不行,则为不仁;羁持经气,不得周行运畅,则重不胜;邪入于腑,堵塞胸间,神机不能出入鉴照,则不识人;入于五脏,并凑于心,脏真不能灌于舌,即难言。"(《金匮要略编注》)

【原文】寸口脉遲而緩,遲則爲寒,緩則爲虚,榮緩則爲亡血,衛緩則爲中風。邪氣中經,則身癢而癮疹①。心氣不足,邪氣入中②,則胸滿而短氣。(3)

笔记栏

【校注】

① 瘾疹：即风疹，其主症为疹块遍及全身而痒痛，常突然发作，起伏不定。

② 入中：邪不外传而内传。

【提要】本条论述中风与瘾疹的发病机制。

【释义】营卫气血不足，感受风寒既能引发中风，亦可发为瘾疹。寸口主表，亦主营卫，寸口脉迟而缓，脉迟表示感受外寒，脉缓反映正气虚。条文中的"荣""卫"是指脉的"沉""浮"。脉沉而缓为营气不足，多出现血虚表现；脉浮而缓是卫气不足，容易感受外邪。正气不足，外邪入侵，病情轻者，出现身痒、瘾疹；病情重者，则有胸满、短气等。

二、证治

（一）正虚风邪入中经络

【原文】侯氏黑散：治大风，四肢烦重，心中恶寒不足者。《外臺》治风癫。

菊花四十分　白术十分　细辛三分　茯苓三分　牡蛎三分　桔梗八分　防风十分　人参三分　礬石三分　黄芩五分　當歸三分　乾薑三分　芎藭三分　桂枝三分

上十四味，杵爲散，酒服方寸匕，日一服。初服二十日，温酒調服，禁一切魚肉大蒜，常宜冷食，六十日止，即藥積在腹中不下也，熱食即下矣，冷食自能助藥力。

【提要】本条论述风邪乘虚入中经络的证治。

【释义】"内虚邪中"是中风发病的原因。风邪乘虚入中经络，其病情重，传变迅速，故称大风。风邪与痰湿相合，痹阻经脉，郁而化热，故四肢苦烦而重滞。中阳不足，风邪直达于里，则心中恶寒。此证属阳虚气血不足，风寒痰热阻络，治宜温阳补虚，祛风散寒，化痰清热，主方侯氏黑散。方中人参、白术、茯苓、干姜益气温阳；当归、川芎补血活血；桂枝、防风、细辛温经祛风散寒，桔梗、牡蛎、矾石祛痰除湿；菊花、黄芩清风化郁遏之热。诸药合用，共成扶正祛邪之功。

大风在古代为难治之疾，短期内很难痊愈，为了用药方便，故用散剂。用酒送服，借其温通血脉，利于血行。禁忌鱼肉，是虑其滋腻碍邪。服药时宜冷食，并忌大蒜，以使药物积于腹中缓缓发挥作用，不致药力耗散下走。

【选注】清·沈明宗："直侵肌肉脏腑，故为大风。邪困于脾，则四肢烦重；阳气虚而未化热，则心中恶寒不足，故用参、术、茯苓健脾安土，同干姜温中补气，以菊花、防风能驱表里之风，川芎宣血养血为助，桂枝引导诸药而开痹着，以矾石化痰除湿，牡蛎收阴养正，桔梗开提邪气，而使大气得转，风邪得去，黄芩专清风化之热，细辛祛风而通心肾之气相交，以酒引群药到周身经络为使也。"（《金匮要略编注》）

（二）热盛风动

【原文】風引湯：除熱癲癇①。

大黃　乾薑　龍骨各四兩　桂枝三兩　甘草　牡蠣各二兩　寒水石　滑石　赤石脂　白石脂　紫石英　石膏各六兩

上十二味，杵，粗篩，以韋囊②盛之，取三指撮，井花水③三升，煮三沸，温服一升。治大人風引，少小驚癇瘛瘲，日數十發，醫所不療，除熱方。巢氏云：腳氣宜風引湯。

【校注】

① 瘫痫:瘫指半身不遂;痫指癫痫。

② 韦囊:古代用皮革制成的药袋。

③ 井花水:又称井华水,为清晨最先汲取的井泉水,其质洁净。

【提要】本条论述阳热内盛,肝风内动的证治。

【释义】"风引"代表其主症,是指因风动而产生的抽搐;除热言其治法,当清热泻火,平肝息风;热瘫痫概括了本方主治病证,是由于阳热亢盛,热甚生风而致的瘫痪和癫痫。方中紫石英、龙骨、牡蛎、赤石脂、白石脂平肝息风,重镇潜阳;寒水石、石膏、滑石清阳盛之热;大黄苦寒攻下,泻内实之热;干姜、桂枝温通血脉,防止石类药重坠,寒凉伤胃;甘草调和诸药。上药合用,既能清火热之邪,平肝息风,又能温通血脉,适用于热盛动风之证。

【选注】清·徐彬:"风邪内并则火热内生,五脏亢甚进归入心。故以桂甘龙牡通阳安心肾以为君。然厥阴风木与少阳相火同居,火发心风生,风生必挟木势侮其脾土,故脾气不行,聚液成痰,流注四末,因成瘫痪。故用大黄荡涤风火湿热之邪为臣,随用干姜之止而不行者,以补之为反佐,又取滑石石膏清金以伐其木,赤白石脂厚土以除其湿,寒水石以助肾水之阴,紫石英以补心神之虚为使,故大人小儿风引惊痫皆主之。"(《金匮要略论注》)

(三)血虚受风

【原文】防己地黄汤:治病如狂状,妄行①,獨語②不休,無寒熱,其脉浮。

防己一分　桂枝三分　防風三分　甘草二分

上四味,以酒一杯,漬之一宿,絞取汁,生地黄二斤,㕮咀③,蒸之如斗米飯久,以銅器盛其汁,更絞地黄汁,和分再服。

【校注】

① 妄行:行为反常。

② 独语:独自一人胡言乱语。

③ 㕮咀:此处指把药物切碎。

【提要】本条论述血虚夹风所致癫狂的证治。

【释义】素体血虚内热,复受风邪,风为阳邪,易于化热,与里之内热相搏,化火生风,扰及心神,故见狂躁,行为反常,独自一人胡言乱语。脉浮而无寒热,提示此非表证脉浮,而是阴虚血热,风火内炽之脉。治用防己地黄汤滋阴降火,养血息风,透表通络。方中重用生地黄汁以补阴血,益五脏,养血息风,滋阴降火;甘草助生地黄清热而兼调诸药;防己苦寒,能泄血中湿热而通窍;轻用桂枝、防风疏风,祛血中之风而外出。

【讨论】本证为血虚夹风,方中生地黄一定要重用,正如徐大椿指出"此方他药轻而生地独重,乃治血中之风也",意在养血息风。而桂枝、防风用量不能过大,以免助热。

【选注】清·沈明宗:"盖热风邪入于心,风火相搏,神识躁乱不宁,故如狂状妄行。而心主语,风火炽盛于心,独语不休,经谓心风焦绝善怒吓是也。风邪入内,表无寒热,但脉浮。此少阴时令感冒风火入心,是为同热病之剂。非治中风之方,乃编书者误入……何能得其狂状妄行? 读者详之。因心血虚,火盛风邪,故用生地凉血养血为君,乃取血足风灭之意,甘草和营卫,防风、防己驱风而使外出。"(《金匮要略编注》)

(四)外受风寒

【原文】頭風①摩散方

大附子一枚(炮)　盐等分

上二味,爲散。沐了,以方寸匕,已摩②疾上,令藥力行。

【校注】

① 头风:发作性的头痛、头晕、头重之类的疾患。

② 摩:外敷涂搽之意。

【提要】本条论述头风的外治法。

【释义】头风多是风寒之邪侵袭头面,经络引急,凝涩不通而致。故用头风摩散外治,直达病所。方中附子大辛大热,以温经散寒,祛风止痛;盐味咸入血分,能引附子入经络而通血脉。本方用法强调在洗完头之后,将药末涂于患处,并稍加按摩,以助药力。

【讨论】本方属于用药物按摩治疗杂病的外治方法。《脏腑经络先后病脉证第一》篇第2条提及“膏摩”法,此处针对头风,采取的是“摩散”法,可见仲景治疗杂病方法的灵活多样。

【选注】清·陈修园:“此言偏头风之治法也。附子辛热以劫之,盐之咸寒以清之。内服恐其助火,火劫而风愈乘其势矣。兹用外摩之法,法捷而无他弊,且躯壳之病,《内经》多用外治,如马膏桑钩及熨法皆是。”(《金匮要略浅注》)

历 节 病

一、成因

(一) 肝肾不足,水湿浸渍

【原文】寸口脉沉而弱,沉即主骨,弱即主筋,沉即爲肾,弱即爲肝。汗出入水中,如水傷心①,歷節黄汗②出,故曰歷節。(4)

【校注】

① 如水伤心:心主血脉,如水伤心,犹言水湿伤及血脉。

② 黄汗:此指历节病的并发症状,即关节痛处溢出黄汗,故曰“历节黄汗出”。与黄汗病全身汗出色黄不同。

【提要】本条论述肝肾不足,寒湿内侵的历节病因。

【释义】寸口脉沉而弱,沉为病在里,主肾精气不足,肾主骨,故曰“沉即主骨”“沉即为肾”;弱主肝血虚,肝主筋,故曰“弱即主筋”“弱即为肝”。肝肾精血亏虚,不能充养筋骨,这是历节发病的内因。汗出腠理开泄,又入于水中,寒湿之邪乘虚内侵,郁为湿热,伤及血脉,浸淫筋骨,滞留关节,气血运行不畅,遂致关节肿大疼痛,甚或溢出黄汗,形成历节病。

【选注】清·唐容川:“汗出入水,水以(汗)孔入,是入膜腠膏油之间,蒸发脾土之色,则为黄汗,不为历节也。以水居气分之间,不干血分,故不发病;惟水伤血分,血凝而气不得通,始发痛,故此云如水伤心历节痛。心主血脉,血分阻而不通,则历节病与黄汗之水入膜腠者不同。虽亦有兼黄汗者,然使其不伤血分,决不作痛。黄汗之与历节,其分别处正在血分气分之不同也。”(《金匮要略浅注补正》)

(二) 阴血不足,外受风邪

【原文】少陰脉浮而弱,弱则血不足,浮则爲風,風血相搏,即疼痛如掣。(6)

【提要】本条论述血虚受风的历节病机、主症。

【释义】少阴脉候心与肾,少阴脉弱主心肾阴血不足,脉浮为感受风邪之征。由于阴血不足,风邪乘虚侵犯,致经脉痹阻,筋骨失养,故关节掣痛,不能屈伸。

【讨论】血虚夹风易于化燥,所致历节以掣痛为特点。本条未出治法,据其病机,当养血为主,兼以祛风,即"治风先治血,血行风自灭"之意。

【选注】清·尤怡:"风血相搏者,少阴血虚而风复扰之,为疼痛如掣也。趺阳、少阴二条合看,知阳明谷气盛者,风入必与汗偕出;少阴血不足者,风入遂着而成病也。"(《金匮要略心典》)

(三) 气虚饮酒,汗出当风

【原文】盛人脉濇小,短氣,自汗出,歷節疼,不可屈伸,此皆飲酒汗出當風所致。(7)

【提要】本条论述气虚湿盛历节的病机证候。

【释义】身体肥胖之人,出现涩小之脉,多为形盛气衰之体。其外虽看似有余,实则内已不足,故动则气短;中虚而卫阳不固,则自汗出;汗出腠理空虚,风邪遂乘虚侵入;况且肥人多湿,加之饮酒过度,湿从内生;风与湿内外相搏,留滞于筋骨关节之间,阻滞气血运行,导致关节疼痛,不能屈伸。

【讨论】本条言"饮酒汗出当风",第4条有"汗出入水中",可见,汗出腠理空疏之时,风寒湿邪常易乘虚而入,故汗出之时,当慎避邪气。此外,汗出入水中,多招致外湿;饮酒太过,易滋生内湿。

【选注】清·徐彬:"若盛人,肥人也,肥人湿多,脉得涩小,此痹象也,于是气为湿所搏而短,因风作而使自汗,气血为邪所痹,而疼痛不可屈伸,然肥人故多湿,何以脉骤涩小,岂非酒湿困之乎?何以疼痛有加而汗出不已,岂非湿而挟风乎?脉证不同,因风则一,故曰:此皆饮酒汗出当风所致。"(《金匮要略论注》)

(四) 胃有蕴热,外感风湿

【原文】趺陽脉浮而滑,滑則穀氣實,浮則汗自出。(5)

【提要】本条论述胃有蕴热复感风湿的历节病因。

【释义】趺阳脉主候脾胃之气,趺阳脉滑主胃热盛,故曰"滑则谷气实";里热外蒸致腠理开,津液外泄而为汗,故曰"浮则汗自出"。假如值此汗出腠理空疏之时,感受风邪或冒雨涉水,则内热与风湿相搏,亦可发为历节病。

【选注】清·沈明宗:"此诊趺阳则知胃家内湿招风为病也。趺阳脉浮,浮为风邪入胃,滑属水谷为病,此显脉浮而滑者,乃素积酒谷湿热招风为谷气实,然内湿外风相蒸,风热外越,津液随之,故汗自出也。"(《金匮要略编注》)

(五) 过食酸咸,内伤肝肾

【原文】味酸則傷筋,筋傷則緩,名曰泄。鹹則傷骨,骨傷則痿,名曰枯。枯泄相搏,名曰斷泄。營氣不通,衛不獨行,營衛俱微,三焦無所禦,四屬斷絕,身體羸瘦,獨足腫大。黃汗出,脛冷。假令發熱,便爲歷節也。(9)

【提要】本条论述过食酸咸,内伤肝肾导致历节的病机证候。

【释义】原文可分作两部分理解。第一部分自"味酸则伤筋"至"独足肿大",阐述偏嗜酸咸导致历节的病机证候。饮食五味适宜,本以养人,但偏嗜五味,则反能伤人。如酸味可补肝,过食酸却反伤肝,肝藏血而主筋,肝伤则血不得藏,筋脉失养,导致弛缓不用,所以称之为"泄"。咸味可益肾,然过食咸反伤肾,肾藏精而主骨生髓,肾伤则精髓不生,骨失充养,以致骨痿软不能行立,故称之为"枯"。总之,偏嗜酸咸,可致肝肾损伤,精血虚亏,此即"枯泄相搏,名曰断泄"之意。肝肾虚损,精血衰少,久则累及营卫气血不足,营气虚则不能司濡养之职,卫气虚则不能行温煦卫外之能,营卫俱衰,则三焦功能失职,四肢得不到气血营养,故曰"四属断绝"。气血不足则身体消瘦,三焦气化失司,决渎失职,致湿浊下注,所以独见两足肿大。

第二部分自"黄汗出,胫冷"至"便为历节也",指出黄汗与历节的区别。历节病与黄汗病均可见黄汗出,但是历节病两胫发热,黄汗病两胫发冷。此外,历节病多见关节肿痛处有黄汗,黄汗病则为全身出黄汗,且无关节肿痛。

【选注】清·尤怡:"此亦内伤肝肾,而由于滋味不节者也。枯泄相搏,即筋骨并伤之谓。曰断泄者,言其生气不续,而精神时越也。营不通因而卫不行者,病在阴而于阳也。不通不行,非壅而实,盖即营卫涸流之意。四属,四肢也。营卫者,水谷之气,三焦受气于水谷,而四肢禀气于三焦,故营卫微则三焦无气,而四属失养也。由是精微不化于上,而身体羸瘦,阴浊独注于下,而足肿胫冷,黄汗出,此病类似历节、黄汗,而实非水湿为病。所谓肝肾虽虚,未必便成历节者也。而虚病不能发热,历节则未有不热者,故曰:假令发热,便为历节。"(《金匮要略心典》)

二、证治

(一) 风湿历节

【原文】諸肢節疼痛,身體尪羸①,腳腫如脫②,頭眩短氣,溫溫③欲吐,桂枝芍藥知母湯主之。(8)

桂枝芍藥知母湯方

桂枝四兩　芍藥三兩　甘草二兩　麻黃二兩　生薑五兩　白术五兩　知母四兩　防風四兩　附子二枚(炮)

上九味,以水七升,煮取二升,溫服七合,日三服。

【校注】

① 身体尪羸:形容关节肿大,身体瘦弱。

② 脚肿如脱:脚,同胫。《说文·肉部》:"脚,胫也。"该句形容小腿肿胀,且又麻木不仁,似乎和身体要脱离一样。

③ 温温:作蕴蕴解,指心中郁郁不舒。

【提要】本条论述风湿历节的证治。

【释义】风湿流注筋脉关节,气血运行不畅,故多处肢节疼痛肿大;邪气留恋,病久不解,正气渐衰,则身渐消瘦;湿无出路,流注下肢,则脚肿如脱;湿阻中焦,气机不利则短气;妨碍清阳上达,则头眩;胃失和降则呕恶。病属风寒湿痹阻经脉骨节,渐次化热伤阴,故治以桂枝芍药知母汤祛风除湿,温经散寒,兼滋阴清热。方中桂枝、麻黄、防风祛风散外湿,白术、附子温经散寒、助阳除里湿,知母、芍药益阴清热、柔筋缓急;生姜、甘草降逆止呕、和胃调中。诸药相伍,表里兼顾,且有温散而不伤阴,养阴却不碍阳之妙。

【讨论】此证病情复杂,外有风寒湿浸淫筋骨肌肉,内有湿阻脏腑,兼风湿化热伤阴,所

原文8
诵读

身体
尪羸图

笔记栏

以重在治标,用药辛散温燥为主,但兼凉润,以顾护阴血,既防温燥伤阴,又阻止病情发展。本方常用于辨证为风寒湿热兼夹,以身体多处或某处关节肿胀疼痛,或见局部皮肤发红或感觉灼热,每因遭受风、寒、水湿之邪而发作、加重为特点的各种关节炎,如类风湿关节炎、膝关节滑膜炎等。

【选注】元·赵以德:"湿多则肿,寒多则痛,风多则动,故用桂枝治风,麻黄治寒,白术治湿。防风佐桂,附子佐麻黄、白术,其芍药、生姜、甘草,亦和发其荣卫,如桂枝汤例也。知母治脚肿,引诸药祛邪益气力,附子行药势为开痹大剂,然分两多而水少,恐分其服而非一剂也。"(《金匮玉函经二注》)

【医案精选】董某,男,27岁,于1977年1月25日入院治疗。腹部手术后不明原因,引起左下肢肿胀热痛,不能行走,经上级医院确诊为髂股静脉血栓形成,服抗生素和中药活血化瘀及清热解毒药物无效,介绍入我院治疗。刻下症:形体较胖,面色微黄,舌质淡,苔黄腻,左下肢全腿肿胀,色呈潮红,抬高患肢减轻,下垂严重,不能行走,凉痛,气候变化遇冷加重,身常觉恶寒,四肢无力,脉象滑数。选方桂枝芍药知母汤,处方为:白芍、知母、防风各30g,白术、桂枝、防己、炮附子、黄柏各15g,麻黄、生姜、甘草各9g。上方服10剂后疼痛减轻,温度好转,下肢肿胀减轻,但舌仍黄腻,脉滑数,此寒湿好转,热仍内郁,于上方加苍术15g,薏苡仁60g,金银花30g,服10剂后舌苔退,脉变缓涩,腿肿全消,已能行走,寒湿俱减,改用活血化瘀,上方先后加桃仁、红花、苏木、刘寄奴、乳香、没药等药物调治而愈,现已参加工作,追访3年未复发。[唐祖宣,许保华,黄永奇,等.桂枝芍药知母汤的临床运用.云南中医杂志,1984,(5):45-47]

(二)寒湿历节

原文10
诵读

【原文】病歷節不可屈伸,疼痛,烏頭湯主之。(10)

烏頭湯方:治腳氣疼痛,不可屈伸。

麻黃　芍藥　黃耆各三兩　甘草三兩(炙)　川烏五枚(㕮咀,以蜜二升,煎取一升,即出烏頭)

上五味,㕮咀四味,以水三升,煮取一升,去滓,内蜜煎中,更煎之,服七合。不知,盡服之。

【提要】本条论述寒湿历节的证治。

【释义】寒湿留滞筋骨关节,痹阻经脉,气血运行不畅,故关节剧烈疼痛而不能屈伸。治当温经散寒,除湿止痛,方用乌头汤。方中乌头温经散寒,除湿止痛;麻黄宣散透表,以祛寒湿;芍药、甘草酸甘柔筋,缓急止痛;黄芪益气固卫,既助麻黄、乌头温经止痛,又可防麻黄过于发散;蜂蜜甘缓可减乌头之毒性。诸药相合,使寒湿去阳气通,关节痛除而屈伸自如。

【讨论】本证寒湿为患,非乌头、麻黄温热之品不能去其邪。方中芍药、甘草相配,酸甘化阴,可防此二药温燥伤阴,不愧为有制之方。

乌头峻猛有毒,应注意其炮制及煎药法。服乌头汤后,若唇舌肢体麻木,甚至昏眩吐泻,应加注意。如脉搏、呼吸、神志等方面无大的变化,则为"瞑眩"反应,是有效之征。如服后见呼吸急促、心跳加快、脉搏有间歇等现象,甚至神志昏迷,则为中毒反应,应当急救。

【选注】清·魏荔彤:"病历节不可屈伸疼痛主之,又治脚气。乌头名方,君主乌头之治风也。佐以麻黄,引风出太阳且以除湿也。用芍药以补血,治其泄也。用黄芪、甘草以补气治其枯也。"(《金匮要略方论本义》)

清·尤怡:"此治寒湿历节之正法也。寒湿之邪,非麻黄、乌头不能去,而病在筋节,又非如皮毛之邪,可一汗而散者故以黄芪之补,白芍之收,甘草之缓,牵制二物,俾得深入而去留邪。"(《金匮要略心典》)

【医案精选】徐某,男,42 岁,司机,1983 年 8 月 17 日诊。半月前因夜间行车受凉,次日晨起双膝关节疼痛,不可屈伸,行走艰难,每遇风冷则剧痛难忍,得温稍减。虽初入孟秋,已厚衣裹身,仍感下肢冷凉重着,舌质淡红,苔薄白,脉沉紧。证属寒痹,治宜温经散寒,祛风除湿止痛:川乌头 6g,细辛 3g,麻黄 6g,白芍 10g,黄芪 15g,甘草 6g,独活 12g。2 剂。复诊:关节疼痛大减,自觉下肢转温,能缓步行走,舌脉同前。痛势既减,效不更方,守方再服 5 剂痊愈。追访 1 年未复发。[白庆彬,吴士丁.运用经方体会.河北中医,1989,(3):10]

（三）脚气冲心

【原文】礬石湯:治脚氣冲心。

礬石二兩

上一味,以漿水一斗五升,煎三五沸,浸腳良。

【提要】本条论述脚气冲心的外治法。

【释义】脚气病乃由湿邪下注导致腿脚肿胀痛重或软弱无力、麻木不仁。严重者可发展为脚气冲心,出现心悸、喘急、胸中胀闷、呕吐等症。因这些症状是由湿浊毒气上冲心肺引起,故称脚气冲心。脚气冲心的原因,既有心阳不振,肾气虚不能化气行水所引起,也有脾虚不能运化水湿,湿浊上乘所致。凡脚气冲心者,除辨证给予内服方外,皆可配合矾石汤外洗腿脚。矾石性燥酸涩,有收湿解毒之功;浆水煎煮,增强解毒之力。故脚气上冲,用矾石汤温洗浸脚,以燥湿降浊解毒。

附　方

1.《古今录验》续命汤

【原文】《古今錄驗》續命湯:治中風痱,身體不能自收持,口不能言,冒昧不知痛處,或拘急不得轉側。姚云:與大續命同,兼治婦人產後去血者及老人小兒。

麻黄　桂枝　當歸　人參　石膏　乾薑　甘草各三兩　芎藭一兩① 杏仁四十枚

上九味,以水一斗,煮取四升,溫服一升,當小汗,薄覆脊,憑几坐,汗出則愈。不汗,更服。無所禁,勿當風。並治但伏不得臥,咳逆上氣,面目浮腫。

【校注】

① 芎藭一兩:邓珍本和赵开美本均无剂量,今据《医统正脉》本补。

【提要】本条论述气血两虚夹风寒痰热之中风偏枯证治。

【释义】中风痱,亦称风痱,即中风偏枯证,以手足痿废不用而命名。《灵枢·热病》曰:"痱之为病也,身无痛者,四肢不收,智乱不甚,其言微知,可治,甚则不能言,不可治也。"其病因如尤怡所言:"非特邪气之扰,亦真气之衰也。"气血不足,风寒入中脏腑,窒塞清窍,神失清灵,心无所主,故口不能言语,冒昧不知痛处;风寒痹阻经脉,气血不畅,筋脉失养而不能屈伸,故身体不能自收持,或拘急不得转侧。治宜益气养血,祛风散寒,用《古今录验》续命汤。方中人参、甘草、干姜益气温阳;当归、川芎养血活血;麻黄、桂枝祛风散寒行痹;石膏、杏仁清热宣肺化痰。诸药合用,风寒外散,痰化热清,营卫通调,气血畅旺,则风痱痊愈。

2.《千金》三黄汤

【原文】《千金》三黄汤:治中風,手足拘急,百節疼痛,煩熱心亂,惡寒,經日不欲飲食。

麻黄五分　獨活四分　細辛二分　黄耆二分　黄芩三分

上五味,以水六升,煮取二升,分溫三服,一服小汗,二服大汗。心熱加大黄二分;腹滿加枳實一枚;氣逆加人參三分;悸加牡蠣三分;渴加栝樓根三分;先有寒加附子一枚。

【提要】本条论述中风偏枯者卫虚外受风寒湿,郁而化热的证治。

【释义】卫气不足,风寒湿外袭则恶寒;风寒湿痹阻经脉关节,气血不通,故手足拘急,百节疼痛;风寒湿外闭,阳郁化热,湿热蕴阻,故烦热心乱,不欲饮食。治当祛风散寒胜湿,益气固表清热,用《千金》三黄汤。方中麻黄、独活、细辛祛风散寒,胜湿止痛;黄芪益气固表;黄芩清热燥湿。若胃肠实热积滞,加大黄通腑泄热;腹满加枳实行气除满;胃虚气逆加人参补中益胃;心悸加牡蛎重镇安神;口渴者加栝楼根生津止渴;先有寒,即素有寒也,故加附子峻逐阴寒。

3.《近效方》术附汤

【原文】《近效方》术附湯:治風虛頭重眩,苦極,不知食味,暖肌補中,益精氣。

白术二兩　甘草一兩(炙)　附子一枚半(炮,去皮)

上三味,剉,每五錢匕,薑五片,棗一枚,水盞半,煎七分,去滓,溫服。

【提要】本条论述阳虚夹风寒的头眩证治。

【释义】风虚指阳虚畏寒恶风。脾肾阳虚,水湿不化,清阳不升,浊阴不降,头目失于温煦,故头部畏风寒,苦于重着昏眩;寒湿困阻脾胃,故饮食乏味。治宜温肾助阳,健脾除湿,用术附汤。方中附子温助肾阳,散寒除湿,白术、甘草健脾益气除湿;生姜、大枣温胃散寒,调和营卫。

4. 崔氏八味丸

【原文】崔氏八味丸:治腳氣上入,少腹不仁。

乾地黄八兩　山茱萸　薯蕷各四兩　澤瀉　茯苓　牡丹皮各三兩　桂枝　附子(炮)各一兩

上八味,末之,煉蜜和丸,梧子大。酒下十五丸,日再服。

【提要】本条论述肾气虚脚气病的证治。

【释义】肾气不足,气化失司,水湿毒浊下注,故腿脚肿胀,发为脚气;少腹失于温养则不仁。治宜温肾化气行水,用崔氏八味丸主治。方中桂枝、附子温肾壮阳,以助气化;干地黄、山茱萸滋阴养血,以益肾阴;牡丹皮消瘀;山药、茯苓、泽泻健脾泄湿。

5.《千金方》越婢加术汤

【原文】《千金方》越婢加术汤:治肉極①,熱則身體津脫,腠理開,汗大泄,癘風氣,下焦腳弱。

麻黃六兩　石膏半斤　生薑三兩　甘草二兩　白术四兩　大棗十五枚

上六味,以水六升,先煮麻黃,去上沫,内諸藥,煮取三升,分溫三服。惡風加附子一枚,炮。

【校注】

① 肉极:病名,指肌肉极度消瘦。

【提要】本条论述肉极证治。

【释义】风湿外侵,渐次化热,迫津外出,津伤液脱,日久肌肉消灼,则形体消瘦,下肢软弱无力;腠理开,汗大泄,风邪疠气乘虚客于营血,营卫气血壅滞不利,则为疠风气。治当疏风清热,除湿健脾,调和营卫,用《千金方》越婢加术汤。方中麻黄宣散风湿,白术健脾除湿,两者相伍,并行表里之湿;石膏清郁热;生姜、大枣、甘草调和营卫而益脾胃。

方歌

小结导图

👤 小结

　　中风病是以突然昏倒,口眼㖞斜,半身不遂,昏不识人为主症。本篇认为,中风病是由于气血两虚,经脉痹阻,外邪诱发所致。仲景根据其病位深浅将中风病分为在络、在经、入腑、入脏。本篇对于中风病的治疗,总以扶正祛邪为原则,辨证论治。所载风引汤体现了重镇潜阳,侯氏黑散则属攻补兼施,于祛风散寒、化痰清热之中兼补气血。

　　历节病是以多个关节疼痛,甚则骨节肿大变形,疼痛不可屈伸,身体魁羸为特征。该病内因肝肾亏虚,气血不足或阳气虚弱,外因风寒湿热之邪侵袭。故治疗历节病应"急则治标,缓则治本"。桂枝芍药知母汤、乌头汤均属于"急则治标"的方剂;篇中虽未另举补益肝肾之方,但却再三强调了历节病发生的内因是肝肾亏虚,筋骨不健。本篇制方用药颇具特色,如风引汤中石类药居多以及寒温配伍,防己地黄汤中以酒浸药后绞汁及铜器盛地黄汁,矾石汤浸脚,头风摩散外摩,治历节病两方中都有酸甘化阴、缓急止痛的芍药、甘草等。

❤ 思政元素

"勤求古训,博采众方"

　　中风病作为古代"风、痨、臌、膈"四大顽疾之首,治疗难度非常大,临床疗效欠佳。张仲景乃"勤求古训,博采众方"。他听说有一位姓侯的大夫善于治疗中风,便虚心请教,诚心打动姓侯的大夫,最后侯大夫毫无保留地把自己的验方告诉了张仲景,但医圣并不据为私有,而是公布于众。并且把这个验方命名为"侯氏黑散"。侯氏黑散被称为中医学治疗"中风"第一方,对于正气不足,风邪外侵经络类型的缺血性脑卒中疗效显著。

(张秋霞)

59

复习思考题

1. 仲景认为中风病的成因是什么？
2. 中风病的辨证纲领是什么？
3. 历节病的成因是什么？
4. 比较桂枝芍药知母汤证与乌头汤证的异同点。

血痹虚劳病脉证并治第六

学习目标

1. 掌握血痹、虚劳病的证治。
2. 熟悉血痹与虚劳病的病因、病机及其辨证。
3. 了解血痹、虚劳病的概念及合篇意义。
4. 背诵原文：2、3、8、13、15、16、17、18。

本篇论述血痹与虚劳病的成因与证治。血痹以肢体局部麻木为主症，是由气血不足，感受外邪所致。血痹与痹证有别，后者以肢体筋骨疼痛为主症，由风、寒、湿三气杂感引起。

虚劳是由过度劳伤所致的慢性衰弱性疾患的总称，其范围广泛。本篇所论包括气虚、血虚、气血两虚、阴虚、阳虚、阴阳两虚，以及虚劳兼风和虚劳夹瘀等，重点是阴阳两虚。治法上虽有补气、益血、温阳、滋阴之别，而重点在调补脾肾。本篇所论虚劳与肺痨不同，应予区别。

因血痹与虚劳均为气血阴阳不足，故合为一篇论述，重点是论述虚劳病。

血 痹 病

一、成因及轻证

【原文】问曰：血痹病^①，從何得之？師曰：夫尊榮人^②骨弱肌膚盛，重因^③疲勞汗出，臥不時動搖，加被微風，遂得之。但以脉自微澀在寸口，關上小緊，宜針引陽氣，令脉和緊去則愈。(1)

【校注】

① 病：《脉经》卷八无此字。

② 尊荣人：指养尊处优，好逸恶劳的人。即《素问·宣明五气论》所谓"行乐志苦"。

③ 因：赵开美本作"困"。

【提要】本条论述血痹病的病因及轻证的脉象和治法。

【释义】凡养尊处优的人，看似肌肉形体丰盛，实则筋骨脆弱，卫气营血亏虚，腠理不固，故抵抗外邪的能力薄弱。这种体虚之人稍加活动便疲劳出汗，或夜卧时辗转反侧，极易感受

笔记栏

风邪,虽为微风,但因素体不足亦会阻遏阳气,形成血痹。脉象也反映了血痹的成因,脉微主卫阳不足,涩为血滞,紧为外受风寒。治疗可用针刺通引阳气,使得阳气行则风邪去,脉和而不紧,血痹病得以痊愈。本病因阳气不行致血行不畅,故治以引导阳气为主,使气行则血行。因受风而血气不畅者,亦不当独祛风邪,应以畅通气血为主,此亦"血行风自灭"之意。可见,血痹治疗的关键在于通阳行痹。

【选注】清·尤怡:"阳气者,卫外而为固也。乃因疲劳汗出,而阳气一伤,卧不时动摇,而阳气再伤,于是风气虽微,得以直入血中而为痹。"(《金匮要略心典》)

清·陈修园:"然骨弱则不能耐劳,肌肤盛则气不固……邪自营卫而入,故紧只见于寸口,既入之后,邪搏于阴而不去,故紧又见于尺中也。"(《金匮要略浅注》)

二、重证

原文 2
诵读

【原文】血痹陰陽俱微,寸口關上微,尺中小緊,外證身體不仁①,如風痹狀,黃耆桂枝五物湯主之。(2)

　黃耆桂枝五物湯方

　黃耆三兩　芍藥三兩　桂枝三兩　生薑六兩　大棗十二枚

　上五味,以水六升,煮取二升,溫服七合,日三服。一方有人參。

【校注】

① 不仁:指肌肤麻木不知痛痒。

【提要】本条论述血痹病重症的证治。

【释义】阴阳俱微指卫气营血俱不足;脉象寸口关上微是阳气甚虚;尺中小紧为重感风寒。血痹主要以肢体局部麻木不仁为特征,即属于《黄帝内经》中荣气虚,卫气不行,则为不仁。若受邪较重,可兼酸痛感,所以说"如风痹状",但血痹与风痹的症状是有区别的,前者以麻木为主,后者以疼痛为主。治以黄芪桂枝五物汤温阳行痹,即遵《灵枢·邪气脏腑病形》"阴阳形气俱不足,勿取以针,而调以甘药"之意。方用黄芪甘温补气,桂枝、芍药通阳行痹,生姜、大枣调和营卫,共奏益气通阳行痹之效。

【讨论】对脉象的正确理解是掌握血痹病病因病机的关键。仲景用微涩、小紧出现部位不同反映血痹之轻重,邪中之浅深。血痹轻证,微涩之脉仅见于寸口,关上小紧;血痹重证,则微涩之脉见于寸口、关上,而尺中小紧,甚则"阴阳俱微"。

　黄芪桂枝五物汤可用于中风后遗症、半身不遂、面神经麻痹、多发性神经炎、末梢性神经炎及硬皮病等属于气虚血滞者,随证加减,兼风邪重加羌活、乌梢蛇、威灵仙;寒重加北细辛、附片;湿盛加薏苡仁、苍术、半夏;血瘀加当归、川芎、三七。重症并可针灸与方药并用,内服药与外敷并用。

【医案精选】王某,女,42 岁,农民,2003 年 8 月初诊。自述生育后至今近 18 年,每受风寒,则双上肢关节及腹中疼痛,自以为产后落下之病不能治愈,故未予治疗。炎夏亦不敢穿短袖,长袖外还须套上袖套,生怕双臂受风,而发作疼痛;每至秋凉之后,必以毛巾束于脐周,以免受凉而发病。饮食二便尚可,舌淡、苔薄腻,脉濡。辨证:卫外不固,气血不和,湿邪内阻。治拟:和阳益气,和血蠲痹,和络除湿。药用黄芪桂枝五物汤加味。处方:黄芪 30g,桂枝 10g,白芍 12g,当归 12g,生姜 15g,大枣 10 枚,炒白术 15g,防风 10g,防己 15g,松节 12g,炒麦芽 30g,炒山药 30g。服上方 7 剂,服药期间未有发作,又嘱服 7 剂。冬日偶遇该患者,

得知药后未发。［万圆圆 . 黄芪桂枝五物汤加减临床应用举隅 . 江苏中医药,2005,26(12):46-47］

虚 劳 病

原文 3
诵读

一、脉象总纲

【原文】夫男子平人①,脉大爲勞,極虚亦爲勞。(3)

【校注】

① 平人:指外形如常,其实内脏气血已经虚损之人。即《难经》所说:"脉病形不病"者。

【提要】本条论述虚劳病的脉象总纲。

【释义】本条开篇即以"大"脉与"极虚"脉概括虚劳病的两类脉象,揭示了虚劳病阴虚、阳虚两类不同病机。此处脉"大"应大而无力,为有余于外,不足于内之象,是真阴不足,虚阳外浮所致;脉"极虚",为轻按觉软,重按则极无力的脉象,是元阳不足,精气内损,脉道不充所致。大与极虚二脉,虽形态不同,但均为虚劳病的常见脉象。故曰:"脉大为劳,极虚亦为劳。"

【讨论】脉象是虚劳病重要的辨证依据。本篇其余条文中也出现了很多关于脉象的具体描述,如脉浮、浮大或芤脉等均属"大"脉范畴,脉虚沉弦、脉浮弱而濇、脉虚弱细微、脉沉小迟,或脉微紧等脉皆属脉"极虚"范畴。此外,条首冠以"男子"二字,是强调虚劳病的成因与肾脏亏损有密切关系,并非虚劳病全是男子。

二、辨证

(一) 阴血不足

【原文】男子面色薄者,主渴及亡血,卒喘悸,脉浮者,裏虚也。(4)

【提要】本条论述阴血不足的虚劳脉症。

【释义】阴血不足为虚劳的常见病机之一。若血虚不能荣于面,故面色苍白而无华;血虚津亏,则口渴;血虚不能养心,故心悸;阴血不足,多因失血所致,故主亡血;气随血脱,稍一动作,即突然气喘;阴血不足,阳气浮越,故脉浮大无力,多见于久病或亡血之后。

【讨论】本条脉浮里虚,即属于《脏腑经络先后病》篇"浮者在后,其病在里"的情况。此处之脉浮应为大而无力,不同于表证的脉浮而紧或浮而缓。还须注意久病或亡血之后出现浮脉或与气喘、心悸诸虚证并见的,才能认为是虚象。条文中的喘悸,是稍劳即发,稍息则安,与痰饮蕴肺的喘息引肩,胸满咳嗽,发病时重,平时则轻,症状持续存在者不同。

(二) 气血亏虚

【原文】男子脉虚沉弦,無寒熱,短氣裏急,小便不利,面色白,時目瞑①,兼衄,少腹滿,此爲勞使之然。(5)

【校注】

① 目瞑:瞑、眩通用。目瞑即目眩,指两眼昏花。

【提要】本条论述气血两虚的虚劳脉症。

【释义】虚劳病若见到沉弦而无力的脉象,又无外感寒热的症状,是气血两虚的征象。气虚则短气,气不摄血则兼衄,气虚气化不利而水气内生则小便不利、少腹满。血虚不荣于上则面白,时目瞑。腹部失于气血的温养则里急;凡此脉症,都属于虚劳范围,故曰"此为劳使之然"。条文中"无寒热"是针对外邪随经入腑,阻碍膀胱气化,也可出现短气、小便不利、少腹满等而提出的鉴别点。

【选注】清·吴谦:"脉虚沉弦,阴阳俱不足也;无寒热,是阴阳虽不足而不相乘也;短气面白,时瞑兼衄,乃上焦虚而血不荣也;里急小便不利,少腹满,乃下焦虚而气不行也,凡此脉症,皆因劳而病也,故曰此为劳使之然。"(《医宗金鉴》)

（三）阴虚阳浮

【原文】勞之爲病,其脉浮大,手足煩,春夏劇,秋冬瘥,陰寒①精自出,酸削②不能行。(6)

【校注】

① 阴寒:即前阴觉冷。

② 酸削:指两腿酸痛消瘦。

【提要】本条论述阴虚阳浮的虚劳证以及与季节的关系。

【释义】虚劳病久则阴阳互损,若阴虚阳浮于外,故脉浮大无力;阴虚生内热,则手足烦热。证属阴虚阳亢,春夏木火正盛,阳气外浮,则阴愈虚,故病加重;秋冬金水相生,阳气内藏,故病减轻。由于阴损及阳,精关不固,故阴寒精自出。精失而肾虚骨弱,故两腿酸痛而无力行走,此即《难经·十四难》"骨痿不能起于床"之候。人体阴阳随四时阴阳消长而变化,本条充分体现了"天人相应"的思想,提醒医者治病应将"因人制宜"与"因时制宜"相结合。

（四）虚劳无子

【原文】男子脉浮弱而濇,爲無子,精氣清冷。一作冷。(7)

【提要】本条论述虚劳无子的脉症。

【释义】脉浮无力乃真阳不足之象,涩为精血衰少之征。由于真阳不足,精气亏虚,所以精液稀薄而清冷,不能授胎,故无子。正如《诸病源候论·虚劳无子候》所云:"丈夫无子者,其精清如水,冰冷如铁,皆无子之候。"

【讨论】本条说明真阳不足,精血衰少是男子不育的重要原因,治疗当温肾填精,可选用本篇的天雄散,后世曹颖甫主张用当归生姜羊肉汤治疗该证。

（五）虚劳盗汗

【原文】男子平人,脉虚弱细微者,喜盗汗也。(9)

【提要】本条论述虚劳盗汗的脉象。

【释义】男子平人,与本篇第3条义同。脉虚微主阳虚、气虚;细弱主阴虚、血虚。脉见虚弱细微,反映其阴阳气血皆虚。阳虚不固,阴虚不守,则易发生盗汗。

【讨论】盗汗一症本多见于阴虚证,但虚劳久不愈,阴虚及阳,阳失固摄,亦可发生盗汗。临床此类盗汗可选用桂枝加龙骨牡蛎汤治之。

（六）同脉异病

【原文】人年五六十,其病脉大者,痹侠背行①,若腸鳴,馬刀俠瘻②者,皆爲勞得之。(10)

【校注】

① 痹侠背行:指脊柱两旁有麻木感。

② 马刀侠瘿:结核生于腋下名马刀,生于颈旁名侠瘿,两者常相联系,或称为瘰疬病。

【提要】本条论述虚劳病三种证候的辨识。

【释义】人年届五六十岁,肾气渐虚,精气衰少,虚阳浮越或阴虚火旺,则脉大而按之无力;精气内损,经脉失养,故脊柱两旁有麻木不适之感;若脉大而见肠鸣,则为脾气虚寒,运化失职所致,属虚寒证;若脉大而见马刀侠瘿,则为阴虚阳浮,虚火上炎,内热灼津成痰,痰火相搏所致,属虚热证。以上三种证候,皆属虚劳范畴,故曰"皆为劳得之"。此条说明,在虚劳病中,同一脉象可见于不同的病症,病机亦有所不同,临证当详辨之。

(七)虚劳脱气

【原文】脉沉小迟,名脱氣①,其人疾行则喘喝②,手足逆寒,腹满,甚则溏泄,食不消化也。(11)

【校注】

① 脱气:此喻病机,指阳气虚衰。

② 喘喝:指气喘有声。

【提要】本条论述虚劳脱气属脾肾虚衰的脉症。

【释义】名曰脱气者,言其为阳气大虚之意。脉沉主里,脉小主虚,脉迟主寒,故脉沉小迟主脾肾阳虚;元气不足,肾不纳气,故走路稍快则气喘吁吁而张口呼吸;阳虚不能温煦四末则手足逆寒;阳虚失于运化,则腹满便溏,饮食难以消化。本证多由先天不足、后天失养而致,因其脾肾阳气俱虚,治应注重温补脾肾,可选用附子理中汤治疗。

(八)精血亏损

【原文】脉弦而大,弦则爲减,大则爲芤,减则爲寒,芤则爲虚,虚寒相搏,此名爲革。婦人则半產漏下①,男子则亡血失精。(12)

【校注】

① 漏下:非月经期的阴道出血,淋漓不断。

【提要】本条论述虚劳精血亏损的脉象。

【释义】革脉为复合脉,具有弦大二脉之象,但其弦是重按则减,虽大却中空,类似芤脉。重按则减之脉主寒,大而中空的脉为虚,这两种脉象相合便是革脉,其特征是外强中空,如按鼓皮,多因妇人半产、漏下,或男子亡血、失精之后,精血大亏,虚阳外浮所致,为虚劳严重之候。此条文是以脉揭示病机的又一范例。

三、证治

(一)虚劳失精

1. 阴阳两虚失精

【原文】夫失精家①,少腹弦急,陰頭寒,目眩—作目眶痛,髮落,脉极虚芤遲,爲清穀,亡血,失精,脉得諸芤動微緊,男子失精,女子夢交②,桂枝加龍骨牡蠣湯主之。(8)

桂枝加龍骨牡蠣湯方:《小品》云:虚羸浮热汗出者,除桂,加白薇、附子各三分,故曰二加龍骨湯。

原文8
诵读

笔记栏

桂枝　芍藥　生薑各三兩　甘草二兩　大棗十二枚　龍骨　牡蠣各三兩③

上七味,以水七升,煮取三升,分溫三服。

【校注】

① 失精家:指经常梦遗、滑精之人。

② 梦交:夜梦性交。

③ 牡蛎各三两:牡蛎之后,邓珍本原无"各三两",据《医统正脉》本改。

【提要】本条论述虚劳失精证属阴阳两虚的证治。

【释义】久患失精之人,由于阴精损耗太过,日久阴损及阳,遂成阴阳两虚之证。阳虚则下焦失于温煦,故少腹弦急,前阴寒冷;精衰血少,则目眩、发落。"脉极虚芤迟,为清谷、亡血、失精"是插笔,意指极虚芤迟的脉象既能见于失精患者,也可见于失血或下利清谷的患者。脉见芤动微紧乃阴阳两虚之征,脉芤动为阴虚阳浮之象,脉微紧为阳虚内寒之征,在男子表现为失精,在女子则表现为梦交,此由阳无阴的滋养致火浮不敛;阴失阳的固摄而精不内守,证属阴阳两虚,治用桂枝加龙骨牡蛎汤。方中用桂枝汤辛甘化阳、酸甘化阴,调和阴阳,加龙骨、牡蛎潜镇摄纳,使阳能固摄,阴能内守,则失精、梦交自愈。本证阴阳两虚而致失调,治以调和阴阳、潜镇摄纳之法,是为治疗阴阳两虚证另辟蹊径。

【医案精选】李某,年46岁,男性,于1972年6月11日就诊。患项部自汗,竟日淋漓不止,频频作拭,颇感苦恼,要求治疗。诊其脉浮缓无力,汗自出。分析病情,项部是太阳经所过,长期汗出,系经气向上冲逆持久不愈,必致虚弱。因投以张仲景之桂枝龙骨牡蛎汤,和阳降逆,协调营卫,收敛浮越之气,先服4剂,自汗止,再服4剂,以巩固疗效。又杜某,亦患此症,于1972年6月28日来诊,用此汤治之,不数剂而愈。桂枝龙骨牡蛎汤仲景原用治失精之方,今移用治项部自汗不止,应手奏效。方中桂枝治正气虚而表邪微者;白芍药收摄津液;生姜、大枣为胃行津液,调和营卫;炙甘草合桂枝之辛,足以攘外,合芍药之酸,足以安内;龙牡主精神不宁,正气浮越。合之以治表气虚而自汗出,收效。(陈可冀.岳美中医学文集.北京:中国中医药出版社,2000:427)

2. 阳虚失精

【原文】

天雄散方

天雄三兩(炮)　白术八兩　桂枝六兩　龍骨三兩

上四味,杵爲散,酒服半錢匕,日三服,不知,稍增之。

【提要】此为阳虚失精证立方。

【释义】本方《外台秘要》卷十六载治男子失精。方中天雄辛温,为大热纯阳之品,具有温壮肾阳之功;桂枝助天雄以温通肾阳;白术健脾燥湿,扶中焦气血化生之源;龙骨收敛摄精,诸药合用以补阳益气,固精止遗,共成补阳摄阴之方。

(二) 虚劳腹痛

1. 小建中汤

【原文】虚勞裏急,悸,衄,腹中痛,夢失精,四肢酸疼,手足煩熱,咽乾口燥,小建中湯主之。(13)

小建中湯方

桂枝三兩(去皮)　甘草三兩(炙)　大棗十二枚　芍藥六兩　生薑三兩　膠

ER-7-4
原文13
诵读

飴一升

上六味,以水七升,煮取三升,去滓,内膠飴,更上微火消解,溫服一升,日三服。嘔家不可用建中湯,以甜故也。

《千金》療男女因積冷氣滯,或大病後不復常,苦四肢沉重,骨肉酸疼,吸吸少氣,行動喘乏,胸滿氣急,腰背強痛,心中虛悸,咽乾唇燥,面體少色,或飲食無味,脅肋腹脹,頭重不舉,多臥少起,甚者積年,輕者百日,漸致瘦弱,五臟氣竭,則難可復常,六脉俱不足,虛寒乏氣,少腹拘急,羸瘠百病,名曰黄耆建中湯,又有人參二兩。

【提要】本条论述虚劳腹痛证属阴阳两虚的证治。

【释义】人体阴阳是相互维系的,虚劳病日久,往往阳虚及阴或阴虚及阳,形成阴阳两虚,此时就会出现或寒或热的证候。阳虚腹部失于温煦,则里急、腹中痛;阴虚生热,则手足烦热、咽干口燥,甚则衄血;阴血不足,心失所养则心悸;阴虚不能内守则梦失精;气血不足,肢体失于濡养,则四肢酸疼。以上诸症皆由阴阳两虚,阴阳失调所致,治以小建中汤甘温建中,调和阴阳。小建中汤由桂枝汤倍芍药加饴糖而成,方中饴糖、甘草、大枣甘温建中,化生中焦之源;桂枝、生姜辛温通阳调卫;芍药倍用,酸敛和营,并与甘草相合,旨在增强缓急止痛之功。全方辛甘助阳,酸甘化阴,不惟甘温建中,亦可调和阴阳。

【讨论】本证难点在于,虽证属阴阳两虚,有或寒或热之象,但治疗却并未针对阴阳,简单采取以寒治热,以热治寒的常规方法,而是直接从调整中焦脾胃功能入手。这一独特的治法是基于虚劳久病,脾胃虚弱,化源不继,气血亏虚这一病机关键。因脾胃为后天之本,气血营卫生化之源。此外,脾胃为阴阳升降之枢,中虚失运,则阴阳升降失序。所以,阴阳两虚宜补益脾胃,俾气血充裕,阴阳协调,则偏寒偏热症状自除。作为补益脾胃的一首名方,小建中汤可以视为仲景"保胃气"思想的典型示范;此外,此方为后世从脾胃论治内伤发热乃至甘温除热治法的确立奠定了基础,具有重要的临床意义。

【选注】清·尤怡:"昧者以寒攻热,以热攻寒,寒热内贼,其病益甚。惟以甘酸辛药,和合成剂,调之使和,则阳就于阴而寒以温,阴就于阳而热以和……是方甘与辛和而生阳,酸得甘助而生阴,阴阳相生,中气自立。是故求阴阳之和者,必于中气,求中气之立者,必以建中也。"(《金匮要略心典》)

2. 黄芪建中汤

【原文】虚勞裏急,諸不足,黄耆建中湯主之。於建中湯内,加黄耆一兩半,餘依上法。氣短胸滿者加生薑,腹滿者去棗,加茯苓一兩半,及療肺虛損不足,補氣,加半夏三兩。(14)

【提要】本条承上条,补论虚劳阴阳两虚腹痛的证治。

【释义】里急是腹中拘急,诸不足是气血阴阳俱不足,治疗用黄芪建中汤补中缓急,调和阴阳。黄芪建中汤以小建中汤加黄芪而成,故其证候应包括上条小建中汤诸症,条文中以"虚劳里急"一句概之。另从加黄芪推测,本证证情应较小建中汤证略重,气虚更甚,尚应有自汗或盗汗、倦怠、身重或不仁等见症。

【讨论】桂枝加龙骨牡蛎汤证、小建中汤证、黄芪建中汤证,上述三证均属阴阳两虚,其病机区别在于:桂枝加龙骨牡蛎汤证为失精在先,阴损及阳;小建中汤证是脾胃阳气先虚,阳损及阴;黄芪建中汤证是在小建中汤证基础上,气虚显著。三方皆由桂枝汤化裁而来,足证桂枝汤为虚劳主方。此方用之得当,外证得之能解肌去邪气,内证得之能补虚调阴阳,通达表里,调和阴阳,实无愧"群方之魁"的赞誉。

原文 15
诵读

【选注】清·徐彬:"小建中汤,本取化脾中之气,而肌肉乃脾之所生也,黄芪能走肌肉而实胃气,故加之以补不足,则桂芍所以补一身之阴阳,而黄芪、饴糖又所以补脾中之阴阳也。若气短胸满加生姜,谓饮气滞阳,故生姜以宣之。腹满去枣加茯苓,蠲饮而正脾气也。气不顺加半夏,去逆即所以补正也。"(《金匮要略论注》)

（三）虚劳腰痛

【原文】虚劳腰痛,少腹拘急,小便不利者,八味肾气丸主之。方见脚气中[①]。(15)

八味肾气丸方

乾地黄八兩　山茱萸　薯蕷各四兩　澤瀉　茯苓　牡丹皮各三兩　桂枝附子各一兩(炮)

上八味,末之,煉蜜和丸,梧子大。酒下十五丸,日再服。

【校注】

① 方见脚气中:此指本书《中风历节病》篇之崔氏八味丸。《医统正脉》本作"方见妇人杂病中"。今将八味丸转引至此。

【提要】本条论述虚劳腰痛证属肾气不足的证治。

【释义】腰为肾之外府,症见腰痛说明虚劳日久,肾气虚甚。肾气不足则不能温养膀胱,膀胱气化不利,故见少腹拘急,小便不利。治用八味肾气丸,方中用干地黄、山茱萸、山药滋补肾阴,桂枝、附子温阳化气,泽泻、茯苓、牡丹皮利湿泄浊。全方共奏助阳化水,滋阴生气之效。

【讨论】八味肾气丸的组方颇具特点。其一,方中阴阳两调,既有滋补肾阴的干地黄、山茱萸、山药,又有温阳化气的桂枝、附子,且滋阴药重用,助阳药轻用,如此配伍,则阴得阳助而生化无穷,有阴中求阳之意;其二,方中有补有泻,本方虽侧重阴阳双补,但亦有泽泻、茯苓、牡丹皮等利湿泄浊之品,旨在邪去正安,有以通为补之意。此外,肾气丸在《金匮要略》中不仅应用于虚劳,也可用于痰饮、消渴、妇人转胞诸症,经加味或化裁,其临床实际应用范围则更要广泛。

【选注】清·黄元御:"肾位于腰,在脊骨十四椎之旁,足太阳之经,亦挟脊而抵腰中。腰者,水位也,水寒不能生木,则木陷于水而腰痛作。木郁风生,不能上达,则横塞少腹,枯槁而拘急。乙木郁陷,缘于土湿,木遏于湿土之中,疏泄之令不畅,故小便不利。八味肾气丸,附子暖癸水而益肾气,地黄滋乙木而补肝血,丹皮行血而开瘀涩,茱萸、薯蕷敛精而止失亡,苓、泽,泻水而渗湿,桂枝疏木而达郁也。"(《金匮悬解》)

（四）虚劳失眠

原文 17
诵读

【原文】虚劳虚煩不得眠,酸棗湯主之。(17)

酸棗湯方

酸棗仁二升　甘草一兩　知母二兩　茯苓二兩　芎窮二兩　《深師》有生薑二兩

上五味,以水八升,煮酸棗仁,得六升,内諸藥,煮取三升,分溫三服。

【提要】本条论述虚劳阴血亏虚失眠的证治。

【释义】本病既属虚劳,又表现为虚烦,显然为阴虚内热。"阴虚则目不瞑",所以不得眠。"虚烦不得眠"的特点是心中郁郁而烦扰不宁,虽卧却不能安然入睡。究其所成,为肝阴不足,虚热内扰心神所致。若肝阴充足,则魂藏于肝而能寐,若肝阴虚则不能藏魂,故失眠;阴虚则生热,虚热内扰于心神,故心中郁郁而烦扰不宁。心神被扰,神不守舍,也不能寐。治以酸枣仁汤养阴清热,宁心安神。方中酸枣仁养肝阴,益心血;与甘草酸甘合用,以增养阴之力;知

68

母清虚热,川芎理血疏肝,茯苓宁心安神,共奏养阴清热,宁心安神之效。

【讨论】酸枣仁汤证以"不得眠"为主要临床表现,同时伴有心烦而身不觉热、口干咽燥不欲饮、舌红、脉弦细等"肝血不足,心失所养,虚热内生"的症状,其病位在心肝,病变核心在肝,辨证要点为"肝血不足"。本方多用于肝阴不足,心血亏虚,虚热内扰引起的失眠、盗汗、眩晕、惊悸等。主要涉及与失眠、精神障碍相关的疾病,如更年期综合征、脑出血急性期狂躁型精神障碍、心脏β受体亢进症、焦虑性神经症、抑郁症、神经衰弱、神经官能症等疾病,符合上述病机者。

方证鉴别

《伤寒论》栀子豉汤证亦有虚烦不得眠之症,但与本证病机不同。前者是无形之邪热郁于胸膈,其"虚"指无形之邪,是与有形之实邪比较而言,非正气虚;本证是阴血不足,虚热内扰。两者一虚一实,迥然不同。

【医案精选】顾某,女,52岁。自述失眠已5年,每晚仅睡2小时左右,伴多梦,头晕心悸,五心烦闷,潮热多汗,口干舌燥,大便干,舌质红、苔少,脉细数。考虑为心肝阴血不足,心神失养。治宜滋阴补血,养心安神。选酸枣仁汤、甘麦大枣汤合百合地黄汤加减:酸枣仁、夜交藤各15g,知母、茯神、百合、生地黄、麦冬各10g,大枣6枚,淮小麦30g,甘草、川芎各6g。7剂。二诊:诉失眠好转,能睡4个多小时,诸症减轻,仍多汗,舌淡红、苔白,脉细。上方加糯稻根15g,五味子6g。7剂。三诊:出汗好转,无头晕,睡眠已达5小时以上,上方巩固治疗月余,病情稳定。[余晓清.伍炳彩治疗顽固性失眠三案.浙江中医杂志,2019,54(8):615]

（五）虚劳兼风

【原文】虚勞諸不足,風氣百疾①,薯蕷丸主之。(16)

薯蕷丸方

薯蕷三十分　當歸　桂枝　麴　乾地黃　豆黃卷各十分　甘草二十八分　人參七分　芎窮　芍藥　白术　麥門冬　杏仁各六分　柴胡　桔梗　茯苓各五分　阿膠七分　乾薑三分　白斂二分　防風六分　大棗百枚爲膏

原文16
诵读

上二十一味,末之,煉蜜和丸,如彈子大,空腹酒服一丸,一百丸爲劑。

【校注】

①风气百疾:风指病邪,指一切风邪侵袭而引起的疾病。

【提要】本条论述虚劳兼风证治。

【释义】虚劳诸不足,是人体气血阴阳皆不足。虚劳之人正虚体弱,易受病邪侵袭。风气百疾,指一切风邪侵袭而引起的疾病。在"虚劳诸不足"的情况下,由于气血虚损、正气不足,易招致风邪侵袭而发病。治疗应以扶正为主,兼顾祛邪,方用薯蕷丸。扶正要从调补脏腑、补益气血阴阳入手,脾胃为后天之本,气血营卫生化之源,故重用薯蕷即山药,专理脾胃,人参、白术、茯苓、干姜、豆黄卷、大枣、甘草、曲益气调中。当归、川芎、芍药、干地黄、麦冬、阿胶养血滋阴,柴胡、桂枝、防风祛风散邪,杏仁、桔梗、白蔹理气开郁,恢复气机正常的升降出入,诸药合用以健脾扶正为主。俾脾胃健运,气血生之化源充足,则诸虚可复。

【讨论】此方中薯蕷用三十分,甘草二十八分,大枣百枚,此三者皆是培补中焦脾胃之药,用量之大,充分体现了张仲景治疗内伤杂病时重视培补后天脾胃的思想。诸如柴胡、防风、白蔹等祛邪之药的轻用则显示了补虚为主、祛邪为辅的治法和治病求本的宗旨。本方可作为素体气血阴阳俱虚,脾胃尤弱,又易感外邪而引发多种宿疾者的培补方,如用于具备上述病机特点的慢性肺心病、慢性荨麻疹、白细胞减少症、慢性肾炎、心功能减退、慢性疲劳综

原文18
诵读

合征、脑卒中后遗症等。还可防治慢性乙型肝炎患者反复感冒。

（六）虚劳干血

【原文】五勞虛極羸瘦，腹滿不能飲食，食傷、憂傷、飲傷、房室傷、飢傷、勞傷、經絡營衛氣傷，内有乾血，肌膚甲錯，兩目黯黑。緩中補虛，大黃蟅蟲丸主之。（18）

大黃蟅蟲丸方

大黃十分（蒸）　黃芩二兩　甘草三兩　桃仁一升　杏仁一升　芍藥四兩　乾地黃十兩　乾漆一兩　虻蟲一升　水蛭百枚　蠐螬一升　蟅蟲半升

上十二味，末之，煉蜜和丸，小豆大，酒飲服五丸，日三服。

【提要】本条论述虚劳兼干血的证治。

【释义】"五劳"有两种解释：一指心劳、肝劳、脾劳、肾劳、肺劳；一指"久视伤血，久卧伤气，久坐伤肉，久立伤骨，久行伤筋"，最终可导致五脏气血亏损（《素问·宣明五气》）。"七伤"，七伤指食伤、忧伤、饮伤、房室伤、饥伤、劳伤、经络营卫气伤七种劳伤。由于五劳七伤使人体正气不足，脏腑虚损，以致形体消瘦。腹满不能饮食、肌肤甲错、两目黯黑是虚劳夹干血的证候。虚劳日久不愈，经络气血运行受阻，则产生瘀血，瘀血久留体内遂成"干血"。瘀血内停，则两目黯黑；妨碍新血生成，肌肤失养，故粗糙如鳞甲状。本证因瘀血不去，致新血不生，治宜大黄蟅虫丸祛瘀生新，缓中补虚，方中用大黄、蟅虫、桃仁、虻虫、水蛭、蛴螬、干漆活血化瘀；芍药、干地黄养血补虚；杏仁理气；黄芩清热；甘草、白蜜益气和中，制成丸剂，意在峻药缓用，使祛瘀不伤正，扶正不留瘀，达到攻补兼施的目的，此即"缓中补虚"之意。

【选注】清·尤怡："干血不去，则足以留新血而渗灌不周，故去之不可不早也。此方润以濡其干，虫以动其瘀，通以去其闭，而仍以地黄、芍药、甘草和养其虚，攻血而不专主于血。"（《金匮要略心典》）

【医案精选】陈某，男，40岁，工人，1984年12月13日初诊。3个月前因强力负重不慎将腰扭伤，当时经按摩、服药治疗好转后上班。此后，每逢劳累、负重、说笑，稍不留心即突然腰痛不能活动，俯仰及转侧受限，行走困难，甚则呼吸、咳嗽均感疼痛难忍，每次务须卧床数天疼痛方可缓解，1月数次，遂邀余诊治。自述腰部经常有冷感，两下肢膝关节以下有时麻木，舌淡苔白，舌边有瘀斑。两脉寸关弦紧，尺脉沉涩。此病与《金匮》的劳伤相近，宜攻补兼施，给服大黄蟅虫丸，每次1丸，日2服。1周后，腰疼消失，至2周后腰部冷感，下肢麻木均明显减轻。继服1周，以资巩固。追访半年余，再未复发。［聂印．大黄蟅虫丸治疗腰部宿伤验案．福建中医药，1986，（3）:63］

附　方

1.《千金翼》炙甘草汤

【原文】《千金翼》炙甘草汤—云復脉湯：治虛勞不足，汗出而悶，脉結悸[①]，行動如常，不出百日，危急者，十一日死。

甘草四兩（炙）　桂枝　生薑各三兩　麥門冬半升　麻仁半升　人參　阿膠各二兩　大棗三十枚　生地黃一斤

上九味，以酒七升，水八升，先煮八味，取三升，去滓，内膠消盡，溫服一升，日三服。

【校注】

① 悸:《千金方》卷十五上有"心"字。

【释义】本方即《伤寒论》中的炙甘草汤。虚劳不足,指阴阳气血不足。阳气虚,卫外不固,则汗出;气血两虚,脉道不充,血行不畅,心失所养,则脉结代,胸闷心悸。轻者行动如常人,重者可危及生命。炙甘草汤中甘草、人参、大枣补中益气,麦冬、麻仁养阴润燥,生地黄、阿胶养血复脉,桂枝、生姜温阳通脉,共奏滋阴养阳,补益气血之效。

2.《肘後》獭肝散:治冷劳①,又主鬼疰②,一門相染。

獭肝一具

炙乾末之,水服方寸匕,日三服。

【校注】

① 冷劳:指寒性虚劳。

② 鬼疰:"疰"同"注",形容病邪具有传染性,一人方死,另一人复得。其病邪隐蔽难见,似有鬼邪作祟,故名鬼疰,即今之肺痨。

【释义】獭肝,《名医别录》载味甘,主治鬼疰蛊毒,止久嗽。《药性论》谓味咸,微热,"治上气咳嗽,劳损疾"。可见,獭肝甘温能补虚,尤能止咳宁嗽,故用治冷劳和鬼疰。

🔲 小结

方歌

小结导图

本篇论述了血痹和虚劳的病因、病机及脉证治疗。

血痹主要因气血不足,感受风邪,阳气痹阻,血行不畅引起,以肢体局部麻木为主症,严重者可见肢体轻微疼痛。对于血痹的治疗,当以通阳行痹为大法。轻证可用针刺的方法引导阳气,重证则用甘温之剂黄芪桂枝五物汤温阳行痹。

虚劳是以五脏气血阴阳不足为发病机制,可分为阴虚(虚劳失眠)、阳虚(虚劳腰痛)、阴阳两虚(虚劳失精、虚劳腹痛)以及虚中夹实(夹风气、干血)等几大类别。由于阴阳两虚的证候,不仅病情复杂,辨证困难,而且治疗亦不易达到预期的效果,因此本篇对阴阳两虚论述尤详,宜细加研读。虚劳病变范围广泛,若从脏腑辨证角度考察,五脏中尤以脾肾虚损之候列举为多。因此,对于虚劳病的治疗,仲景尤其重视脾胃肾。肾为先天之本,是真阴真阳所寄之处;脾胃为后天之本,是气血营卫生化之源,故补益脾肾,是虚劳的治本之法。在治法上,本篇重视甘温扶阳,善用调补。篇中诸方,补益脾胃多用饴糖、黄芪、薯蓣、白术、甘草、大枣;温养补肾,则用干地黄、山茱萸、薯蓣与附子、桂枝相配;调和阴阳,多以桂枝汤化裁;滋养阴血,多用干地黄、酸枣仁、芍药。不计附方,虚劳病主方共有8首。虚劳失精,用桂枝加龙骨牡蛎汤调和阴阳,潜镇摄纳,甚者用天雄散补阳摄精;虚劳腹痛,轻者用小建中汤甘温缓急,重者用黄芪建中汤温中补虚;虚劳腰痛用八味肾气丸温补肾阳;虚烦不眠,用酸枣仁汤养阴除烦;虚劳诸不足,用薯蓣丸扶正祛邪;虚劳干血,用大黄䗪虫丸祛瘀生新;以上8方,其中有5首是以甘温调补脾气为主,可见仲景治疗虚劳病时,补脾重于补肾,尤重胃气。

(李孝波 胡子毅)

笔记栏

扫一扫
测一测

复习思考题

1. 结合具体方证,试述张仲景论治虚劳病特点是什么?

2. 简述不寐在《黄帝内经》《伤寒论》《金匮要略》中的治疗代表方剂。

3. 简述虚劳里急、腹中痛与虚劳腰痛、少腹拘急的异同?

4. 小建中汤治疗阴阳两虚证虚劳病的独特机理何在?

5. 血痹的病因、病机和主症是什么? 与痹证有何不同?

肺痿肺痈咳嗽上气病脉证治第七

PPT 课件

> **学习目标**
>
> 1. 掌握肺痿、肺痈、咳嗽上气病的辨证论治。
> 2. 熟悉肺痿、肺痈、咳嗽上气病的病因病机及相互关系。
> 3. 了解肺痿、肺痈、咳嗽上气病的概念和合篇意义。
> 4. 背诵原文：1、5、6、10、11、12、13、14。

　　本篇论述了肺痿、肺痈、咳嗽上气病，因三者病位均在肺，均可见咳嗽，病机上相互联系且可互相转化，故合为一篇。

　　肺痿病，慢性衰弱性疾病，由肺气痿弱不振所致，以口吐浊唾涎沫、短气为主症，有虚热与虚寒之分。

　　肺痈病，即肺生痈脓之病，由风邪热毒蕴结肺中所致，以咳嗽、胸痛、吐腥臭脓痰为主症，可分为表证期、酿脓期、溃脓期三个阶段。

　　咳嗽上气病，即肺气上逆所致的咳嗽、气喘之病，有虚实之辨。本篇所论，多为外邪内饮，肺失宣降所致的肺胀证，以咳嗽、气喘、不能平卧、或喉间有痰鸣为主症。

肺　痿　病

一、成因、脉症与鉴别

【原文】问曰：熱在上焦者，因咳爲肺痿。肺痿之病，何從得之？師曰：或從汗出，或從嘔吐，或從消渴，小便利數，或從便難，又被快藥^①下利，重亡津液，故得之。曰：寸口脉數，其人咳，口中反有濁唾涎沫^②者何？師曰：爲肺痿之病。若口中辟辟燥^③，咳即胸中隱隱痛，脉反滑數，此爲肺癰，咳唾膿血。脉數虛者，爲肺痿，數實者，爲肺癰。（1）

原文 1
诵读

【校注】

① 快药：指作用峻猛的攻下药。

② 浊唾涎沫：浊唾指稠痰，涎沫指稀痰。

③ 辟辟燥：形容口中干燥状。

【提要】论述虚热肺痿的成因、主症及与肺痈的鉴别。

【释义】原文有三层含义,从段首到"故得之"为第一层,论述虚热肺痿病的成因;自"寸口脉数"至"咳唾脓血"为第二层,描述虚热肺痿病、肺痈病的脉证;最后为第三层,鉴别虚热肺痿病与肺痈病。

第一层,肺痿病可分为虚热和虚寒二证。由于热在上焦,熏灼于肺,肺失肃降,气逆而咳,久则肺气痿弱不振,发为肺痿。究其成因,或发汗过多,或呕吐频作,或因消渴、小便频数,或因便难,又使用峻猛攻下之药,导致津液严重耗伤,津亏阴虚,虚热灼肺,故成本病。

第二层,"寸口脉数",为热在上焦。虚热灼肺,肺气上逆,则咳。阴虚内热,本应干咳无痰,而反吐浊唾涎沫,是因肺气痿弱,通调失职,不能敷布脾气上散之津,津被热灼,则为稠痰;若肺气虚冷,气不布津,则为稀痰。若症见口中干燥不适,咳嗽则胸中隐隐作痛,脉滑数者,为热蕴在肺,结聚成痈。由于热壅气滞,津伤不布,故见上述肺痈病脉症。

第三层,虚热肺痿病与肺痈病位均在肺且属热,脉见数,但肺痿病是阴虚内热,为虚证,故脉数而虚;肺痈病是热聚成痈,为实证,故脉数而实。虚热肺痿病与肺痈病需要鉴别。

虚热肺痿病
与肺痈病
鉴别

二、证治

肺中虚冷

原文5
诵读

【原文】肺痿吐涎沫而不咳者,其人不渴,必遗尿,小便数,所以然者,以上虚不能制下故也。此爲肺中冷,必眩,多涎唾,甘草乾薑湯以溫之。若服湯已渴者,屬消渴。(5)

　　甘草乾薑湯方

　　甘草四兩(炙)　乾薑二兩(炮)

　　上㕮咀,以水三升,煮取一升五合,去滓,分溫再服。

【提要】论述虚寒肺痿的证治。

【释义】本证因上焦阳虚,肺气虚冷,不能敷布津液,故吐涎沫、多涎唾;上焦虚寒,肺气痿弱不振,故不咳不渴;肺冷气弱,"上虚不能制下",故遗尿或小便频数;肺气虚寒,清阳不升,故见头眩。治用甘草干姜汤温肺复气。方中炙甘草甘温补中益气,炮干姜苦温,守而不走,温复脾肺之阳。"若服汤已渴者,属消渴"九字,文义难明,存疑待考。

拓展阅读

【讨论】肺痿病类似后世所述虚咳或劳嗽,临床以阴虚火旺者多见。若患者素体阳虚,或治疗失当,病程经久,亦可由阴虚及阳而转变为虚寒肺痿。但有医家认为本条论类似肺痿病中另一种的肺中冷证,举出吐涎沫而不咳,以与肺痿之咳吐涎沫对勘,可供参考。

【医案精选】李某,女,65岁。患者形体肥胖,平素即不喜饮水,面部及下肢间有水肿,食稍有不适时即肠鸣腹泻,由此脾胃阳虚可知。1个多月以来,无明显诱因忽唾液特多,唾出量一日一夜约一碗多,脉象沉迟。舌淡而胖,并有齿印。曾服吴茱萸汤及五苓散数剂,病情不但不减,还续有增加。诊为肺胃虚寒,津液不能温布,故频频吐出。遂改用甘草干姜汤治之。炙甘草15g,干姜15g。水煎服,1日1剂,连服5剂痊愈。(赵明锐.经方发挥.太原:山西人民出版社,1982:151)

【选注】清·高学山:"此与前条之痿不同。前条为重亡津液,阳气独胜,故热在上焦,而为肺火自刑之热痿;此则先因肺虚,虚则气削而生阴翳,譬之花痿春寒,叶垂秋冷之象,而为金寒水冷之痿也。吐涎沫者,肺无呵嘘下润之权,且不能收摄其津液而上泛也;无邪火以扰其肺管,故不咳,而亦不烦渴也。肺为水之源,且其气象天,尝有提挈黄泉,传送浊道之妙。肺虚不能提挈,故遗尿;肺寒不能传送,故小便又数也。此非上虚不能制下之故乎? 肺中虚冷,天失阳健之德,地必起而上犯清虚,肝以木气上乘,故眩。"(《高注金匮要略》)

肺 痈 病

一、病因病机、脉症及预后

【原文】問曰:病咳逆,脉之^①何以知此爲肺癰? 當有膿血,吐之則死,其脉何類? 師曰:寸口脉微^②而數,微則爲風,數則爲熱;微則汗出,數則惡寒。風中於衛,呼氣不入;熱過^③於榮,吸而不出。風傷皮毛,熱傷血肺^④。風舍於肺,其人則咳,口乾喘滿,咽燥不渴,時唾濁沫^⑤,時時振寒。熱之所過,血爲之凝滯,蓄結癰膿,吐如米粥。始萌可救,膿成則死。(2)

【校注】

① 脉之:脉字作动词,"脉之"即诊脉,此作"诊断"解。

② 微:作"浮"字理解。《金鉴》:"脉微之三'微'字,当是三'浮'字"。

③ 过:作"至"字解。

④ 热伤血肺:其中之"肺"字,赵开美本作"脉"。

⑤ 时唾浊沫:"时唾浊沫"之"时",赵开美本作"多"。浊沫,即浊唾涎沫。

【提要】本条论述肺痈的病因病机、脉症和预后。

【释义】症见咳嗽气逆,如何知其是肺痈呢? 当有咳吐脓血的主症。但肺痈病到吐脓血阶段,病情已较危重。肺痈病还可见哪些脉症呢? "脉微而数",即脉浮数;"微则为风,数则为热",是以脉阐释肺痈病的成因为感受风热邪气。"微则汗出,数则恶寒"指出肺痈病初期的病机。风热之邪,其性开泄,易致腠理疏松,故汗出发热恶寒。"风中于卫,呼气不入;热过于荣,吸而不出",是邪壅肺卫,肺失宣降,呼吸不利的表现。风伤皮毛,病邪轻浅尚易祛出;热伤血脉,犹言热盛壅滞营血,病邪已由表入里。

肺痈病的病理变化大致可分为三个阶段,即表证期、酿脓期、溃脓期。

表证期,即"风伤皮毛"阶段,为风热袭表,多见恶寒发热、有汗、咽喉干燥、咳嗽、脉浮数等表证。

酿脓期,即"风舍于肺"阶段,由于风热客肺,伤及血脉,肺气不利,气不布津,停而为痰,瘀热成痈,故多见咳嗽,喘满,口干咽燥,胸痛,多唾浊沫,时时振寒,脉象滑数或数实。

溃脓期,即所谓"脓成"期,邪热壅肺,血脉凝滞,血败肉腐成脓,故咳吐脓血,腥臭异常,形如米粥。

肺痈的预后,"始萌可救,脓成则死",是因肺痈病初起,邪盛正未虚,故治疗易获效;痈脓形成后,正已虚而邪未去,故治疗困难。但临床所见并非皆预后不良,故"死"字不可拘泥。意在提示肺痈病应早期治疗。

【讨论】肺痈病初起,一般多见恶寒发热之表证,但在病机上与伤寒太阳表证有所不同,此为风邪热毒犯肺、阻遏营卫所致,病邪外祛、营卫畅行后,寒热方能尽退,故肺痈病初期服

原文 11
诵读

解表药而热不退者,应迅即转予清肺泄热,以免延误病机。

二、证治

(一) 邪实气壅

【原文】肺癰,喘不得卧,葶藶大棗瀉肺湯主之。(11)

葶藶大棗瀉肺湯方

葶藶(熬令黄色,搗丸如彈丸大) 大棗十二枚

上先以水三升,煮棗,取二升,去棗,内葶藶,煮取一升,頓服。

肺癰,胸滿脹,一身面目浮腫,鼻塞清涕出,不聞香臭酸辛,咳逆上氣,喘鳴迫塞,葶藶大棗瀉肺湯主之。方見上,三日一劑,可至三四劑。此先服小青龍湯一劑,乃進。小青龍方見咳嗽門中。(15)

【提要】此两条论述肺痈病邪实肺气壅滞的证治。

【释义】因邪壅于肺,宣降失司,气逆不降,故喘不得卧、胸中胀满、咳逆上气、喘鸣迫塞;肺窍不利,则鼻塞清涕出、不闻香臭酸辛;肺失通调,水湿内停,泛溢肌肤,故一身面目浮肿。治用葶苈大枣泻肺汤泻肺开闭。方中葶苈子辛开苦降,泄肺下气,消痰平喘,利水消肿;因其性峻猛,恐伤正气,故佐大枣缓和药性,安中护正,使邪去而正不伤。

【讨论】以上两条原文,病同证异,病机各有侧重,一为邪实气闭,痰热壅肺;一为痰饮壅盛,肺气壅逆。但均属邪实,导致肺气壅塞,故同用一方治疗,体现了辨证论治的灵活性。虽为邪实证,却配以大枣十二枚,反映了仲景治疗内伤杂病时时不忘顾护正气的精神。

临床以咳嗽喘息不得卧,胸胁胀满,痰涎壅盛,甚则一身面目浮肿,形证俱实为使用本方的辨证要点,凡病机为肺气壅塞,邪实气闭者,皆可用之。但是,患者若有"鼻塞清涕出"等表证,应先服小青龙汤之类解表化饮,后再转服本方。

(二) 血腐脓溃

【原文】咳而胸滿,振寒脉數,咽乾不渴,時出濁唾腥臭①,久久吐膿如米粥者,爲肺癰,桔梗湯主之。(12)

原文 12
诵读

桔梗湯方:亦治血痹。

桔梗一兩 甘草二兩

上二味,以水三升,煮取一升,分温再服,則吐膿血也。

【校注】

① 濁唾腥臭:吐出脓痰,气味腥臭。

【提要】本条论述肺痈病成脓的证治。

【释义】风热蕴肺,肺气不利,故咳而胸满;营郁卫阻,正邪相争,故振寒脉数;热在血分,蒸腾营阴,故咽干不渴;热壅毒蓄,血败肉腐,酿成痈脓,故时出浊唾,其味腥臭,状如米粥。文中"久久"二字说明病久正气渐虚,故以桔梗汤排脓解毒为主。方中桔梗宣肺祛痰排脓,甘草清热解毒。

【讨论】"振寒脉数",是肺痈病成脓的特征之一,也是病势发展的主要标志。所以本篇第2条肺痈病成脓时也曾提到"时时振寒",这与一般表证的恶寒发热显然有所区别,故不用解表剂而用桔梗汤排脓解毒。

【医案精选】施某,男,17 岁。病史摘要:患者憎寒发热 1 周,咳嗽胸闷不畅,吐少量白

色黏痰。查血:白细胞 24.5×10⁹/L,中性粒细胞 0.85。X 线胸透并摄片报告为:左下肺脓疡。经住院治疗 8 天,使用大量抗生素,发热不退。遂邀中医诊治。病属肺痈血腐脓溃证,治宜排脓解毒,方用桔梗汤。桔梗 60g,生甘草 30g。1 剂,水煎服。服 1 剂后,咳嗽增剧,翌晨吐出大量脓痰,夹有腥臭。二诊原方继进 2 剂,排出多量脓痰,发热下降。减桔梗为 20g,生甘草 10g,加南沙参以益其气阴,加金银花、鱼腥草以加强清热解毒排脓之功,加生薏苡仁、栝楼皮以增强化湿祛痰之效,服至十余剂,药尽热退,精神佳,饮食增。胸透复查,脓疡已消散吸收,血象正常。[吴传铎.桔梗汤治疗肺痈的临床体会.江苏中医杂志,1981,(3):35]

咳嗽上气病

一、辨证与预后

【原文】上氣①面浮腫,肩息②,其脉浮大,不治;又加利尤甚。(3)
　上氣喘而躁者,屬肺脹,欲作風水,發汗則愈。(4)
【校注】
①上气:气逆不降之意。《周礼》郑玄注:"逆喘也。"
②肩息:指气喘抬肩呼吸,是呼吸极端困难的表现。亦称"息高"或"息贲"。
【提要】此两条论述咳嗽上气病的虚实辨证和预后。
【释义】上气面浮肿、肩息既可见于虚证也可见于实证,第 3 条言其虚喘者,辨证关键在于"其脉浮大"。此处脉浮大是浮大而无根,为虚阳外越之候;兼喘则是肾气虚衰,不能摄纳,病情危重,往往预后不良,故曰不治;由于元气无根,升而不降,故上气;肾阳衰微,水气上溢,故面浮肿;肾虚不能纳气归元,呼吸极度困难,故肩息;若再见下利,则阳脱于上,阴竭于下,阴阳离决,病情尤为险恶。

　第 4 条言其实喘肺胀者,由外感实邪,内有水饮,兼夹郁热,外内合邪,令肺气胀满,冲逆于上所致。肺失宣降,故喘;水气夹热上冲,故躁;肺气壅闭,不能通调水道,水溢肌表,加之风激水泛,有发风水之势,故曰欲作风水;此时当发汗,使水饮和外邪从汗而解,则肺气宣降复常,诸症自愈。

【讨论】临床咳嗽上气的虚实辨证,宜脉症合参。气粗声高,以呼出为快,脉浮大有力者,多为实证;气怯声低,但得长引一息为快,脉浮大无根者,多为虚证。实证应宣肺祛邪、降气平喘,虚证应温肾纳气。实证病程一般较短,容易治愈;虚证病程一般较长,宜慢慢调理。

【选注】清·徐彬:"此言肺痈之证,元气惫者难治,有邪者尚可治也。谓肺痈由风,则风性上行,必先上气,若兼面浮肿、肩息,气升不降也;又脉浮大,元气不复能敛,则补既不可,汗又不可,况内外皆逆,气非风比,可尽汗泄乎,故云不治。加利,则阳从上脱,阴从下脱,故曰尤甚。若上气但喘而躁,则喘为风之扇,躁为风之烦,其逆上之涎沫将挟风势而为风水,风当先泄于肌表,水无风战,自然顺趋而从下出,故曰可汗而愈。"(《金匮要略论注》)

二、证治

(一)寒饮郁肺
【原文】咳而上氣,喉中水雞聲①,射干麻黃湯主之。(6)

射干麻黄湯方

射干十三枚—法三兩　麻黄四兩　生薑四兩　細辛　紫菀　款冬花各三兩　五味子半升　大棗七枚　半夏(大者,洗)八枚—法半升

上九味,以水一斗二升,先煮麻黄兩沸,去上沫,内諸藥,煮取三升,分溫三服。

【校注】

① 水鸡声:水鸡,即青蛙,俗名田鸡;水鸡声,形容喉中痰声犹如蛙鸣,连绵不绝。

【提要】本条论述寒饮郁肺咳嗽上气病的证治。

【释义】寒饮郁肺,肺失清肃,气逆不降,故咳而上气;寒饮随气上逆,阻塞气道,痰气相击,故喉中水鸡声。治用射干麻黄汤温肺散寒化饮、开结降逆平喘。方中射干消痰开结,利咽喉;麻黄发散风寒,宣肺平喘;生姜、细辛散寒行水,且生姜走而不守,可宣利胸中气机;紫菀、款冬花温肺化痰止咳;半夏降逆化痰;五味子收敛肺气,与麻黄、细辛、生姜、半夏诸辛散之品同用,则散中有收,不致耗散正气;大枣安中和药,使邪祛而不伤正。

【讨论】运用本方要紧扣寒饮郁肺的病机,其主症可见喉中痰鸣,痰白质稀,苔白滑。尤其辨属寒饮郁肺的哮喘发作期,对于减轻症状,能起到较好的疗效,但不易根除,前人对哮喘病曾提出"在上治肺,在下治肾,发时治上,平时治下"的原则,以便分清虚实,辨别标本。

【医案精选】蒋某,女,22岁。患支气管哮喘有年,遇寒即发,胸闷憋气,呼吸困难,脸色苍白,喉间痰鸣如水鸡声,患者素体比较瘦弱,月经色淡量少,舌苔薄白,脉象浮紧。此寒饮郁肺,塞迫气道,拟散寒涤饮,宣肺平喘,发作时用射干麻黄汤:射干 10g,麻黄 3g,生姜 3g,细辛 3g,五味 5g,紫菀 10g,冬花 10g,法半夏 10g,大枣 3 枚,以治其标;休止时用参桂鹿茸丸,以固其本,调理一个冬季,至今 5 年未发。(谭日强.金匮要略浅述.北京:人民卫生出版社,2006:118-119)

【选注】清·吴谦:"咳逆上气,谓咳则气上冲逆也。上条发明不咳而吐涎沫者,非为肺痿,是为肺冷也。此条发明咳而不吐涎沫者,亦非肺痿,亦为肺冷也。上条以不渴,小便数,多唾涎沫为肺中冷,故以干姜佐甘草,是以温中为主也。此条以气上逆,喉中有水鸡声为肺经寒,故以生姜佐麻黄,是以散外为主也。病同冷饮,而有在外在内之别;方同辛温,而有主温主散之异也。水鸡声者,谓水与气相触之声,在喉中连连不绝也。"(《医宗金鉴》)

(二)痰浊壅肺

【原文】咳逆上氣,時時唾濁,但坐不得眠,皂莢丸主之。(7)

皂莢丸方

皂莢八兩(刮去皮,用酥炙①)

上一味,末之,蜜丸梧子大,以棗膏和湯服三丸,日三夜一服。

【校注】

① 酥炙:酥,为用牛或羊奶所制的油。酥炙,即将酥涂于皂荚上,然后用火烘制。

【提要】本条论述痰浊壅肺的咳喘证治。

【释义】稠痰壅肺,肺失清肃,气逆不降,故咳嗽气喘;肺中稠痰,不断随上逆之气而出,故时时吐出胶稠的浊痰;痰浊壅盛,虽吐而咳逆喘满依然不减,卧则气逆更甚,故但坐不得眠。若不迅速祛除稠痰,则有痰壅气闭的危险,故用涤痰峻剂皂荚丸主治,使稠痰祛除而咳喘自止。方中皂荚辛咸,宣壅导滞,涤痰开窍。方后注"酥炙,蜜丸",是为了容易研末,并缓

其峻猛燥烈有毒之性;以"枣膏和汤服"则是安胃补脾,调理善后之意。服药时间"日三夜一服",体现了昼夜给药的方法,使药力持续,以缓解危重证候。

【讨论】"时时吐浊,但坐不得眠",为痰浊壅肺、胶固难拔的皂荚丸证的特征;方后"刮去皮,酥炙……蜜丸梧子大,以枣膏和汤服三丸,日三夜一服",体现了仲景重视药物的炮制、制剂、煎服法及护理方法的思想。本方适用于痰浊壅肺,症见咳喘痰多,稠黏如胶,但坐不得眠,咳唾不爽,胸满或痛连胸胁,大便难,脉滑苔黏等。诸如中风、痰饮、喉风等病证,属于痰涎壅盛,形气俱实的,也可酌情运用,但须掌握剂量和服法。

(三)饮热郁肺

【原文】咳而上氣,此爲肺脹,其人喘,目如脫狀^①,脉浮大者,越婢加半夏湯主之。(13)

ER-8-9

原文 13
诵读

越婢加半夏湯方

麻黃六兩　石膏半斤　生薑三兩　大棗十五枚　甘草二兩　半夏半升

上六味,以水六升,先煮麻黃,去上沫,内諸藥,煮取三升,分溫三服。

【校注】

① 目如脱状:是形容两目胀突,有如脱出之状。

【提要】本条论述饮热郁肺的咳喘证治。

【释义】此肺胀是因内有水饮,外感风热,内外合邪,导致肺气胀满。内饮外邪,肺失宣降,则咳而上气;饮热迫肺,气逆不降,故其人喘促,两目胀突有如脱出之状;脉浮主风主表,亦主上;脉大有热,亦主病进,此脉象提示风热夹饮上逆。治宜宣肺泄热,降逆平喘,用越婢加半夏汤。方中麻黄宣肺平喘,与石膏相配,既可辛凉清解,又能发越水气;半夏、生姜散饮降逆;甘草、大枣安中以调和诸药。

【讨论】仲景辨治咳嗽上气病,善于抓住特异性的症状,将辨病和辨证相结合。如"咳而上气,喉中水鸡声",是哮病的特有症状。而"其人喘,目如脱状",又是喘病的典型表现。本方麻黄与石膏配伍,寒温并用,相反相成,颇具特色。本方证是由外感风热与内饮相合,饮热郁肺,热重于饮,导致肺气胀满。辨证要点为咳而上气、其人喘、目如脱状、喘重于咳,脉浮大有力。可用于支气管哮喘、支气管炎、肺气肿等病急性发作而见饮热迫肺证候者。

(四)寒饮夹热

1. 寒饮夹热上迫于肺

【原文】咳而脉浮者,厚朴麻黄汤主之。(8)

厚朴麻黃湯方

厚朴五兩　麻黃四兩　石膏如雞子大　杏仁半升　半夏半升　乾薑二兩　細辛二兩　小麥一升　五味子半升

上九味,以水一斗二升,先煮小麥熟,去滓,内諸藥,煮取三升,溫服一升,日三服。

【提要】本条论述寒饮夹热上迫于肺的咳嗽上气证治。

【释义】本条原文简略,应从方测证。"咳"为主症,是指咳喘气急。"浮"指脉象,又概括了病机,脉浮主表,亦主病邪在上,此脉反映了病邪上迫于肺之意。故知本证为病近于表而又邪盛于上。方中重用厚朴行气除满,可知本证应有胸满;石膏用如鸡子大,应有烦躁口渴等症,此乃痰饮郁久化热之象;又方中一派化饮降逆之药,则必有咳嗽喘逆、倚息不能平卧等症状。所以治用厚朴麻黄汤宣肺化饮，利气降逆，止咳平喘。方中厚朴、麻黄、杏仁宣肺利气，降逆平喘；细辛、干姜、半夏化饮止咳；石膏清热除烦；五味子收敛肺气，可防诸药辛散耗气伤阴；小麦护胃安中。

【讨论】凭脉辨证是仲景诊病的重要方法。不仅如此，仲景还根据脉象，诊断疾病、推测病因、明确病位、阐述病机、指导治疗、判断预后。本条及下条即是借脉论理的示范。本证应见咳喘、胸满、烦躁、咽喉不利、痰声辘辘、但头汗出、倚息不能平卧、舌苔滑、脉浮等。其病因病机为寒饮夹热，上迫于肺，邪盛于上而近于表。本方常用于急、慢性气管炎，支气管哮喘，上呼吸道感染等具备上述证机者。

2. 水饮夹热内结胸胁

【原文】脉沉者，澤漆湯主之。(9)

澤漆湯方

半夏半升　紫参五兩一作紫菀　澤漆三斤（以東流水五斗，煮取一斗五升）　生薑五兩　白前五兩　甘草　黄芩　人参　桂枝各三兩

上九味，㕮咀，内澤漆汁中，煮取五升，温服五合，至夜盡。

【提要】本条论述寒饮夹热内结胸胁的咳嗽上气证治。

方证鉴别

【释义】"脉沉者"是与前条"脉浮者"相对而言，脉沉主里，亦为有水之征，此脉揭示了水饮内停，咳喘身肿的病机。以方测证，当有水饮夹热，邪实兼正虚的特点。另据《脉经》记载"寸口脉沉，胸中引胁痛，胸中有水气，宜服泽漆汤"，可知本证除咳嗽、脉沉之外，还应有胸胁引痛，或身肿，或小便不利。水饮内停，肺失宣降则咳喘；水饮结于胸胁，阻滞气机，故咳唾牵引胸胁疼痛；水饮外溢肌肤则身肿；水阻阳气，气化不行，则小便不利。治用泽漆汤逐水通阳，止咳平喘。方中泽漆消痰逐水；紫参，据《神农本草经》记载，能利大小便而逐水；半夏、生姜、桂枝散水通阳降逆；人参、甘草益气健脾以扶正；白前降气祛痰；饮邪内结郁久化热，故用黄芩清泄郁热。诸药共奏逐邪安正之功。

本方与厚朴麻黄汤均治疗寒饮夹热的咳嗽上气，两方需加以鉴别。

【讨论】本篇所论咳嗽上气虽以标实急发为主，亦有兼夹正虚的病情。本证邪实兼正虚，故以祛邪为主，兼以扶正。杂病的病因往往具有复杂性，故治疗应综合考虑。本证属水饮为患，邪结于里而偏于胸胁，以寒饮夹热，邪实兼正虚为主要病机，咳喘为主症。临证选方应抓住咳喘、脉沉、胸中有水气致胸胁引痛，或见身肿、小便不利等要点。泽漆汤可治疗具有上述证机的肺气肿、肺心病、细菌性胸膜炎、结核性胸膜炎、胸腔积液及肺部癌肿等。

3. 表寒里饮夹热

【原文】肺脹，咳而上氣，煩躁而喘，脉浮者，心下有水，小青龍加石膏湯主之。(14)

原文14
诵读

小青龍加石膏湯方：《千金》證治同，外更加脇下痛引缺盆。

麻黄　芍藥　桂枝　細辛　甘草　乾薑各三兩　五味子　半夏各半升　石膏二兩

上九味，以水一斗，先煮麻黄，去上沫，内諸藥，煮取三升。强人服一升，羸者減之，日三服，小兒服四合。

【提要】本条论述外寒内饮夹热的咳喘证治。

【释义】素有水饮内伏，复感风寒而诱发肺胀。心下有水，上逆犯肺，肺失宣降，故喘咳

上气;饮郁化热,内扰心神,故烦躁;风寒袭表,故脉浮。证由为外寒内饮夹热所致,治用小青龙加石膏汤解表化饮,清热除烦。方中麻黄、桂枝发汗解表,宣肺平喘;半夏、干姜、细辛温化水饮,散寒降逆;芍药、五味子收敛肺气,以防宣散太过;石膏清热除烦,与麻黄相合,又可发越水气;甘草调和诸药。

本方与越婢加半夏汤均治肺胀,但两者相异之处甚显,两方需加以鉴别。

方证鉴别

拓展阅读

【讨论】仲景善用石膏清肺胃之热,尤其水饮夹热,病位偏上或近表者,更是常与麻黄相配,如越婢加半夏汤、厚朴麻黄汤及本方。用量也灵活变化,重者用至半斤,轻者如鸡子大或二两。运用本方要紧扣外寒里饮、饮郁化热、饮甚于热的病机。辨证要点有咳喘、痰多清稀、烦躁、恶寒发热、无汗、脉浮。本方常用于支气管哮喘,急、慢性支气管炎,肺气肿等符合上述证机者。

此条原文,当与《伤寒论》第38、40条结合一起学习。

【医案精选】孙某,女,46岁。时值炎夏,夜开空调,当风取凉,患咳嗽气喘甚剧。西医用进口抗肺炎之药,不见效果,又延中医治疗亦不能止。请刘老会诊:患者咳逆倚息,两眉紧锁,显有心烦之象。舌质红绛,苔则水滑,脉浮弦,按之则大。诊断为外寒里饮蕴肺。处方:麻黄4g,桂枝6g,干姜6g,细辛3g,五味子6g,白芍6g,炙甘草4g,半夏12g,生石膏20g。2剂,水煎服。方证相合,仅服2剂,则喘止人安,能伏枕而眠。(陈明,刘燕华,李芳.刘渡舟临证验案精选.北京:学苑出版社,1996:20-21)

(五)肺胃阴虚气逆

【原文】大逆①上氣,咽喉不利,止逆下氣者,麥門冬湯主之。(10)

麥門冬湯方

麥門冬七升　半夏一升　人參二兩　甘草二兩　粳米三合　大棗十二枚

上六味,以水一斗二升,煮取六升,溫服一升,日三夜一服。

原文10
诵读

【校注】

① 大逆:徐彬、尤怡、吴谦等注本作"火逆"。

【提要】本条论述虚火咳喘的证治。

【释义】本证是因肺胃津液耗损、虚火上炎所致。津伤则阴虚,阴虚火旺,虚火上炎,肺胃气逆,故见咳喘;咽喉为肺胃之门户,肺胃津伤,津不上承,故咽喉干燥不利,咳痰不爽。本病虽见于肺,实源于胃,胃阴不足,则肺津不继。治用麦门冬汤清养肺胃,止逆下气。方中重用麦冬,以其甘寒润肺养胃、清虚热为主;辅以人参、甘草、大枣、粳米益气生津,以滋胃阴,胃得养则气能生津,使肺得滋养,此即"培土生金"之意;佐以少量半夏降逆化痰,其性虽辛温,但与大量清润滋阴药同用,故不嫌其燥,且麦冬配半夏,则滋而不腻。诸药合用,使津液复,虚火降,逆气平,则咳喘自愈。

【讨论】本方配伍用药有两处值得体悟,一是大量滋润药配以少量温燥药;二是阴虚火逆证中辅以益气生津药。本方主治证为"上气",条文亦列于咳嗽上气病中,然多数医家根据《肘后备急方》用本方"治肺痿咳唾涎沫不止,咽喉燥而渴",认为此条属虚热肺痿之证治。清代沈明宗说:"余窃拟为肺痿之主方也。"其实,关键在方证病机相合,故可异病同治也。

本方证病机为肺胃津亏,阴虚内热,肺胃气逆。主症有咳逆上气,咽喉不利,咯痰不爽,口干欲得凉润,手足心热,舌红少苔,脉象虚数等。可用于慢性咽炎、慢性支气管炎、百日咳、肺结核、硅肺等具备上述证机者;此外,与本方证病机相合的妊娠咳逆、糖尿病、慢性胃炎、胃及十二指肠溃疡以及鼻咽癌、肺癌、喉癌、食管癌放射治疗后出现口干、咽干、舌红少津等毒副反应,也可用本方治疗。

【医案精选】李某,女,75岁,1981年1月22日初诊。高年形瘦体弱,素来不禁风寒,不耐劳作。稍受外感则每易发热咳嗽,稍有劳累则必定气喘息促。半月前因外感发热咳嗽,未得及时治疗,迁延时日,至今虽外邪自解,但口干咽燥,气喘息促,咳嗽频繁,吐出大量白色涎沫。面色萎黄,纳食少进,口淡乏味,精神疲惫,卧床不起。脉虚缓,舌质淡红少苔。此属肺痿之证,气阴二伤。治拟《金匮》麦门冬汤培土生金,以降冲逆。处方:麦冬12g,党参12g,制半夏6g,炙甘草10g,大枣7枚,茯苓10g,粳米1把(自加)。1月25日复诊:服药3剂,纳食增加,口干、咳嗽大有转机,精神好转,已能起床活动。然仍面色萎黄,脉缓右关虚大,苔薄而略干。脾气大虚,胃阴亦伤,再用前方加山药12g,炙黄芪10g。服7剂后,诸证悉除,已能操持家务。[连建伟.重温《金匮》谈肺痿.浙江中医学院学报,1982,(2):24-25]

【选注】清·喻昌:"此胃中津液干枯,虚火上炎之证,治本之良法也。夫用降火之药而火反升,用寒凉之药而热转炽者,徒知与火热相争,未思及必不可得之数,不惟无益,而反害之。凡肺病有胃气则生,无胃气则死。胃气者,肺之母气也。《本草》有知母之名者,谓肺藉其清凉,知清凉为肺之母也;有贝母之名者,谓肺借其豁痰,实豁痰为肺之母也。然屡施于火逆上气,咽喉不利之证,而屡不应,名不称矣。孰知仲景有此妙法,于麦冬、人参、甘草、粳米、大枣,大补中气,大生津液,增入半夏之辛温一味,其利咽下气,非半夏之功,实善用半夏之功,擅古今未有之奇矣。"(《医门法律》)

附　方

1.《外台》炙甘草汤

【原文】《外臺》炙甘草湯:治肺痿涎唾多,心中溫溫液液[1]者。方見虛勞中。

【校注】

① 温温液液:温温,作蕴蕴解,即郁郁不舒。温温液液,此指郁郁不舒,泛泛欲吐。

【提要】本条为肺痿阴阳俱虚证治。

【释义】肺痿有虚热、虚寒之分,但总不离肺气痿弱不振。肺气痿弱,气不布津,聚而成涎,上逆外出,故涎唾多;肺胃阴虚,胃气失于和降,则郁郁不舒,泛泛欲吐。既以炙甘草汤主治,提示本证属肺痿阴阳两虚证,故治以滋补阴液,助阳益气。方中重用炙甘草合人参、大枣补中益气,培土生金;炙甘草配桂枝、生姜又可温助阳气,合之以温复肺气;重用生地黄合麦冬、阿胶、麻仁滋养阴液,以补益肺胃之阴津。待肺胃阴足,肺脾气振,则肺痿则愈。

2.《千金》甘草汤

【原文】《千金》甘草湯[1]

甘草

上一味,以水三升,煮减半,分温三服。

【校注】

① 邓珍本缺主治和药量,《备急千金要方·卷十七·肺痿》:"治肺痿涎唾多出血,心中温温液液,甘草汤方。《千金翼》名温液汤。甘草二两,㕮咀,以水三升,煮取一升半,去滓,分三

服。"可参。

【提要】本条为治疗肺痿轻症之方。

【释义】方中甘草性味甘平,补脾益气,生品微寒可清热,亦寓培土生金意,故可治肺痿轻证。

3.《千金》生姜甘草汤

【原文】《千金》生薑甘草湯:治肺痿,咳唾涎沫不止,咽燥而渴。

生薑五兩　人參三兩　甘草四兩　大棗十五枚①

上四味,以水七升,煮取三升,分溫三服。

【校注】

① 大枣十五枚:《备急千金要方·卷十七·肺痿》大枣作十二枚。

【提要】本条论述肺痿气津两亏的证治。

【释义】肺气痿弱不振,不能敷布津液,聚而为痰,随肺气上逆,故咳吐涎沫不止;肺之阴津不足,不能上润,故咽燥而渴。治用生姜甘草汤,使肺气复,津液生,则肺痿可愈。

沈明宗云:"即炙甘草汤之变方也。甘草、人参、大枣益气扶脾而生津,以生姜辛温宣气行滞化涎沫。俾胃中津液,溉灌于肺,则泽槁回枯,不致肺热叶焦,为治肺痿之良法也。"

4.《千金》桂枝去芍药加皂荚汤

【原文】《千金》桂枝去芍藥加皂莢湯:治肺痿,吐涎沫。

桂枝　生薑各三兩　甘草二兩　大棗十枚　皂莢一枚(去皮子,炙焦)

上五味,以水七升,微微火煮取三升,分溫三服。

【提要】本条论述虚寒肺痿的又一治法。

【释义】《备急千金要方·卷十七·肺痿》所载为:"治肺痿吐涎沫不止,桂枝去芍药加皂荚汤方。"方取桂枝汤去芍药,恐其味酸微寒对肺气虚寒、痰涎壅滞不利;加皂荚涤痰利涎通窍;桂枝、生姜辛甘而温以振奋肺阳。诸药合之,共成平喘攻痰之峻剂。

5.《外台》桔梗白散

【原文】《外臺》桔梗白散:治咳而胸滿,振寒脉數,咽乾不渴,時出濁唾腥臭,久久吐膿如米粥者,爲肺癰。

桔梗　貝母各三分　巴豆一分(去皮,熬,研如脂)

上三味,爲散,強人飲服半錢匕,羸者減之。病在膈上者吐膿血,膈下者瀉出,若下多不止,飲冷水一杯則定。

【提要】本条论述肺痈脓成重证正不虚的证治。

【释义】本条与前桔梗汤条所述证候相同,但分别用两方治疗。病势较轻者,用桔梗汤排脓解毒;病势较重,且形体壮实者,则宜用本方。方中桔梗开提肺气,祛痰排脓;贝母清化热痰;巴豆逐脓下出。药后,若下之太过,可饮冷水以减巴豆峻下之势。

6.《千金》苇茎汤

【原文】《千金》葦莖湯:治咳有微热,煩滿,胸中甲錯,是爲肺癰。

葦莖二升　薏苡仁半升　桃仁五十枚　瓜瓣半升

上四味,以水一斗,先煮葦莖,得五升,去滓,内諸藥,煮取二升,服一升,再服,當吐如膿。

笔记栏

方歌

小结导图

【提要】本条论述肺痈成脓的证治。

【释义】痰热蕴肺,肺气不利,故咳嗽、胸满;热入营分,内扰心神,故微热、心烦;瘀血内结,新血不生,肌肤失养,故胸中皮肤甲错。治以苇茎汤清肺化痰、活血排脓。方中苇茎清肺泄热;瓜瓣、薏苡仁排脓消痈;桃仁活血化瘀。诸药合用,组成治疗肺痈的常用方剂。

小结

本篇分别论述了肺痿、肺痈、咳嗽上气三种病证的病因病机及辨证治疗,具体要点如下:

肺痿即肺气痿弱不用,故短气,多唾浊沫,为肺之虚劳。分为阴虚和阳虚。阴虚肺热,气烁而痿,则为虚热肺痿,此证临床多见,但篇中未出方治,后世医家主张用麦门冬汤。若虚热肺痿日久迁延不愈,阴损及阳,最终可转化为虚寒肺痿;也可由发病之初,素体阳虚,肺中虚冷,病从寒化所致。总属上焦阳虚,肺中虚冷,气沮而痿。

肺痈为外感风邪热毒引起肺生痈脓。本篇将其病理演变分为三个阶段,即表证期、酿脓期、溃脓期。由此,温病卫气营血辨证雏形可见一斑。初期有表证者,即"风伤皮毛"阶段,以疏风清热解毒为主。表邪不解,"风舍于肺","热伤营血",则结而为痈,此时又当分为酿脓期和溃脓期两个阶段,酿脓期多见实证,治宜清热泻肺;溃脓之后,正气多伤,应排脓解毒,用药不宜峻猛。

咳嗽上气当辨虚实、寒热、表里、上下,伏邪和新感,痰蕴还是饮盛。本篇详论实证而略论虚证,属虚者有肺肾之别,篇中列举了肺胃阴虚气逆与肾不纳气;属实以饮邪所致最多,且常兼外邪,或寒热错杂,亦有实中兼虚。对于实证,本篇重视祛邪,宣降肺气。其祛饮多以辛散温化为主,酌兼酸收。

从本篇来看,仲景治疗肺系疾病用药规律,咳嗽上气阴虚重用麦冬配半夏滋阴降逆,肺痿阳虚用甘草配干姜辛甘升阳;肺痈用桔梗宣肺排脓;治疗肺胀主用麻黄,肺有寒饮多用半夏、干姜、细辛、五味子,饮郁化热烦躁用石膏,痰浊黏稠用皂荚等。仲景尤重药物配伍后的不同作用趋向,而将其应用于不同的病理趋势。如麻黄与桂枝配伍,重在发汗解表;麻黄与石膏配伍,重在平喘,兼清里热;麻黄与射干配伍,重在开痰散结;麻黄与厚朴、杏仁配伍,重在宣肺理气除满;麻黄与细辛、生姜、款冬花、紫菀、半夏等同用,重在宣肺散寒、止咳化痰。

(喻　嵘)

复习思考题

1. 试述小青龙加石膏汤证、越婢加半夏汤证、射干麻黄汤证的异同。

2. 试述虚热肺痿吐浊唾涎沫的机理。

3. 虚热肺痿的主症、治法及方药是什么?

4. 仲景论治咳嗽上气病,麻黄与石膏同用的方剂有哪几首?说明其配伍作用及临床适应证。

5. 试述厚朴麻黄汤证与泽漆汤证的异同。

扫一扫
测一测

奔豚气病脉证治第八

PPT 课件

学习目标

1. 掌握奔豚气病的主症及辨证论治。
2. 熟悉奔豚气病的基本诊治思路。
3. 了解奔豚气病的概念及成因。
4. 背诵原文：1、2。

本篇专论奔豚气病的成因与证治。奔豚气病特征明显，是一种发作性的疾病，以患者自觉气从少腹上冲胸咽，发作时胸腹闷痛或咽喉窒塞，痛苦难以忍受，发作后即如常人为特征的疾病。

奔豚气病的发生与肝、肾、心、冲脉关系密切，多因情志失调，肝气郁结，化火上逆；或误汗后心阳虚，肾中寒水之气上逆而成。治疗以平肝降逆、温阳降逆为主。

奔豚气

一、病因病机

【原文】師曰：病有奔豚，有吐膿，有驚怖，有火邪，此四部病皆從驚發得之。師曰：奔豚病，從少腹起，上衝咽喉，發作欲死，復還止，皆從驚恐得之。(1)

【提要】本条论述奔豚气病的病因和主症。

原文 1
诵读

【释义】条文举出奔豚、吐脓、惊怖、火邪四部病，但只对奔豚进行论述。本病系一种情志病，每与惊恐等情志因素有关。条文所言的惊恐是泛指七情诸类过极的致病因素，惊伤心神，恐伤肾志，故惊恐是诱发本病的重要原因。其病机为惊恐恼怒等情志因素伤及心肝肾，或肝气郁结，化火上逆；或心肾阳虚，下焦寒水之气上逆，循冲脉上冲至心、胸、咽喉部而发生奔豚气病。

【讨论】"皆从惊恐得之"，是言奔豚气病的发病原因，多为惊恐等过度的情志刺激所致。此"惊恐"泛指七情诸类精神致病因素。情志不遂，肝郁化火，气火上逆，引动冲脉经气上逆，发为奔豚。如平素心肾阳虚，又遭大惊卒恐，更伤心肾，阳不制阴，则下焦阴寒上逆，引动冲脉经气上冲，也可发为奔豚。此外，如本篇第3、4条所论，误汗伤及心阳，下焦阴寒上逆，或水饮内动，均可引动冲气上逆而发为奔豚。因此，"皆从惊恐得之"，应理解为奔豚气病多因情志因素所致，惊恐是导致本病的主要情志因素，而除情志因素之外，其他原因也可引发该病。

【选注】清·魏荔彤："奔豚气病者，气病也，气之铤而走险，有迫而致者也。"（《金匮要略方论本义》）

85

清·程林："篇中只有奔豚一证,而吐脓、惊怖、火邪皆简脱,必有缺文。"(《金匮要略直解》)

二、证治

(一) 肝郁气逆

【原文】奔豚氣上衝胸,腹痛,往來寒熱,奔豚湯主之。(2)

奔豚湯方

甘草 芎藭 當歸各二兩 半夏四兩 黃芩二兩 生葛五兩 芍藥二兩
生薑四兩 甘李根白皮一升

上九味,以水二斗,煮取五升,溫服一升,日三夜一服。

【提要】本条论述肝郁气逆奔豚证治。

【释义】腹痛、气上冲胸,即指奔豚主症而言。恼怒伤肝,致肝气郁结,气郁化火,引动冲气上逆而发奔豚,故气上冲胸;肝郁气滞,经脉不畅,故腹痛;往来寒热则因肝郁化火,传之于胆,影响少阳枢机不利,故此往来寒热是奔豚气发于肝的特征,但非奔豚必具之症。治用奔豚汤调肝清热、平冲降逆。方中甘李根白皮为治奔豚气之专品,善平冲降逆,并清肝热;葛根、黄芩清少阳之热,当归、川芎、芍药养血调肝,芍药配甘草缓急止痛,半夏、生姜和胃降逆,体现泻肝实脾、肝脾同治之意。诸药合用,使肝脾和调,热清逆降,冲气平复,则诸症自除。

【讨论】本方以甘李根白皮为主药,重在发挥其平冲降逆的独特作用。《外台秘要》载治奔豚方十三首,其中有本品者八首,可知本品为治奔豚气之专药。若无甘李根白皮,有以川楝子、桑白皮或赭石代之者。

【选注】清·尤怡:"此奔豚之气发于肝邪者,往来寒热,肝脏有邪,而气通于少阳也。肝欲散,以姜、夏、生葛散之;肝苦急,以甘草缓之;芎、归、芍药理其血;黄芩、李根下其气。桂、苓为奔豚主药而不用者,病不由肾发也。"(《金匮要略心典》)

【医案精选】郑某,男,65岁,离休干部,1991年初诊。气上冲胸7天。数日来,因返故里探亲及处理家务而连日饮酒,7天前午餐饮高度酒约400ml,是晚突感有一股气状物自小腹上冲心胸,有时冲抵咽喉,胸腹胀痛难忍,全身冷汗,恶心欲吐,肢体乏力,急倚坐闭目,继之神识朦胧、模糊不清。约10分钟后,冲气渐平,症状渐缓解,发作过后感觉如常。后每日发作2~3次,其状大致相同,惟有时伴先恶寒,继之身热,口中苦涩,食纳一般,大便干,2~3日一行。查心电图均大致正常,诊为"冠心病、不稳定型心绞痛",其因不愿住院而就诊于余。证如上述,舌质红体胖,苔白厚,腹部按诊无积块,脉弦。诊为奔豚气。治则:养血平肝,和胃降逆。拟奔豚汤加减:当归12g,白芍15g,川芎12g,葛根9g,清半夏15g,炙甘草10g,生姜10g。3剂,水煎服。11月27日二诊:首剂头煎于晚饭后服下,是夜发作2次,症为小腹气胀,欲上冲而未上冲,但胀痛较前显著减轻,无汗出及神识障碍;服次剂首煎后,是夜凌晨4~5时许发作一次,症为轻度气胀,有欲上冲之感,2日未大便,查心电图无变化。原方加大黄6g,通腑以清热,继服3剂。11月30日三诊:夜间偶有欲动未作,昨因饮酒,至夜又出现气冲一次,但症状轻,嘱其戒酒,再取3剂。12月3日四诊:近日症未发,大便日一行、稍干,上方去大黄,加火麻仁15g,再服3剂。后告痊愈。[范春光,范景峰.奔豚气治验1则.河南中医,1997,17(6):336]

(二) 阳虚寒逆

【原文】發汗後,燒針令其汗,針處被寒,核起而赤者,必發奔豚,氣從小腹上

至心,灸其核上各一壯,與桂枝加桂湯主之。(3)

桂枝加桂湯方

桂枝五兩　芍藥三兩　甘草二兩(炙)　生薑三兩　大棗十二枚

上五味,以水七升,微火煮取三升,去滓,溫服一升。

【提要】本条论述因误汗后阳虚寒逆奔豚的证治。

【释义】汗后伤阳,又烧针复发其汗,阳气大伤,卫外不固,外寒乘虚从针孔而入,致局部血行瘀滞,故见核起而红。汗损心阳,心火不能下济肾水,阴寒之气上逆,引动冲气,故发奔豚气病。当内外并治,外用灸法以温经散寒,内服桂枝加桂汤以助阳散寒、平冲降逆。

【选注】清·尤怡:"此肾气乘外寒而动,发为奔豚者。发汗后烧针复汗,阳气重伤,于是外寒从针孔而入,通于肾,肾气乘外寒而上冲于心,故须灸其核上,以杜再入之邪,而以桂枝汤外解寒邪,加桂内泄肾气也。"(《金匮要略心典》)

(三)阳虚饮动

【原文】發汗後,臍下悸者,欲作奔豚,茯苓桂枝甘草大棗湯主之。(4)

茯苓桂枝甘草大棗湯方

茯苓半斤　甘草二兩(炙)　大棗十五枚　桂枝四兩

上四味,以甘爛水一斗,先煮茯苓,減二升,内諸藥,煮取三升,去滓,溫服一升,日三服。甘爛水法:取水二斗,置大盆内,以杓揚之,水上有珠子五六千顆相逐,取用之。

【提要】本条论述误汗后阳虚饮动欲作奔豚的证治。

【释义】病者下焦素有水饮内停,气化不利,复因发汗过多伤及心阳,致水饮内动,以致脐下筑筑跳动,有发生奔豚的趋势,故曰"欲作奔豚"。治以茯苓桂枝甘草大枣汤温阳利水、降逆平冲。方中以茯苓、桂枝为主,通阳化饮,平冲降逆;甘草、大枣培土制水;此外,茯苓、桂枝合用还能交通心肾以治动悸;甘澜水其性行而不滞,此处用之避免助水饮之邪。

【讨论】第3条和第4条皆为阳虚寒性奔豚气病,临床表现均有冲气内动,病因病机皆为误汗伤阳,心阳不足,下焦阴邪上逆,引动冲气,病位均在心、肾,治法都是温阳降逆;用药均有桂枝、炙甘草、大枣。两证病机不同,其区别主要在于有无水饮。第4条为汗后阳虚,水饮内动,欲作奔豚,由下焦有形之寒饮上逆,影响冲气所致,病情较轻,病势较缓,故重用茯苓通利水饮,以防冲逆;第3条是汗后感寒,奔豚已发,由下焦无形之阴寒上逆,引动冲气所致,病情较重,病势较急,故重用桂枝通阳平冲降逆。

【选注】清·尤怡:"此发汗后心气不足,而后肾气乘之,发为奔豚者。脐下先悸,此其兆也。桂枝能伐肾邪,茯苓能泄水气。然欲治其水,必益其土,故又以甘草、大枣补其脾气。甘澜水者,扬之令轻,使不益肾邪也。"(《金匮要略心典》)

方歌

🏠 小结

本篇论述奔豚气病的病因病机及证治。本病的病因,多为惊恐等过度的情志刺激,其次为误汗伤阳,复感外寒,或下焦素有水饮,复又误汗伤阳。无论何因所致,总与冲脉有关,并涉及肝、肾、心三脏。本病的主症为气从少腹上冲胸、咽喉,发作欲死,复还止。奔豚气病有属寒、属热之别,临证应予以鉴别。属热者,多为肝郁化热、冲气上逆,宜治肝,选用奔豚汤清泄肝邪、降逆止痛;属寒者,多因阳虚寒逆或饮动,宜治心肾,如为肾

小结导图

笔记栏

阳不足,寒气上冲,宜外用灸法以散外寒,内服桂枝加桂汤,温阳散寒,止冲降逆;如为肾阳不足,水饮内动,当用茯苓桂枝甘草大枣汤,温阳利水防冲。

(韩洁茹)

扫一扫
测一测

复习思考题

1. 桂枝加桂汤与茯苓桂枝甘草大枣汤同治奔豚气病,两者有何不同?
2. 简述奔豚汤方证。

胸痹心痛短气病脉证治第九

PPT 课件

学习目标

1. 掌握胸痹心痛的辨证论治。
2. 熟悉胸痹心痛的病因病机。
3. 了解胸痹、心痛和短气的概念及合篇意义。
4. 背诵原文：1、3、4、5、9。

本篇主要论述胸痹、心痛的病因病机和证治。胸痹是以胸膺满闷窒塞，甚至疼痛为主的病证。心痛是以心窝部疼痛，甚或贯通胸背为主症的病证。短气是指呼吸迫促，呼吸之气不相接续，为胸痹、心痛病常见的伴随症状。因胸痹、心痛的病因病机相同，病位邻近，均有疼痛症状，可相互影响或合并发生，故合为一篇论述。从具体条文来看，本篇重点论胸痹。

一、胸痹、心痛病机

【原文】师曰：夫脉当取太过不及^①，陽微陰弦^②，即胸痹而痛，所以然者，責其極虛也。今陽虛知在上焦，所以胸痹、心痛者，以其陰弦故也。(1)

原文1
诵读

【校注】

① 太过不及：指脉象改变。盛于正常为太过，弱于正常为不及。《脉经》《备急千金要方》"太过"后有"与"字。

② 阳微阴弦：关前为阳，关后为阴。阳微，指寸脉微；阴弦，指尺脉弦。

【提要】本条是通过脉象论述胸痹、心痛的病因病机。

【释义】临证诊脉应首辨其太过与不及。因为一切疾病的发生都离不开邪盛和正虚两个方面。太过之脉主邪盛，不及之脉主正虚。"阳微"指寸脉微，寸脉主上焦，故阳微主上焦阳气不足、胸阳不振，为不及之脉。"阴弦"指尺脉弦，尺脉主下焦，故阴弦主下焦阴寒过盛、水饮内停，为太过之脉。"阳微阴弦"指明了上焦阳虚，下焦阴寒水饮之邪得以乘虚上居阳位，邪正相搏，胸阳痹阻，不通则痛，故导致胸痹心痛。邪之所凑，其气必虚，阴寒之邪痹阻心胸，是胸中阳气"极虚"的缘故，但极虚非虚衰至极，只是虚弱较甚之意。"今阳虚知在上焦，所以胸痹、心痛者，以其阴弦故也"指出了上焦胸阳之虚与下焦阴邪之盛是构成胸痹心痛不可或缺的两个方面，两者共同导致胸痹、心痛。

【讨论】诊脉之太过与不及，可以辨病之虚实。胸痹、心痛属本虚标实、虚实夹杂之病，故首当分清标本虚实。以脉理推测病机是仲景常用之法，本条最具代表性。

关于阳微阴弦之"阴阳"的认识,注家意见不一。归纳起来,不外三种见解:一种认为是脉浮为阳,脉沉为阴;一种认为是右脉为阳,左脉为阴;一种认为是寸脉为阳,尺脉为阴。根据本篇第3条将脉分为寸口、关上,则本条应以第三种意见为妥。

【选注】清·尤怡:"阳微、阳不足也。阴弦、阴太过也。阳主开,阴主闭,阳虚而阴干之。即胸痹而痛。痹者闭也。夫上焦为阳之位,而微脉为虚之甚,故曰责其极虚,以虚阳而受阴邪之击,为心痛。"(《金匮要略心典》)

【原文】平人無寒熱,短氣不足以息者,實也。(2)

【提要】本条承上条续论胸痹、心痛的病因病机。

【释义】某些胸痹心痛病者,在邪轻病微,或者未发作时,虽形似常人,但可在不感受外邪、无恶寒发热表证的情况下,突发胸膈痞塞、气短,甚至呼吸困难等症状,这是痰浊、水饮、瘀血、宿食等阴寒邪气壅滞胸中、阻碍气机升降所致,故曰"实也"。

【讨论】胸痹、心痛病的基本病机为正虚邪实。是与上条"极虚"所指的本虚相对照,上条强调正虚,本条强调邪实。两者指明胸痹、心痛既有胸阳不足而正虚的一面,又有阴邪内阻而邪实的一面,临证之时,或以本虚为主,或以邪实为主,应仔细辨别。

【选注】清·尤怡:"平人、素无疾之人也。无寒热、无新邪也。而乃短气不足以息,当是里气暴实。或痰、或食或饮,碍其升降之气而然。盖短气有从素虚宿疾而来者,有从新邪暴遏而得者,二端并否,其为里实无疑,此审因察病之法也。"(《金匮要略心典》)

二、胸痹证治

(一) 典型证治

【原文】胸痹之病,喘息咳唾,胸背痛,短氣,寸口脉沉而遲,關上小緊數,栝樓薤白白酒①湯主之。(3)

栝樓薤白白酒湯方

栝樓實一枚(搗)　薤白半升　白酒七升

上三味,同煮,取二升,分溫再服。

【校注】

① 白酒:米酒初熟者称为白酒。

原文3
诵读

【提要】本条论述胸痹病的典型证候和治疗主方。

【释义】喘息咳唾、胸背痛、短气是胸痹病的主症。胸阳不振,阴邪上乘,痰浊阻滞,胸阳不宣,心脉痹阻,胸背之气痹而不通,故胸背痛;寒饮上乘,邪阻气滞,肺失宣降,故短气、喘息咳唾。寸候上焦,寸口脉沉而迟是主上焦阳虚,胸阳不振;关候中焦,关上小紧主中焦停饮,阴寒内盛。此脉象与第一条"阳微阴弦"同义,皆反映了胸痹病阳虚阴盛、本虚标实的基本病机。治宜通阳散结,豁痰下气,方用栝楼薤白白酒汤,方中栝楼苦寒滑利,豁痰下气,宽畅胸膈;薤白辛温,通阳散结以止痹痛,《灵枢·五味》篇有"心病宜食薤"之说;白酒辛温轻扬,宣散通阳,可助药势。三药合之,使胸阳宣畅,痹阻得通,诸症得解。

【讨论】①胸痹病主症有喘息咳唾、胸背痛、短气,其中胸背痛、短气是辨病关键。本条所论为胸痹主要脉症,故以下条文凡冠以"胸痹"者,多包括本条脉症在内。②栝楼实长于涤痰利气宽胸,但性寒,故配辛温通阳散结的薤白,以去性取用,如此巧妙配伍,构成了宣痹通阳、涤痰宽胸的经典药对。③本方是治疗胸痹的主方,凡属痰饮痹阻胸中,胸阳被遏,以胸闷、胸痛、短气、喘息咳唾为主症的病证,皆可用之。临床常用于治疗符合上述证机的心、肺疾病和胸胁等疾患,如冠心病心绞痛、肋间神经痛、支气管哮喘、胸部软组织损伤、非化脓性肋软骨炎等。临床应用时可酌情加入丹参、川芎等活血化瘀药或姜半夏等化痰药,可提高疗效。方中白酒,不必拘泥于米酒,可用高粱酒或绍兴酒等替代,用量因人因证而异。可与水同煎,也可以酒兑药服用。

（二）痰饮壅盛

【原文】胸痹不得卧,心痛徹背者,栝樓薤白半夏湯主之。(4)

栝樓薤白半夏湯方

栝樓實一枚（搗） 薤白三兩 半夏半斤 白酒一斗

上四味,同煮,取四升,溫服一升,日三服。

原文 4
诵读

【提要】本条承上条继论胸痹病痰饮壅盛的证治。

【释义】既冠以"胸痹",可知应具备喘息咳唾、胸背痛、短气等胸痹的主症。但病情较上条为重,由喘息咳唾、短气加重至不得平卧,胸背痛进展至心痛彻背,表明痰饮壅盛,痹阻更甚。心之俞在背,心阳被阻,不能布达,故牵引背部而痛。故在栝楼薤白白酒汤的基础上增加辛温之半夏,加强化痰逐饮降逆的功效。

【讨论】①本条胸痹病的主症是喘息不能平卧,心痛彻背,以方论证,当有苔腻等症状。②病有轻重,用药也应有相应的变化。本条胸痹病较栝楼薤白白酒汤证为重,故在加入半夏的基础上,白酒用至一斗,从日二服改至日三服。皆为增强通阳止痛,逐饮散结之目的。可见,证变,不仅药变,服药方法也应调整,方能切合病情。③本方常用于符合上述证机的心绞痛、慢性胃炎、胸膜炎、肋间神经痛、乳腺增生等。因痰饮壅阻易致气滞血瘀,故本方可适当加入活血化瘀之药。

【医案精选】朱右,诊脉左弦右涩,胸痹心痛,痛引背俞,食入梗胀,甚则泛吐,舌苔白腻。此寒客中焦,厥气上逆,犯胃贯膈,浊阴闭塞所至。拟瓜蒌薤白半夏汤加味。瓜蒌皮三钱,薤白头酒炒钱半、仙半夏、云茯苓各三钱,枳实炭一钱,陈皮一钱,蔻壳八分,砂仁研(后下)八分,制川朴一钱,范志曲二钱,生姜二片,陈香橼皮八分。(丁甘仁.丁甘仁医案续编.上海:上海科学技术出版社,2001:71)

（三）气结在胸偏虚偏实

【原文】胸痹心中痞①,留氣結在胸,胸滿,脇下逆搶心②,枳實薤白桂枝湯主之;人參湯亦主之。(5)

枳實薤白桂枝湯方

枳實四枚 厚朴四兩 薤白半斤 桂枝一兩 栝樓一枚（搗）

上五味,以水五升,先煮枳實、厚朴,取二升,去滓,內諸藥,煮數沸,分溫三服。

人參湯方

人參 甘草 乾薑 白术各三兩

上四味,以水八升,煮取三升,溫服一升,日三服。

原文 5
诵读

【校注】

① 心中痞:指心胸或胃脘部有痞塞不通感。《备急千金要方》作"心中痞,气结在心"。《外台秘要》作"心中痞坚硬,留气结于胸中"。《金匮玉函经》作"心下痞气,气结在胸"。

② 胁下逆抢心:抢(qiāng),撞、冲之意。是指胁下气逆上冲心胸。

【提要】本条论述胸痹气结在胸偏虚、偏实的证治。

【释义】胸痹为阳虚阴盛的虚实夹杂证,有偏虚、偏实的不同。本条是在前述胸痹主症的基础上,又见心中痞闷、胸满、胁下之气上逆攻冲心胸等,病位从胸膺部扩展到胃脘及两胁,形成了胸胃同病的证候。以方测证,枳实薤白桂枝汤证偏实,属有形之气滞,所以除原文所述外,可见腹胀、大便不畅、舌苔厚腻、脉弦紧或弦滑,此乃胸阳不振,停痰蓄饮上逆,结滞胸中所致。治宜通阳宣痹,泄满降逆。方中栝楼豁痰下气,宽胸开结;薤白、桂枝宣痹通阳,平降逆气;枳实、厚朴行气散结,消痞除满。人参汤证偏虚,属无形之气痞,可兼倦怠乏力,气少懒言,四肢欠温,大便溏泄,舌淡,脉迟弱无力等,此为中阳虚衰,寒凝气滞。治宜温中益气,扶助中阳。方中人参、甘草补气以助阳气运行;白术健脾以消痰浊;干姜温阳散结以消痞满。诸药合用,使阳气振奋,阴霾得散,诸症悉除。体现了"塞因塞用"之意。人参汤与《伤寒论》理中汤的药物组成与用量相同,但理中汤用炙甘草,人参汤用生甘草。

方证鉴别

【讨论】本条不仅同病,而且症有相似之处。但毕竟虚实有别,导致胸中气机郁滞的原因不一样,故辨证不同,用方亦异。体现了仲景辨证同中求异,注重比较的同病异治思想,同为胸痹,偏于实的用枳实薤白桂枝汤,偏于虚的用人参汤。

两方都治疗胸痹气结在胸,两者证治需鉴别。

【医案精选】李某,女,45岁。患冠心病、心绞痛数年。近3个多月以来胸骨后和心前区阵发性闷痛,经常倦怠乏力,食少便溏,脘腹胀满,心动悸,脉沉而结(心率60次/分,每分钟间歇3~5次),舌淡紫、体胖,苔白腻。久服通阳活血药如栝楼薤白半夏汤合冠心Ⅱ号方(丹参、川芎、红花、赤芍、降香)加减,疗效不佳。转求笔者诊治。分析上述方药只能治标,不能治本,应结合病机标本兼治。予通阳活血方中加入人参汤,水煎服。服药4剂,诸症减轻,期前收缩减少。守方服用20多剂,胸痛、心悸很少复发。(吕志杰.金匮杂病论治全书.北京:中医古籍出版社.1995:183)

(四) 饮阻气滞

【原文】胸痹,胸中氣塞,短氣,茯苓杏仁甘草湯主之;橘枳薑湯亦主之。(6)

茯苓杏仁甘草湯方

茯苓三兩　杏仁五十個　甘草一兩

上三味,以水一斗,煮取五升,溫服一升,日三服。不差,更服。

橘枳薑湯方

橘皮一斤　枳實三兩　生薑半斤

上三味,以水五升,煮取二升,分溫再服。《肘後》《千金》云:治胸痹,胸中愊愊如滿,噎塞習習如癢,喉中澀,唾燥沫。

【提要】本条论述胸痹饮阻气滞轻证的不同证治。

【释义】条首虽冠以胸痹,后又列出胸中气塞、短气,可见本证未至胸背痛,属于胸痹病轻证。从方药以宣畅气机,化饮降逆为主,未用通阳宣痹的栝楼、薤白,推知其病机为饮阻气滞,但有偏于饮邪和偏于气滞的不同。饮邪偏盛者,除胸中气塞、短气外,应兼咳嗽气逆、吐涎沫、小便不利,为饮邪上乘及肺,肺失宣降所致,治宜宣肺化饮,方用茯苓杏仁甘草汤。方中茯苓利水祛饮,杏仁宣降肺气,甘草健脾和中。气滞偏盛者,则兼心下痞满、呕吐气逆,为气滞饮停,胃失和降所致,治宜行气化饮,和胃降逆,方用橘枳姜汤。方中橘皮理气和胃,枳实泄满下气,生姜化饮降逆。

【讨论】本条两方证病情较轻,用药亦平和,正是药随证转的体现。茯苓杏仁甘草汤中,茯苓配杏仁渗利中有宣散,颇合肺气宣降之性;橘枳姜汤中,重用橘皮、生姜,取其理气降逆,兼以化饮,是仲景治胃的常用药对。

病同证异则要同病异治,以上两方均主治饮阻气滞的胸痹轻证,皆以胸中气塞、短气为主症,茯苓杏仁甘草汤证以饮阻于肺明显,橘枳姜汤证则偏重于气滞在胃。因饮阻气滞可互为因果,亦可同时并见,故临证时,两方可分可合。

方证鉴别

【选注】清·尤怡:"此亦气闭气逆之证,视前条为稍缓矣。二方皆下气散结之剂,而有甘淡苦辛之异,亦在酌其强弱而用之。"(《金匮要略心典》)

清·曹颖甫:"胸中气塞,其源有二,一由水停伤气,一由湿痰阻气。水停伤气,以利水为主,而用茯苓为君,佐杏仁以开肺,甘草以和中,而气自顺。湿痰阻气,以疏气为主,而君橘皮、枳实以去痰,生姜以散寒,而气自畅,证固寻常,方亦平近,初无深意者也。"(《金匮发微》)

(五)寒湿痹阻

【原文】胸痹缓急[①]者,薏苡附子散主之。(7)

薏苡附子散方

薏苡仁十五兩　大附子十枚(炮)

上二味,杵爲散,服方寸匕,日三服。

【校注】

① 缓急:偏义复词,其义偏在"急"字,在古文中常用来表述情势急迫、困危之意。《外台秘要》引《古今录验》"缓急"前有"偏"字。

【提要】本条论述胸痹寒湿急证的治疗。

【释义】胸痹缓急是说胸背痛等症突然发作,且痛势急剧,病情较重,除"喘息咳唾,胸背痛,短气"外,还应有胸痛剧烈,或心痛彻背,肢体筋脉拘急,面白、肢冷等,是因胸阳不足,阴寒湿邪上乘,痹阻胸阳引起。应治以温阳散寒,除湿止痛,方用薏苡附子散。方中重用附子温里散寒,通阳行痹;薏苡仁除湿宣痹,缓解筋脉拘挛。皆可除湿开痹,附子之热亦制薏苡仁之凉,合之共奏扶阳逐湿、通痹止痛之效。该方杵为散剂且用量小,应提前制备,取其药力雄厚而起效迅速,亦是为了易于储备和携带,方便病情急骤时使用。

【讨论】本条所述"缓急",历来注家有不同见解,有人认为是指胸痹疼痛时发时止、时缓时急的;有人认为是指四肢筋脉拘急的;有人认为其中"缓"字为"缓解",是指治法的。根据临床,推究词义,以第一种见解较切实。

病当虚实缓急分别而治。仲景论胸痹虽为"阳微阴弦",但对其治疗则进一步区别阳微、阴弦的偏重,孰缓孰急。如胸痹偏于痰实的用栝楼薤白半夏汤,偏于阳气虚的用人参汤。胸痹证情轻缓,偏于气滞的用橘枳姜汤;证情急重,属于寒凝阳气痹阻的用薏苡附子散。

本方适用寒湿之邪痹阻胸阳的胸痹急症,以胸痛剧烈、面白唇青、肢冷拘挛为主症者。可用于具备上述证机的心绞痛、心肌梗死、急慢性胃炎、肋间神经痛等。目前有用薏苡附子散或改为汤剂适当加味治疗心绞痛取得疗效者;也有用薏苡附子散合芍药甘草汤加味,重用薏苡仁 60~90g,治疗坐骨神经痛者。

三、心痛证治

(一) 寒饮气逆

【原文】心中痞,諸逆[①],心懸痛[②],桂枝生薑枳實湯主之。(8)

桂枝生薑枳實湯方

桂枝 生薑各三兩 枳實五枚

上三味,以水六升,煮取三升,分溫三服。

【校注】

① 诸逆:指停留胃脘的阴寒、痰饮向上冲逆。

② 心悬痛:形容从心窝部向上牵引疼痛。《医宗金鉴》说:"心悬而空痛,如空中悬物动摇而痛也。"

【提要】本条论述心痛病寒饮上逆的证治。

【释义】寒饮之邪停聚胃脘而痞闷不舒,故曰"心中痞",胃气因寒饮闭塞不能通降下行,反与寒邪、痰饮一同向上冲逆,致胸阳不展,遂见心窝部位向上牵引的悬痛症状。治用桂枝生姜枳实汤通阳化饮、降逆消痞。方中桂枝温阳化饮,平降冲逆;生姜散寒化饮,和降胃气;枳实下气开结,消痞除满。诸药配伍,痞开逆降,则心中痞与悬痛自止。

【讨论】心痛彻背与心悬痛都是描述心痛症的,但表现特点不同。可见细辨主症,有助于辨证识因。

本证与第 5 条同有心中痞、气逆等症状,但彼者属胸痹,兼心中痞,故条文首先突出"胸痹"二字,病势由胸膺向下扩展至胃和两胁,故治法上既用桂枝、枳实、厚朴通阳开结、下气除痞,也用栝楼、薤白豁痰宽胸、开阳通痹。本条是以心中痞和心悬痛为主,属心痛轻证,故不用栝楼、薤白,而以桂枝、生姜、枳实化饮降逆。

本方与橘枳姜汤仅一味之差,本方为心痛病,故以气逆心悬痛为主,治用桂枝配枳实、生姜,偏于化饮降逆,通阳止痛;后者属胸痹病,故以胸中气塞、短气为主,方用橘皮配枳实、生姜,偏于理气散结、宽胸除满。

(二) 阴寒痼结

【原文】心痛徹背,背痛徹心,烏頭赤石脂丸主之。(9)

烏頭赤石脂丸方[①]

蜀椒一兩—法二分 烏頭一分(炮) 附子半兩(炮)—法一分 乾薑一兩—法一分 赤石脂一兩—法二分

上五味,末之,蜜丸如梧子大,先食服一丸,日三服。不知,稍加服。

【校注】

① "赤石脂丸方"前,原本缺"乌头"两字,现据赵开美本补。

【提要】本条论述心痛病阴寒痼结的证治。

【释义】"心痛彻背,背痛彻心"是指心胸部疼痛牵引到肩背部,肩背疼痛又牵引至心胸,形成心背疼痛相互牵引的症状。以方测证,此痛势急剧,甚者可伴四肢厥冷,冷汗出,面色灰黯,脉沉紧或细微欲绝等,为阴寒痼结,寒气攻冲所致。治宜温阳散寒,峻逐阴邪,方用乌头

原文9
诵读

94

赤石脂丸。方中乌头、附子、蜀椒、干姜大辛大热,协同配伍,逐寒止痛;赤石脂温涩调中,收敛阳气,并防辛热之品温散太过;用为蜜丸既可解乌、附之毒,亦可缓中止痛。

【讨论】①心痛彻背当区别轻重不同,栝楼薤白半夏汤证之心痛彻背为痰浊壅盛,胸阳痹阻所致,病变在胸中,病程较短,疼痛相对较轻,属胸痹病;乌头赤石脂丸证之心痛彻背为阴寒痼结、寒气攻冲所致,病变在心下,病程较长,疼痛急重,属心痛病。②乌头与附子同出一体,但其功用略有不同。乌头偏于治沉寒痼冷,疏散在经之风寒湿邪;附子偏于助阳散寒,温化在脏之寒湿。本证阴寒之邪侵袭心背内外脏腑经络,故乌、附同用,以温振阳气,逐寒散邪,达到迅速止痛目的。

方证鉴别

附　方

九痛丸

【原文】九痛丸:治九種心痛。

附子三兩(炮)　生狼牙一兩(炙香)　巴豆一兩(去皮心,熬,研如脂)　人參　乾薑　吳茱萸各一兩

上六味,末之,煉蜜丸如梧子大,酒下。强人初服三丸,日三服;弱者二丸。兼治卒中惡①,腹脹痛,口不能言;又治連年積冷,流注心胸痛②,並冷腫上氣,落馬、墜車、血疾等,皆主之。忌口如常法。

【校注】

① 卒中恶:指因感受外来的邪气而突然发作的疾病。

② 流注心胸痛:“流”指移动,“注”指集中、固定。此指心胸部疼痛可表现为时而集中、时而移动。

【提要】本条论述九痛丸的适应证、组成及用法。

【释义】九种心痛是泛指多种原因,如寒冷、积聚、痰饮、虫注、宿食、血结等引起的心胸及胃脘痛证,《备急千金要方》“心痛”中有:“一虫心痛,二注心痛,三风心痛,四悸心痛,五食心痛,六饮心痛,七冷心痛,八热心痛,九去来心痛。”其治疗可以温通散寒,化饮逐阴,活血散结,杀虫,消食等为原则。九痛丸中附子、干姜温散寒邪,吴茱萸开郁,人参补脾扶正,巴豆峻猛攻逐饮、痰、水、食之结聚。方中生狼牙可能为生狼毒之误,狼毒可杀虫破积聚,除寒热、水气。有注家、学者认为此方非仲景方。

方歌

小结导图

小结

本篇讨论胸痹心痛的成因、脉证及治法方药。篇中用“阳微阴弦”据脉论病,将胸痹心痛的发病主要归结为上焦阳气虚衰,中下焦阴寒上乘阳位所致,属本虚标实之病。上焦胸阳之虚与中下焦阴邪之盛是构成胸痹心痛不可或缺的两个方面,两者共同导致胸痹、心痛的发生。

胸痹在症状上以胸背痛,短气,喘息咳唾为主;心痛则以心痛彻背,背痛彻心或心悬痛为主。依据胸痹心痛基本病机和虚实、轻重、缓急的不同变化,治疗以扶正祛邪,急

治其标,缓治其本为原则,祛邪以通阳宣痹为主,扶正以温阳益气为要。从篇中整个内容来看,体现了证变治变以及证不同治亦不同的特点和辨证论治精神。

仲景对胸痹病的辨识颇有特点,首先举出胸痹病的典型证候、主治方,在此基础上,证候稍有变化,则守方加味;接着分别对举同样表现出胸中气结的偏虚、偏实两种病情,以及偏于饮阻、偏于气滞的胸痹轻证;最后论及胸痹急证。至于心痛,则列举了轻重不同两证。示人辨胸痹心痛病,当分辨虚实、缓急、轻重。

本篇在药物的运用上,体现了如下精神:栝楼、薤白配伍用以治胸痹,再与枳实、桂枝、生姜等配伍,可以治胸痹与心痛或短气合并证候。以附子、乌头为主组成方剂,用以治阴寒痼冷等是本篇用药特点,具有临床实用价值。

(张　军)

复习思考题

1. 胸痹、心痛的病机和主症特点是什么?
2. 胸痹、心痛的基本治法是什么?
3. 为什么"胸痹,胸中气塞,短气"既能用茯苓杏仁甘草汤治疗,又能用橘枳姜汤治疗?
4. 对胸痹病的急证如何辨证施治?
5. 仲景治疗胸痹病,为什么有的用酒煎,有的用水煎?

腹满寒疝宿食病脉证治第十

学习目标

1. 掌握腹满、寒疝病的成因及辨证论治。
2. 熟悉宿食病的脉因证治。
3. 了解腹满、寒疝、宿食三病的概念及合篇的意义。
4. 背诵原文:2、3、9、10、11、12、13、14、15、17(下段)、18、19。

　　本篇论述腹满、寒疝、宿食病的脉症和治疗。因三者病位均在腹部,病变多涉及脾胃肠,皆有腹胀满或疼痛的症状,三病的方治可以互参,故合篇论述。

　　腹满即腹部胀满,多伴有腹部疼痛,可出现于多种不同的病变过程中。按照"阳道实,阴道虚"的理论,可将本篇腹满概括为实热证和虚寒证两类,实热证的病变多与胃肠有关,虚寒证的病变多与脾肾有关,治疗上分别采用攻下或温补的方法。

　　寒疝是由寒邪凝滞引起腹中拘急疼痛为主要症状的病证。在病性上有虚实之分,病位上有里寒和表里俱寒之别,在治疗上以温阳散寒止痛为主。

　　宿食,即伤食、食积,是由于脾胃功能失常,或饮食不节,导致饮食积滞胃肠的病证。篇中根据食停部位不同,分别采用吐、下法治疗。

腹 满 病

一、辨证与治则

(一)虚寒性腹满

【原文】趺阳脉微弦,法当腹满,不满者必便难,两胠①疼痛,此虚寒从下上也,当以温药服之。(1)

【校注】

① 胠(qū):《广雅》:"胁也";《说文解字》:"亦(腋)下也。"即腋下胁上,是胁肋的总称。

【提要】本条论述虚寒性腹满的病因、辨证与治法。

【释义】趺阳脉微,为中阳不足,脉弦属肝,主寒主痛。脾胃虚寒,下焦肝寒之气上犯,致中气痞塞,当有腹满。假如腹不满,则当见大便难、两胠部疼痛。这是脾胃虚寒,运化无权,肝寒上逆,气滞胁下所致。上述脉症,总属虚寒,故当用温药治之。

原文 3
诵读

原文 2
诵读

【原文】腹满時减,復如故,此爲寒,當與溫藥。(3)

【提要】本条论述虚寒性腹满的辨证与治则。

【释义】脾胃虚寒,运化失司,气机痞塞则为腹满。无形之寒时聚时散,若得阳煦,暂时消散,则腹满减轻;阴寒复聚,又腹满如故。但毕竟中阳不足,所以时减而不愈,这都是虚寒引起,当用温药治疗。

(二)实热性腹满

【原文】病者腹满,按之不痛爲虚,痛者爲實①,可下之。舌黄未下者,下之黄自去。(2)

【校注】

① 痛者为实:邓珍本作"实者为实",今据文义及赵开美本改。

【提要】本条论述腹满虚实的辨证和实证腹满的治则。

【释义】虚证腹满由脾阳虚,寒凝气聚所致,内无有形实邪积滞,故按之不痛;实证腹满为胃肠有燥屎、宿食等有形实邪积结,腑气不通,故按之疼痛。实证腹满可用攻下法治疗。若苔黄厚干燥者,是实热内结;未经攻下,则正气未虚,攻之后,实热去,病遂愈。言外之意,苔黄已用攻下者,当慎下之,需详审病情,究其未愈之因,以决定是否可下,如何攻下。

【讨论】本条中,舌黄固然是可下的条件之一,假如已经攻下,而舌黄仍在,就应当从多方面来考虑。一种是湿温病,舌苔虽黄,但尚未化燥成实;或实证转虚,舌黄仍在,这些都不能攻下。另一种是病重药轻,未达到泻下作用;或下后余邪未尽,所以舌黄未去,则当再下,以尽去其邪。此外,如阳明热结津枯,燥屎不行,当"增水行舟",邪正兼顾,若单用寒下,则大便难通,舌黄难去,此亦为下法不当之例。

本条以按之痛与不痛辨腹满虚实,这只是通过腹诊来辨清病性的一个重要方面,临床尚需结合问诊、舌诊、脉诊等其他诊法,全面诊察,综合分析,方能作出正确判断。临床有些虚证腹满亦可出现拒按,如大建中汤证。

原文第1、2、3条讨论了虚寒性腹满和实热性腹满的辨证与治则,两者需鉴别。

(三)辨表里之寒

【原文】寸口脉弦者,即脇下拘急而痛,其人嗇嗇恶寒也。(5)

【提要】本条论述表里俱寒的腹满证。

【释义】寸口主表,弦脉主寒主痛。寸口脉弦,为寒邪外袭,阻遏卫阳,故嗇嗇恶寒;弦又为肝脉,证见胁下拘急而痛,是阴寒邪气凝滞于肝经之故。

【原文】夫中寒家,喜欠。其人清涕出,發熱色和者,善嚏。(6)

中寒,其人下利,以裏虚也,欲嚏不能,此人肚中寒。一云痛。(7)

【提要】以上两条论述因同证异的感寒证。

【释义】第6条是言阳虚不重,复感外寒的轻证。中寒家指中气素虚之人,阳气不振,故常呵欠;如复感外寒,肺气不宣,营卫失和,则清涕出,发热,面色如常;其阳虚不甚,正气尚欲祛邪外出,故时时喷嚏。

第7条是论阳虚严重,复受外寒之证。同样是阳虚之人,感受外寒,很快便出现下利,这是里阳素虚,外寒直中于里所致,下利使阳气再伤,正气无力驱邪外出,故欲嚏不能。

(四)寒实可下之脉症治法

【原文】其脉數而紧,乃弦,狀如弓弦,按之不移。脉數弦者,當下其寒。脉紧

腹满虚实
鉴别

大而遲者,必心下堅;脉大而緊者,陽中有陰,可下之。(20)

【提要】本条论述寒实可下证的脉象与治法。

【释义】脉数而紧乃弦,是以紧数的脉象形容弦脉,此"数"并非指脉的至数,是喻脉有急迫之象;紧则言脉有力。紧数相合,是形容脉来状如弓弦,按之不移,为阴寒内结之征。数、大之脉皆属阳脉,主邪盛;弦、紧、迟则为阴脉。数弦脉为里有寒实内结,故当下之;脉紧大而迟之,亦为寒实凝滞胃肠,所以心下坚满;脉大而紧,是阴寒实邪阻遏了阳气,所以言"阳中有阴"。上述病证,皆可用温下法治之。

二、证治

(一) 里实兼表寒

【原文】病腹滿,發熱十日,脉浮而數,飲食如故,厚朴七物湯主之。(9)

厚朴七物湯方

厚朴半斤　甘草　大黄各三兩　大棗十枚　枳實五枚　桂枝二兩　生薑五兩

上七味,以水一斗,煮取四升,溫服八合,日三服。嘔者加半夏五合,下利去大黄,寒多者加生薑至半斤。

原文 9 诵读

【提要】本条论述里实腹满兼表寒的证治。

【释义】发热十日,仍见脉浮,为表邪未解;"病腹满"置于条首,说明此为主症,是表邪部分化热入里,实热内结肠中所致。因病变重点在肠,未影响脾胃,故饮食如故。证属阳明腑实,兼太阳表邪未解,治宜表里双解,用厚朴七物汤治疗。本方由厚朴三物汤合桂枝汤去芍药组成,方中取桂枝汤解表邪和营卫,因腹满不痛,故去芍药之酸敛;厚朴三物汤行气除满,泄热去实。若呕是胃气上逆,加半夏降逆止呕;下利,为腑气已通,故去大黄;寒多者应在去大黄的基础上,加重生姜量,以温散寒邪。

【讨论】本方适宜于里实热兼表寒的腹满病证,主症可见腹满或痛、拒按,大便不通,兼恶寒发热,苔薄黄,脉浮数等。

【医案精选】潘某,男,43 岁。先因劳动汗出受凉,又以晚餐过饱伤食,致发热恶寒,头疼身痛,脘闷恶心,单位卫生科给以藿香正气丸 3 包不应,又给保和丸 3 包亦无效,仍发热头痛,汗出恶风,腹满而痛,大便 3 日未解,舌苔黄腻,脉浮而滑,此表邪未尽,里实已成,治以表里双解为法,用厚朴七物汤:厚朴 10g,枳实 6g,大黄 10g,桂枝 10g,甘草 3g,生姜 3 片,大枣 3 枚,加白芍 10g,嘱服 2 剂,得畅下后即止后服,糜粥自养,上症悉除。(谭日强 . 金匮要略浅述 . 北京:人民卫生出版社,2006:157)

(二) 里实兼少阳

【原文】按之心下滿痛者,此爲實也,當下之,宜大柴胡湯。(12)

大柴胡湯方

柴胡半斤　黄芩三兩　芍藥三兩　半夏半升(洗)　枳實四枚(炙)　大黄二兩　大棗十二枚　生薑五兩

上八味,以水一斗[①]二升,煮取六升,去滓再煎,溫服一升,日三服。

原文 12 诵读

【校注】

① 一斗:邓珍本作"乙斗",今据赵开美本改。

笔记栏

【提要】本条论述里实腹满兼少阳的证治。

【释义】心下痞满,且按之作痛,当属里实,实邪当下。心下属胃,此处满痛多连及两胁。结合《伤寒论》中大柴胡汤有关条文,尚可有郁郁微烦,往来寒热,胸胁逆满,舌苔黄,脉弦有力等脉症,证属少阳阳明合病,实热内结胆胃。治宜大柴胡汤以和解少阳,通腑泄热。本方为小柴胡汤去参、草增生姜之量加芍药、大黄、枳实而成。方中以柴胡为主,配黄芩以和解少阳;半夏、生姜、大枣降逆和胃安中;枳实、大黄清泻阳明热结;芍药缓急止痛。

【讨论】大柴胡汤具有除寒热、止呕吐、除腹胀、解郁除烦等功效,广泛应用于以上腹部按之满痛(心下满痛)为特征的消化系统疾患,如胆囊炎、胆石症、急性胰腺炎、病毒性肝炎、胆汁返流性胃炎、粘连性肠梗阻等。其证多见发热或往来寒热,心下硬满疼痛,兼及两胁,或胁下硬痛,或腹痛偏于一侧,心烦喜呕,大便秘结,苔黄,脉弦有力等。现代研究提示本方有利胆、降低括约肌张力、保肝、调节脂质代谢、增强胃肠动力、免疫调节、抗炎等作用。

此条原文,当与《伤寒论》第103、165、136条结合一起学习。

(三)里实胀重于积

【原文】痛而闭者,厚朴三物湯主之。(11)

　厚朴三物湯方

　厚朴八兩　大黄四兩　枳實五枚

　上三味,以水一斗二升,先煮二味,取五升,内大黄,煮取三升,溫服①一升。以利爲度。

【校注】

①溫服:邓珍本作"温分",今据赵开美本改。

【提要】本条论述里实腹满胀重于积的证治。

【释义】腹部胀满疼痛而大便不通是实热内结,气滞不行,且气滞重于积滞,故用厚朴三物汤治之。方中重用厚朴、枳实,且先煎,取其行气除满,大黄后下以通便泄热,合为行气导滞,通便泄热之方。

【讨论】本方适用于胃肠实热内结,腑气不通导致的腹部胀满疼痛,以胀痛为特点,可见拒按,大便秘结,苔黄燥,脉滑数有力等。本方与小承气汤药物组成完全相同,但药量不同,功效侧重点亦不同。本方以厚朴为君,重在行气除满;小承气汤以大黄为君,重在泄热通便。

厚朴三物汤与小承气汤组成相同,药量不同,不仅方名相异,功效也有别,两者证治需鉴别。

【选注】清·周扬俊:"闭者,气已滞也,塞也。《经》曰:通因通用,此之谓也。于是以小承气通之。乃易其名为三物汤者,盖小承气君大黄以一倍,三物汤君厚朴以一倍者,知承气之行,行在中下也;三物之行,因其团在中上也。绎此,可启悟于无穷矣。"《金匮玉函经二注》

(四)里实积胀俱重

【原文】腹满不减,减不足言,当须下之,宜大承氣湯。(13)

　大承氣湯方

　大黄四兩(酒洗)　厚朴半斤(去皮,炙)　枳實五枚(炙)　芒硝三合

　上四味,以水一斗,先煮二物,取五升,去滓,内大黄,煮取二升,内芒硝,更上火微一二沸,分溫再服,得下①,餘勿服。

拓展阅读

原文 11
诵读

方证鉴别

原文 13
诵读

【校注】

① 得下：邓珍本无"得"字，今据赵开美本改。

【提要】本条论述里实腹满积胀并重的证治。

【释义】"腹满不减"是形容腹部胀满没有减轻的时候，这是由于实热与燥屎内结，腑气不通引起，其积滞与气滞均重。当用下法，方选大承气汤。

【讨论】本方为经典的峻下热结方，现代研究表明，本方能兴奋肠管、促进肠蠕动、增加肠容积和肠血流量、保护肠黏膜屏障、抗菌、抗炎、泄热、保护脑神经、防治内毒素血症和多器官功能损害等，适用于里实而积胀俱重导致的腹满痛病证。主症为绕脐痛、腹满痛、拒按、按之痛剧、大便秘结、潮热谵语、烦躁神昏、舌苔黄燥甚则焦黑起刺、脉沉滑有力等。方中大黄须后下，因为后下则泻下力较强，久煎会减缓泻下作用。现代药理研究证实，大黄的成分有大黄酸和鞣酸等，具有泻下作用的大黄酸不耐高温，煎煮时间过长，泻下成分即遭破坏。

（五）虚寒饮逆

1. 附子粳米汤

【原文】腹中寒氣，雷鳴切痛，胸脅逆滿，嘔吐，附子粳米湯主之。（10）

附子粳米湯方

附子一枚（炮）　半夏半升　甘草一兩　大棗十枚　粳米半升

上五味，以水八升，煮米熟，湯成，去滓，溫服一升，日三服。

【提要】本条论述虚寒饮逆腹满痛的证治。

原文 10
诵读

【释义】"腹中寒气"概括了本证病机。脾胃阳虚，阴寒水饮，内肆上逆，与气相击，故腹中雷鸣切痛；寒气上逆，则胸胁逆满；胃失和降，则呕吐。治当温中散寒，化饮降逆，用附子粳米汤。附子大辛大热温中散寒止痛，半夏降逆化饮止呕，粳米、甘草、大枣补益脾胃以缓急。诸药合用，阳复阴散，寒饮可化，则腹满痛除。

【讨论】本方适用于治疗脾胃阳虚，寒饮（或水湿）内扰上逆引起的消化系统疾病，其主症为腹满冷痛，痛势较甚，喜热喜按，腹中雷鸣，胸胁逆满，呕吐清稀水饮，或夹有不消化的食物，四肢不温，舌淡苔白滑，脉沉迟等。

【选注】清·尤怡："下焦浊阴之气，不特肆于阴部，而且逆于阳位，中土虚而堤防撤矣。故以附子辅阳驱阴，半夏降逆止呕，而尤赖粳米、甘、枣培令土厚，而使敛阴气也。"（《金匮要略心典》）

2. 赤丸

【原文】寒氣厥逆，赤丸主之。（16）

赤丸方

茯苓四兩　半夏四兩（洗）一方用桂①　烏頭二兩（炮）　細辛一兩《千金》作人參

上四味②，末之，內真朱③爲色，煉蜜丸如麻子大，先食酒飲下三丸，日再夜一服；不知，稍增之，以知爲度。

【校注】

① 桂：邓珍本误作"佳"，今据赵开美本改。

② 四味：邓珍本作"六味"，今据赵开美本改。

③ 真朱：即朱砂。

【提要】本条论述寒饮上逆腹痛的证治。

【释义】本条叙证简略,宜结合方药测证。方中乌头、细辛通阳散寒止痛,茯苓、半夏化饮降逆止呕;朱砂镇逆宁心。可知本证为脾肾阳虚,水饮内盛,寒气夹水饮上逆所致,故有腹痛、腹满、呕吐、心下或脐下悸动、手足逆冷等症。故治以赤丸散寒止痛、逐饮降逆。

【讨论】本证之厥逆,属于沉寒痼冷,水饮久停所致,故用丸剂缓图;四逆汤证、通脉四逆汤证的厥逆,为病入少阴,阳亡迅速,病情危重,故用汤剂,以急驱内寒,回阳救逆。本方适用于脾肾阳虚,寒气夹饮上逆引起的腹痛厥逆病证,主症为腹痛剧烈,四肢厥冷,呕吐,心悸,头眩,舌淡苔白滑,脉沉弦或沉滑。使用本方应注意,乌头须炮制方可入药,否则与酒同服,易于中毒。有实验证实乙醇能增加附子毒性。方中乌头与半夏同用,取其峻逐阴寒、逐饮降逆,与附子粳米汤中附子配半夏相似,都是针对阳虚寒饮上逆之病机,但这种配伍用药在金匮方中并不常见。可见仲景用药有常有变,皆以切合病情为要。

(六)脾胃虚寒

原文 14
诵读

【原文】心胸中大寒痛,嘔不能飲食,腹中寒,上衝皮起,出見有頭足,上下痛而不可觸近,大建中湯主之。(14)

　大建中湯方

　蜀椒二合(去汗①)　乾薑四兩　人參二兩

　上三味,以水四升,煮取二升,去滓,内膠飴一升,微火煎取一升半,分溫再服。如一炊頃②,可飲粥二升,後更服,當一日食糜③,溫覆之。

【校注】

① 去汗:即去油。邓珍本原无"去"字,此据赵开美本补。

② 一炊顷:约当烧一餐饭的时间。

③ 食糜:指吃粥。

【提要】本条论述虚寒性腹满痛的证治。

【释义】本证病因为"腹中寒",主要病机是脾胃阳衰,中焦寒甚。其病变部位广泛,由腹部上至心胸,从脏腑外涉经络。因寒气上下奔迫,充斥内外,故腹部可见有如头足状之包块,移动起伏;虽痛势剧烈,但痛处不定,故曰上下痛而不可触近,其状似实而非实证;阴寒之邪冲逆犯胃,则呕不能饮食。总属阳虚阴寒内盛,横行腹中,上逆胸胃,故用大建中汤温中散寒,缓急止痛。方中蜀椒、干姜温中散寒,人参、饴糖温补建中,诸药合用,使中阳得运,阴寒自散。

【讨论】本篇第2条云:"病者腹满,按之不痛为虚,痛者为实",本条"痛而不可触近",似乎当是实证,实际是严重的虚寒证。其痛虽然剧烈而拒按,但痛处上下走动不定,且满痛时增时减。这些与实证痛而不移,按之反剧是完全不同的。本方适用于以脘腹冷痛为特征的消化道疾病,其主症可见腹痛腹满,痛势剧烈,病位较广,腹部可见移动性包块,呕吐等。

现代研究表明,大建中汤能够降低血浆中与疼痛刺激相关的神经递质 5-羟色胺(5-HT)、5-羟基色氨酸(5-HTP)、5-羟基吲哚乙酸(5-HIAA)含量,从而达到镇痛作用。能够改善肠道微循环,促进肠蠕动,调节肠道菌群,保护和恢复胃肠功能。而且能够改善机体循环系统,增强机体抵抗力。

方证鉴别

本方与附子粳米汤同治脾胃虚寒,均有满、痛、呕逆之证,两者证治需鉴别。

【医案精选】徐某,女,37岁,工人,1982年11月17日初诊。半年前行人工流产术后,恶露缠绵,经月不尽。渐觉头眩耳鸣,纳差食少,便溏肢倦,怠惰乏力,并时感腹中上下攻窜疼痛难安。经住院治疗6个月,虽病有缓减但仍时觉腹中疼痛,痛即上腹出现形似头状包块,稍触及则疼痛增剧并伴见呕恶。胃肠造影未见特殊,诊断为"胃肠神经官能症"而劝其出院适当调护安养。诊见:面色浮㿠,神识呆滞,腹部拒按,纳差食少,头目昏眩,形体倦怠,肢节欠温,舌质淡嫩,舌苔薄白,脉虚细无力。遂处以党参30g,川椒10g,干姜12g,肉桂10g,白术12g,甘草6g。嘱兑服饴糖60g,4剂。1982年11月30日复诊,自诉腹已不痛,纳食转可,仅觉心慌梦多,四肢乏力。改遣归脾汤原方服5剂善后。1986年岁末追访,患者诉病未复发,一切正常。[崔茂月,朱美莉.略谈虚证疼痛亦可表现拒按.云南中医中药杂志,1988,9(4):12-13]

【选注】清·吴谦:"心胸中大寒痛,谓腹中上连心胸大痛也,而名大寒痛者,以有厥逆、脉伏等大寒证之意也。呕逆不能饮食者,是寒甚拒格于中也。上冲皮起,出见头足者,是寒甚聚坚于外也。上下痛不可触近,是内而脏腑,外而经络,痛之甚亦由寒之甚也。主之以大建中汤,蜀椒、干姜大散寒邪,人参、胶饴大建中虚。服后温覆,令有微汗,则寒去而痛止。此治心胸中寒之法也。"(《医宗金鉴》)

清·尤怡:"心腹寒痛,呕不能食者,阴寒气盛,而中土无权也。上冲皮起,出见有头足,上下痛而不可触近者,阴凝成象,腹中虫物乘之而动也。是宜大建中脏之阳,以胜上逆之阴。故以蜀椒、干姜温胃下虫,人参、饴糖安中益气也。"(《金匮要略心典》)

(七)寒实内结

【原文】脇下偏痛,發熱,其脉緊弦,此寒也,以溫藥下之,宜大黃附子湯。(15)

大黃附子湯方

大黃三兩　附子三枚(炮)　細辛二兩

上三味,以水五升,煮取二升,分溫三服;若強人煮取二升半,分溫三服。服後如人行四五里,進一服。

原文15
诵读

【提要】本条论述寒实内结的腹满痛证治。

【释义】"胁下",包括两胁及腹部,偏痛为左胁或右胁疼痛;脉紧弦主寒主痛。治"以温药下之",可知本证病机为寒实内结,阻遏气机,腑气不行,故胁腹胀满疼痛不减,拒按,脉象紧弦。多因素有沉寒,阳气不运,积滞内停所致。发热一症,是寒实内结,阳气被郁,并非必见之症。从病机方治测之,本证应有大便不通。治用大黄附子汤,温阳祛寒,通便行滞。方中大黄泻下通便,附子、细辛温阳散寒止痛,合之共奏温下寒实之功。

【讨论】本方适用于寒实内结引起的腹满痛病证,主症为胁腹胀满疼痛,拒按,大便不通,形寒肢冷,苔白黏腻,脉紧弦。仲景诸方所用附子多为一枚,唯此方用至三枚,三倍于一般剂量。一则用附子温散凝结之寒邪,一则与大黄合用去大黄苦寒之性,而存大黄行滞破结之用,一药身兼两职,故非重用不为功。若只用一枚,则为大黄所牵制,阻碍其已寒兴阳之功。

三、预后

【原文】病者痿黄[①],躁而不渴,胸中寒實,而利不止者,死。(4)

【校注】

①痿黄:"痿"同"萎",指肤色枯黄,黯淡无泽。

【释义】本条论述寒实内结,里阳衰竭的危候。胸中寒实,伤及脾阳,脾气衰败,故皮色枯黄无泽。胸中阴盛阳微,故躁而不渴。如果疾病进一步发展,脏气不固,下利不止,为脾肾两败,阴液下脱,是为危候。

寒 疝 病

一、证治

(一) 阳虚寒盛

原文 17
诵读

【原文】腹痛，脉弦而紧，弦則衛氣不行，即惡寒，緊則不欲食，邪正相搏，即爲寒疝。寒疝繞臍痛，若發則白汗出，手足厥冷，其脉沉弦者，大烏頭煎主之。(17)

烏頭煎方

烏頭大者五枚(熬，去皮，不㕮咀)

上以水三升，煮取一升，去滓，內蜜二升，煎令水氣盡，取二升，強人服七合，弱人服五合。不差，明日更服，不可一日再服。

【提要】本条论述寒疝的病机和证治。

【释义】腹痛而脉弦紧，主寒邪凝结。此处脉弦主里阳虚，卫气不能行于外，故恶寒；紧脉主外寒侵袭，寒邪入里，影响脾胃纳运，则不欲食；阳虚里寒，与外寒相合，凝结三阴经脉所过之脐部，正邪相争，则发为寒疝。可知素体阳虚阴盛是发病的内因，外感寒邪是发病的诱因。寒疝发作时，由于内外皆寒，寒气攻冲，阳气闭阻，故见腹部绕脐剧痛，冷汗出，手足厥冷，脉象由弦紧转为沉紧。证属阴寒内结，寒气极盛，故用大乌头煎破积散寒止痛。方中乌头大辛大热，善驱沉寒痼冷而止痛；用蜜煎，既能制乌头毒性、延长药效，还可缓急止痛。方后云"强人服七合，弱人服五合。不瘥，明日更服，不可一日再服"。提示本方药力峻猛，药量宜因人而异。

【讨论】本方单用一味乌头，不仅药汁加蜜再煎，而且对每服药量、日服药次数均有详细说明，提示使用峻猛有毒之品，煎服药环节不可忽略。本方适用于阴寒痼结引起的脘腹痛、头痛、肢体关节痛。其主症可见发作性脐腹剧痛(或头痛，或关节痛)，畏寒，手足厥冷，不欲饮食，甚者冷汗出、唇青面白，脉沉紧或沉伏。具备上述证机的胃肠神经官能症、胃肠痉挛、关节外伤后遗症、类风湿关节炎等可用本方。

【选注】清·徐彬："此寒疝之总脉证也。其初亦止腹满，而脉独弦紧，弦则表中之卫气不行而恶寒，紧则寒气痹胃而不欲食，因而风冷注脐，邪正相搏而绕脐痛。是卫外之阳、胃中之阳、下焦之阳，皆为寒所痹。因寒脐痛，故曰疝。至发而白津出，寒重故冷涎也。手足厥冷，厥逆也。其脉沉紧，是寒已直入于内也。"(《金匮要略论注》)

清·魏荔彤："乌头辛热，逐寒邪，开阴闭，专用建功，单刀直入，竟趋虎穴，此取效之最径捷者也；惟恐燥烈伤阴，故于服法又分弱强人，并申一日不可再服之戒也。"(《金匮要略方论本义》)

(二) 血虚寒滞

原文 18
诵读

【原文】寒疝，腹中痛，及脅痛裏急者，當歸生薑羊肉湯主之。(18)

當歸生薑羊肉湯方

當歸三兩　生薑五兩　羊肉一斤

上三味，以水八升，煮取三升，溫服七合，日三服。若寒多者，加生薑成一斤;痛多而嘔者,加橘皮二兩、白术一兩。加生薑者,亦加水五升,煮取三升二合,服之。

【提要】本条论述血虚寒疝的证治。

【释义】本条寒疝为腹中痛连及胁肋,并有拘急之象,是由血虚引起。两胁属肝,肝主藏血,血不足则气亦虚,血失濡养,气失温煦,因而胁腹拘急疼痛;病属虚,故痛势较缓,得温得按可减。本条病机为血虚生寒,经脉失养。用当归生姜羊肉汤,养血散寒。方中当归养血,行血中之滞;羊肉乃血肉有情之品,能养血补虚;生姜重用以温散寒邪。

【讨论】本方适用于血虚有寒的腹痛病证,其主症为胁腹隐痛且拘急不舒,喜温喜按,面白少华,舌淡苔白润脉细。对于符合上述证机的产后腹痛、虚劳病、白细胞减少症、十二指肠球部溃疡、低血压眩晕等,可用本方治疗。

【医案精选】刘某,女,27岁。产后第5天,患者感腹部冷痛,得温少舒,恶露量少色黯,舌淡苔白,脉细弱无力。系产后血虚肝寒之腹痛证,用当归生姜羊肉汤加味治之:当归10g,羊肉500g,生姜、大茴香、肉桂、葱白适量,盐少许。共煮取汤,以汤煮挂面,加入鸡蛋,与羊肉共食之,1剂而愈。[李翠萍、马文侠.《金匮》方治疗妇科肝病举隅.国医论坛,1987,(4):38]

【选注】清·沈明宗:"此连冲脉为疝,治当温补也。肝木受邪,乘脾则腹中痛;本经之气不疏,故胁亦痛,连及冲脉,则里急矣。所以当归补养冲任而散风寒,羊肉温补营卫之气,俾邪散而痛自止。方后云痛多而呕,乃肝气上逆临胃,故加橘、术补之。"(《金匮要略编注》)

清·尤怡:"此治寒多而血虚者之法。血虚则脉不荣,寒多则脉细急,故腹胁痛而里急也;当归、生姜温血散寒,羊肉补虚益血也。"(《金匮要略心典》)

(三)内外俱寒

【原文】寒疝腹中痛,逆冷,手足不仁,若身疼痛,灸刺諸藥不能治,抵當烏頭桂枝湯主之。(19)

烏頭桂枝湯方

烏頭①

上一味,以蜜二斤,煎減半,去滓,以桂枝湯五合解之②,令得一升後,初服二合,不知,即服三合;又不知,復加至五合。其知者,如醉狀,得吐者,爲中病。

桂枝湯方

桂枝三兩(去皮)　芍藥三兩　甘草二兩(炙)　生薑三兩　大棗十二枚

上五味,剉,以水七升,微火煮取三升,去滓。

【校注】

① 乌头:诸本缺枚数。《备急千金要方》作:"秋干乌头,实中者五枚,除去角。"《外台秘要》云:"秋乌头实中大者十枚,去皮生用,一方五枚"。《医心方》亦作五枚。可从。

② 解之:即稀释之意。

【提要】本条论述寒疝兼有表证的治法。

【释义】本条寒疝腹痛,为内外俱寒。内之阳气亏虚,阴寒内结,故腹中痛;阳虚寒凝血滞,四末失于温煦濡养,则四肢逆冷、手足不仁;外有寒袭肌表,营卫不和,所以身痛。本证总属阳气虚衰,内外皆寒,表里同病,单用灸法、刺法或一般的药物散里寒或祛外寒,均难获效,唯有用乌头桂枝汤峻逐阴寒,两解表里之邪,方可奏效。本方实为大乌头煎与桂枝汤合方,

原文19
诵读

取大乌头煎峻逐痼结之沉寒以止痛,合用桂枝汤调和营卫,散肌表之寒邪,表里同治。方中乌头有毒,其用量宜由小到大,少量递增,以知为度;并应注意煎服法。

【讨论】本方适宜于阳虚寒盛,内外俱寒引起的寒疝腹痛,症见腹中痛,手足逆冷且麻木不仁,身体疼痛,舌淡苔白润,脉弦紧。亦可治疗符合上述证机的类风湿关节炎、痛风、坐骨神经痛等骨关节疾病。

本方与大乌头煎、当归生姜羊肉汤同治寒疝,皆有腹痛之症状,三者证治需鉴别。

二、误治变证

【原文】夫瘦人繞臍痛,必有風冷①,穀氣不行②,而反下之,其氣必衝,不衝者,心下則痞也。(8)

【校注】

① 风冷:贪食生冷,感受寒邪。

② 谷气不行:指饮食不化,大便不通。

【提要】本条论述虚寒腹痛误下的变证。

【释义】此"瘦人"乃中焦虚寒,气血不足。又贪食生冷,寒邪直犯于里,寒凝气滞,故大便不通、绕脐痛。按理此证"当与温药"服之,若医者妄用苦寒攻下,不但风冷不除,且阳气更伤。如果伤及下焦阳气,不能制伏阴寒之邪,必然上冲;伤及中焦阳气,阴寒不化,凝滞心下,故气不上冲而成心下痞。

【讨论】本条绕脐痛、大便不通属中焦阳虚,阴寒积滞,治"当以温药服之",可酌选《本事方》温脾汤或《千金》温脾汤,桂枝人参汤亦可,脉沉弱者以后两方为宜。误下后气上冲者,可选用桂枝加桂汤;气不冲心下痞者,可选用半夏泻心汤。

宿 食 病

一、宿食脉象

【原文】脉緊如轉索無常者,有宿食也。(25)

【提要】本条论述宿食的脉象。

【释义】脉紧如转索无常,是形容紧脉兼有滑象,乍紧乍滑,如绳索转动之状。此为宿食停滞,气机壅滞之象。

【讨论】本条补充宿食在上脘之脉。结合《伤寒论》厥阴篇:"病人手足厥冷,脉乍紧者,邪结在胸中,心下满而烦,饥不能食者,病在胸中,当须吐之,宜瓜蒂散。"

【选注】清·李彣:"紧为里实,故知有宿食,然必沉而紧也,若浮而紧,则风寒在表,安可遽为宿食乎?转索无常四字,形容紧脉最妙,譬如绞索一般,不转则不紧,愈转则愈紧,若有外感者,脉愈转愈紧,以致阴寒敛束,筋骨痛而无汗,其成里实者,脉亦愈转愈紧,以致邪气深入而宿食搏聚,此命名紧脉之精义也。"(《金匮要略广注》)

【原文】脉緊,頭痛風寒,腹中有宿食不化也。一云寸口脉緊。(26)

【提要】本条论紧脉有宿食与外感风寒的不同。

【释义】脉紧、头痛、寒热既可见于外感风寒,又可见于宿食不化,但两者是有区别的。外感风寒之紧脉,是因寒邪收引凝敛,其紧多与浮脉相兼;出现寒热,是风寒直伤营卫,营卫不和,当伴头身疼痛等表证。宿食不化之紧脉,是宿食内停,食积气壅,气机失调,故脉乍紧乍疏;此外,脾胃失调,营卫不和,亦可见寒热之症;食积于中,清阳不升,浊气上乘,可有头痛,但多伴吞酸、嗳腐、食臭及痞满腹痛等症。由于两者症有相似,故并列以别之。

二、宿食在下证治

【原文】问曰:人病有宿食,何以别之?师曰:寸口脉浮而大,按之反濇,尺中亦微而濇,故知有宿食,大承氣湯主之。(21)

【提要】本条论述宿食的脉因证治。

【释义】宿食病多因饮食不节,停滞不化所致。由于宿食内结,气塞于上,故在寸口脉呈现浮大有力的脉象。若食滞久郁,糟粕停于大肠,下焦气血不得宣通,则不仅寸口重按可见涩脉,而且尺脉重按亦沉滞有力。以上皆为宿食停积的脉象,应急予攻之,否则食积难除,所以用大承气汤荡涤宿食。

本条寸口脉浮而大与虚劳病"脉大为劳"有相似之处,但实质不同。本条之浮大按之有力,且见反涩,为食阻气滞所致的实证;虚劳之"大而浮",为阴虚不能敛阳,虚阳浮越于外,脉大而按之无力,应当鉴别。

【选注】清·尤怡:"寸口脉浮大者,谷气多也。谷多不能益脾而反伤脾。按之脉反涩者,脾伤而滞,血气为之不利也。尺中亦微而涩者,脾伤而滞,而水谷之精气不能逮下也,是因宿食为病,则宜大承气下其宿食。"(《金匮要略心典》)

【原文】脉數而滑者,實也,此有宿食,下之愈,宜大承氣湯。(22)

【提要】本条进一步论述宿食病的脉因证治。

【释义】脉数为胃肠有热,脉滑为宿食新停,此为宿食初滞,胃肠气机壅滞不甚,可用大承气汤荡涤肠胃积热食滞。

【原文】下利不欲食①者,有宿食也,當下之,宜大承氣湯。(23)

大承气汤方:见前痉病中

【校注】

① 不欲食:邓珍本、赵开美本均作"不饮食",据诸本改。

【提要】本条论述宿食下利的证治。

【释义】宿食病见到下利,本可使食浊积滞从下而去,但仍不欲食,是宿食尚未悉去,故恶食。可用大承气汤因势利导,使积滞从下全部排出。

三、宿食在上证治

【原文】宿食在上脘,當吐之,宜瓜蒂散。(24)

瓜蒂散方

瓜蒂一分(熬黄) 赤小豆一分(煮)

上二味,杵爲散,以香豉七合煮取汁,和散一錢匕,溫服之。不吐者,少加之,以快吐爲度而止。亡血及虚者不可與之。

【提要】本条论述宿食在上脘的治疗。

【释义】宿食停积于胃上脘,有胸脘痞闷,泛泛欲吐之症,是正气驱邪外出的表现,应当根据《素问·阴阳应象大论》"其高者,因而越之"的精神,因势利导,用瓜蒂散以吐之。瓜蒂味苦,赤小豆味酸,合之能酸苦涌泄,涌吐胸中实邪;佐以香豉汁以开郁结、和胃气。

【选注】清·曹颖甫:"宿食在上脘,其气痞闷而不通,下不入于小肠,留积中脘,梗塞而不能下,非引而越之,使之倾吐而出,则胃气不降而新谷不纳,故宜瓜蒂散以吐之。"(《金匮发微》)

附　方

1.《外台》乌头汤

【原文】《外臺》烏頭湯:治寒疝腹中絞痛,賊風入攻五臟,拘急不得轉側,發作有時,使人陰縮,手足厥逆。方見上。

【提要】本条论述寒疝表里寒盛的证治。

【释义】此方是从《外台秘要》《备急千金要方》而来。方中乌头十五枚,桂心六两,芍药四两,甘草三两,生姜一斤,大枣十枚,可知由仲景乌头桂枝汤化裁而成。主要用于素有里寒,复感风寒之邪,直入五脏,外内合邪,寒凝腹中,致腹中绞痛拘急,不能转侧的寒疝病。由于正气未复,故发作有时;寒凝肝脉,故阴器上缩;阳不能外达于四末,则手足厥冷。可见本证比乌头桂枝汤症状更重。方中用乌头大辛大热以祛沉寒,桂心辛热,治腹中冷痛,两药合用散寒止痛;芍药、甘草合之以缓急止痛;生姜、大枣能和中温脾胃,共奏温中通阳,散寒止痛之功。

2.《外台》柴胡桂枝汤

【原文】《外臺》柴胡桂枝湯方:治心腹卒中痛者。

柴胡四兩　黄芩　人參　芍藥　桂枝　生薑各一兩半　甘草一兩　半夏二合半　大棗六枚

上九味,以水六升,煮取三升,温服一升,日三服。

【提要】本条论述外寒波及少阳的胸胁腹痛治疗。

【释义】本方原出于仲景,即《伤寒论》太阳病下篇146条的柴胡桂枝汤,治疗表寒未解,邪结少阳,外有发热恶寒,肢节烦痛,内有微呕,心下支结之证。《外台秘要》用本方治寒疝腹中痛。外有表邪而内寒重的寒疝当用乌头桂枝汤,若外有表邪而里寒不甚的寒疝,或内夹郁热的心腹卒中痛,则须用柴胡桂枝汤治疗。因外感风寒,内传少阳,气血不畅,故心腹猝痛,并当有气郁化热的表现,如寒热往来,心烦喜呕,胸胁疼痛,脉弦等。所以用桂枝汤与柴胡汤各半量组成合方,小柴胡汤和解少阳,桂枝汤调和营卫,散太阳表邪,调中止痛,合而治疗外感性胸腹两胁疼痛之证。

3.《外台》走马汤

【原文】《外臺》走馬湯[①]:治中惡,心痛腹脹,大便不通。

巴豆二枚(去皮心,熬)　杏仁二枚

上二味,以綿纏,搥令碎,熱湯二合,捻取白汁飲之,當下。老小量之。通治飛尸鬼擊病。

【校注】

① 走马汤：形容病情及药效急速,捷如奔马,故名。

【提要】本条论述中恶急证的证治。

【释义】本方治疗中恶,通治飞尸、鬼击病。《诸病源候论》的《中恶候》谓:"将摄失宜,精神衰弱,便中鬼毒之气。其状卒然心腹刺痛,闷乱欲死";《飞尸候》谓:"飞尸者,发无由渐,忽然而至,若飞走之急疾,故谓飞尸。其状心腹刺痛,气息喘急胀满,上冲心胸者是也"。《鬼击候》谓:"鬼击者,谓鬼厉之气击着于人也,得之无渐,卒着如人以刀矛刺状,胸胁腹内绞急切痛,不可抑按,或吐血,或鼻中出血,或下血。"可见此三病,发作急剧,均有剧烈心胸腹部疼痛症状。文中"心痛腹胀,大便不通",为其共同症状,主要因臭秽恶毒之气,从口鼻而入于心肺肠胃,气血不行,脏腑被寒浊秽毒壅塞。此为寒实内结,升降受阻,所以用走马汤,速攻寒实以开闭结,取峻烈温通的巴豆破积攻坚,开通闭塞为主,佐以苦温之杏仁,宣利肺与大肠之气机,使秽毒从下而泄,二药合用,通行闭塞腑气,泻下胃肠沉寒痼结。

方歌

小结

小结导图

本篇论述了腹满、寒疝、宿食三种病证。腹满是以腹部胀满或疼痛为其主要证候,大多属胃肠病变,虽病因多端,机理复杂,但归纳起来不外乎寒、热、虚、实几种类型。腹满虚实的辨别要点是以按之痛与不痛、腹满减与不减来辨。腹满的治疗原则,虚寒证当用温补,实热证宜施攻下。但也有腹中满痛拒按的虚寒证,治须温补;亦有阳气不运,积滞内停的寒实证,治须温下。疑似之间,当结合四诊,全面考虑,方不致误。关于腹满的预后,一般实热证治疗较易,预后较好;寒实之证,邪实正虚,预后较差。

寒疝是寒气攻冲所致腹痛,其发病多由阳虚寒盛引起,治疗上以温里祛寒为主。辨证上紧紧围绕腹痛的程度、部位以及伴随症等展开,如发作时绕脐剧痛,肢冷自汗,其脉沉紧,则属于寒疝本证;如既见腹中剧痛,又出现手足不仁,身体疼痛者,则属内外皆寒;如证见腹痛拘急,喜温喜按,则属血虚兼寒。

宿食即伤食证,本篇重在论脉,或以脉指导治疗,或以脉论辨证。其治疗重视因势利导,就近祛邪,指出宿食在上当用吐法,宿食在下当用下法。

（徐建虎　代民涛）

复习思考题

1. 厚朴三物汤和小承气汤有何异同？
2. 试比较附子粳米汤与大建中汤两方的证治。
3. 大黄附子汤证的"发热"机制是什么？为何种治法？
4. 寒疝的病机是什么？如何辨证论治？
5.《金匮》对宿食病提出什么治法？为什么？

扫一扫
测一测

五脏风寒积聚病脉证并治第十一

> 1. 掌握肝着、脾约、肾着的概念及其证治。
> 2. 熟悉积、聚、槃气三者的鉴别。
> 3. 了解热在三焦和大小肠有寒有热的病变。
> 4. 背诵原文:7、15、16。

本篇论述了五脏风寒和真脏脉象,三焦各部病证及脏腑积聚脉症,体现了以五脏为核心的辨证方法。其中五脏风寒部分脱简较多。五脏病既有中风、中寒等邪伤脏,又有气血阴阳不和的病机。至于五脏的死脉论述,反映了人以胃气为本的思想。篇中还论述了三焦为病与积、聚、槃气三者的鉴别。

篇中论述三焦竭部的思想,既有上、中、下三焦一部有病,可影响到其他两部,又有调理有病的一部,可解除其他两部病证的思想方法。本篇对肝着、脾约、肾着三种病证的论述较为详尽。

一、五脏病证举例

(一) 肺病

1. 肺中风

【原文】肺中风者,口燥而喘,身运①而重,冒②而肿胀。(1)

【校注】

① 身运:指身体摇动,不能自主。

② 冒:指头目昏眩。

【提要】本条论述肺中风的症状。

【释义】风属阳邪,性燥,风燥伤肺,津液被灼,津亏不行,肺失宣降,故口燥而喘;肺失治节,清肃之令不行,气机不利而卫阳不得外达,故身体运转动摇而沉重;肺气不能通调水道,浊阴不降,清阳不升,水气外溢肌肤,故头目昏眩而身体肿胀。原文“中”字应读平声,因杂病以内因为主,与伤寒外邪中人的“中”字不同。

2. 肺中寒

【原文】肺中寒,吐浊涕。(2)

【提要】本条论述肺中寒的症状。

【释义】肺为华盖,中寒则胸阳不布,津液不行,凝聚而变生浊涕,肺开窍于鼻,肺气失宣则鼻窍不利,浊涕难从鼻出而转道于口,故可见口吐浊涕。

3. 肺死脏脉

【原文】肺死臟,浮之①虚,按之弱如葱葉,下無根者死。(3)

【校注】

① 浮之:与下文"按之"均指浮取、沉取之脉诊法,下仿此。

【提要】本条论述肺死脏的脉象。

【释义】肺病极重,肺阴已绝,肺脏真气涣散,虚阳浮于上,故浮取脉虚,沉取弱如葱叶,中空而又无根。此为肺之气阴两败,故主死。

（二）肝病

1. 肝中风

【原文】肝中風者,頭目瞤①,兩脇痛,行常傴②,令人嗜甘。(4)

【校注】

① 瞤:此指头目肌肉瞤动。

② 傴(yǔ):驼背。谓行走时常曲背垂肩,腰不能挺直之状。

【提要】本条论述肝中风的症状。

【释义】肝为风木之脏,其经布胁肋,连目系,上出额至颠顶。肝中风热,风胜则动,风易从火化,风火扰动于肝,故头目肌肉瞤动。肝主筋,经脉下膈通脊,风火之邪消灼精血,脊背筋脉失其濡养而挛急不利,肝之经脉郁结不舒,故两胁痛,行走时常曲背垂肩,腰不能挺直。甘味入脾,土气冲和,则木气条达。嗜甘者,正如《素问·脏气法时论》所言"肝苦急,急食甘以缓之。"

2. 肝中寒

【原文】肝中寒者,兩臂不舉,舌本①燥,喜太息,胸中痛,不得轉側,食則吐而汗出也。《脈經》《千金》云:"時盜汗,咳,食已吐其汁。(5)

【校注】

① 舌本:一指舌根,一指舌体;此处应指舌体而言。

【提要】本条论述肝中寒的症状。

【释义】肝主筋而司运动,中寒则留滞经脉,阳气不得温煦,故筋脉收引而两臂不举。肝脉循喉咙之后,络于舌本,肝寒不能蒸津上润于舌,故舌本干燥。肝有寒则肝气失条达疏泄,故善太息以舒畅郁滞;肝脉上贯胸膈,寒气闭郁肝,则胸阳不宣,脉络凝塞,故胸中痛,不得转侧。肝病犯胃,胃气不降而上逆,故胃不受食,食则吐;气逆而开,津随之而泄,故吐而汗出。

3. 肝死脏脉

【原文】肝死臟,浮之弱,按之如索不來①,或曲如蛇行②者,死。(6)

【校注】

① 如索不来:沉取脉如绳索,飘浮游移,劲而不柔。

② 曲如蛇行:脉象如蛇行弯曲之状,虽左右奔引,却无畅达柔和之感。

【提要】本条论述肝死脏的脉象。

【释义】肝之平脉,如《素问·平人气象论》所说:"平肝脉来,软弱招招,如揭长竿末梢,曰肝平。"这是有胃气之肝脉。肝病极重,阴血大伤,真气将散,阴血少而不能充盈血脉,故

ER-12-1

原文7诵读

笔记栏

浮取弱。阳气少而不能通畅血脉，瘀而不行，故脉如绳索，郁阻坚劲，或委屈不前，弯如蛇行。此为肝之气血两败，多属死症。

【讨论】此条脉如蛇和痉病中脉如蛇预后各不相同，痉病"其脉如蛇"见于腹部暴胀，由脏出腑的证候中，是欲解的脉象。本条"曲如蛇行"见于"浮之弱，按之如索不来"之后，乃病进之脉，实属同形异势，可知仲景脉法是灵活的，临床应结合四诊八纲全面考虑才能作出正确的决定。

4. 肝着证治

【原文】肝着^①，其人常欲蹈其胸上^②，先未苦时，但欲饮热，旋覆花湯主之。臣億等校諸本旋覆花湯方，皆同。(7)

旋覆花湯^③方

旋覆花三兩　葱十四莖　新絳少許

上三味，以水三升，煮取一升，頓服之。

【校注】

① 着(zhuó)：留滞附着之义。

② 蹈其胸上：蹈，原为足踏之意；蹈其胸上，可理解为用手推揉按压或捶打胸部。

③ 旋覆湯：邓珍本此处原缺方名、药物及服法，此据《妇人杂病》篇所载旋覆花汤增补。

【提要】本条论肝着病证治。

【释义】肝着是肝脏受邪而疏泄失职，其经脉气血郁滞，留着而不畅行的病证。肝之经脉布胁肋而贯于胸，故患者感到胸胁部痞闷不舒，甚或胀痛、刺痛，欲以手按揉或捶打胸部，使气血暂得畅通，以减轻痛苦。气血得寒则凝，得热则行。本病初起，气血郁滞尚不明显，病情较轻，故只欲饮热，以助阳散寒，通畅气血。肝着既成，经脉凝滞，阳气不通，气血不畅，虽热饮亦不足以愈病，故治以旋覆花汤，行气活血，通阳散结。方中旋覆花苦辛咸温，善通肝络而散结降气；葱白辛温芳香，通阳散结；新绛少许，活血化瘀。三药合用，使气行血畅，阳通瘀化，则肝着可愈。方后谓"顿服之"，目的在于使药力集中，以获速效。

【讨论】旋覆花汤之新绛究系何物，《神农本草经》未载，医家认识不一，有认为是用具有活血化瘀作用的茜草汁、藏红花汁、猩猩血、苏木汁等初染的大红色丝织品，而陶弘景则称绛为茜草，新绛为新采收的茜草，以治肝着及妇人半产漏下属于瘀血者，确有疗效。临床可以茜草、红花、苏木等代新绛用。

旋覆花汤为治疗络瘀肝着要方。王清任用血府逐瘀汤治愈"胸任重物"，叶天士用辛温通络、温柔通补、辛泄通瘀诸法治愈胁痛，都是在本方用法基础上的进一步发展。

【医案精选】白某，男，27岁。左胁疼痛以夜间发作为主，伴见心下痞，嗳气，患疾已2年，自称每每以手自击其胁可使疼痛减缓。舌质绛而苔白，脉弦缓。此证名为"肝着"，非旋覆花汤不能治。旋覆花10g，红花6g，桃仁6g，青葱管10g，紫降香6g，片姜黄10g，当归尾10g，柏子仁10g，服药3剂，胁痛若失。因其大便不爽，上方加糖瓜蒌30g。(刘渡舟.经方临证指南.北京：人民卫生出版社，2013：164)

【选注】清·魏荔彤："肝着者，风寒湿合邪，如痹病之义也。痹在分肉，则为之痹，痹在血分，则为之血痹，痹在胸，则为之胸痹。以气邪而凝固其血，内着于肝，则为之肝着也。"(《金匮要略方论本义》)

（三）心病

1. 心中风

【原文】心中風者，翕翕發熱，不能起，心中飢，食即嘔吐。(8)

【提要】本条论述心中风的症状。

【释义】心主火热属阳脏，心经有热，复中风邪，风热相合，向外发泄，所以翕翕发热；风热内盛，壮火食气，心气被伤，故精神疲困，卧不能起。心热移胃，化燥伤津，胃失和降，故虽觉饥饿，但拒纳食物，食入则助热而气逆呕吐。

2. 心中寒

【原文】心中寒者，其人苦病心如噉蒜狀①，劇者心痛徹背，背痛徹心，譬如蠱注②。其脉浮者，自吐乃愈。(9)

【校注】

① 心如噉蒜状：噉(dàn)，吃的意思。即心里难受好像吃蒜后嘈杂而辣之感。

② 蛊注：形容如虫咬一样痛苦难忍。

【提要】本条论述心中寒的症状。

【释义】心中阴寒，寒凝脉络，阳气被郁，欲越而不得越，故心中有灼辣而如噉蒜状。如病情进一步加剧，心阳闭阻，胸背气机闭塞不通，则心痛彻背，背痛彻心，如同虫咬一样痛苦难忍。如其人脉浮者，邪有上越外出之机，故吐后乃愈。

3. 心伤

【原文】心傷者，其人勞倦，即頭面赤而下重，心中痛而自煩，發熱，當臍跳，其脉弦，此爲心臟傷所致也。(10)

【提要】本条论述心伤的症状。

【释义】心主血，血生于气，心血不足，气无所附，则症见劳倦疲乏；阳气浮越于上，故头面赤；上盛则下虚，中气不足则腰及下肢沉重无力；心虚失养，热动于中，故心胸疼痛而发热烦躁；心阳浮动于上，肾水动于下，故脐处跳动不宁，有如奔豚欲作之症。脉弦，是心之气阴两伤，不能濡养经脉，且弦脉主阴、主水，故此为心脏伤所致也。

4. 心死脏脉

【原文】心死臟，浮之實如麻豆，按之益躁疾者，死。(11)

【提要】本条论述心死脏的脉象。

【释义】由于心血枯竭，心阳浮动，血脉失去温润和调之象，所以脉浮取坚硬躁急如弹丸或豆粒样转动，重按则见躁急不宁之象，此为阴气已绝，心气涣散，多属死证。

5. 心虚邪哭癫狂证

【原文】邪哭①使魂魄不安者，血氣少也，血氣少者屬於心。心氣虛者，其人則畏，合目欲眠，夢遠行，而精神離散，魂魄妄行。陰氣衰者爲癲，陽氣衰者爲狂。(12)

【校注】

① 邪哭：心脏受邪传肺，而致悲伤哭泣，有如邪鬼作祟，故称邪哭。

【提要】本条论述血气虚少发生邪哭癫狂的症状。

【释义】邪哭是魂魄不安的一个症状，心之气血虚少，伤及肝肺，则魂魄不安；心藏神，心虚则神怯，畏惧恐怖。心气不足，肝血虚少，精气不能上注于目，故合目欲眠；心神不敛，精气涣散则魂魄失统，魂不守舍，魄不安宅，故精神魂魄浮荡无依，症见梦远行等精神失常的病变。如果病情进一步发展,阴气虚者可以转变为癫证,阳气虚者可以转变为狂证。

【讨论】《难经·二十难》谓"重阳者狂,重阴者癫",其"阴"与"阳"是通过脉象而论病邪,阴邪太盛则为癫,阳邪太盛则为狂。本条"阴气衰者为癫,阳其衰者为狂",其"阴气"与"阳气"指正气而言,人体阴气不足,则邪易入阴而为癫,阳气不足,则邪易入阳而为狂。故《难经》之癫狂属实,本条之癫狂属虚,各有所指,不得混淆。

(四) 脾病

1. 脾中风

【原文】脾中風者,翕翕發熱,形如醉人,腹中煩重①,皮目瞤瞤而短氣。(13)

【校注】

① 烦重:心烦而腹重,一解为腹重为甚。

【提要】本条论述脾中风的症状。

【释义】风为阳邪,脾受风邪,风从热化,故见发热而形如醉人。脾为湿土,为阴中之至阴,脾主大腹,风热干及于脾脏,脾气郁遏,水湿不化,阳气不能宣达,清阳不能上升,故头目眩晕,且身体困重;湿停阳郁不伸,故腹中烦满重胀。眼胞属脾,风胜则动,风胜于脾,故眼胞皮肤瞤动,甚至眼皮浮肿或肢体肌肉瞤瞤而动。脾不运湿,湿阻气机,呼吸不利则短气。

2. 脾死脏脉

【原文】脾死臟,浮之大堅,按之如覆杯潔潔①,狀如搖者,死。臣億等詳五臟各有中風中寒,今脾只載中風,腎中風、中寒俱不載者,以古文簡亂極多。去古既遠,無文可以補綴也。(14)

【校注】

① 洁洁:形容里面空无所有的样子。

【提要】本条论述脾死脏的脉象。

【释义】脾脉应从容和缓而有神。若脾气已绝,不能运化水谷,饮食停聚,则气血无以充养血脉,脉气自然失和;浮取大坚乃脾阴虚,虚阳外浮,又与饮食停聚化热外蒸相合;重按之如覆杯,外表坚硬而中空,乃脾阳将绝之象;脾气微弱,时有而化食,时无而中止,故脉来摇荡不定,乍疏乍数,或左或右。此为脾之阴阳败散之象,故曰死脏脉。

3. 脾约证治

【原文】趺陽脉浮而濇,浮則胃氣強,濇則小便數,浮濇相搏,大便則堅,其脾爲約,麻子仁丸主之。(15)

原文 15
诵读

麻子仁丸方

麻子仁二升 芍藥半斤 枳實一斤 大黄一斤 厚朴一尺 杏仁一升

上六味,末之,煉蜜和丸梧子大,飲服十丸,日三,以知爲度。

【提要】本条论脾约病证治。

【释义】趺阳脉候脾胃之气,其脉浮而涩,浮为胃热气盛;涩是按之滞涩而不流利,乃脾脏津液不足;胃强脾弱,脾被胃所制约,不能为胃行津液,故肠道失润而大便干结,膀胱为胃热所迫则小便频数。治宜麻子仁丸泄热润燥,利气通便。方中芍药、麻子仁滋阴润燥,治脾阴之弱;大黄泄热通便,治胃气之强;枳实、厚朴理脾肺之气,以行津液;杏仁润燥而利肺气,以通幽导便;以蜜为丸,意在甘缓润下。诸药合用,使阳明燥热得泄,太阴津液得滋,则脾约可愈。

【讨论】麻子仁丸攻下之中寓有滋润之意,对后世温病学家启发甚大。如吴鞠通治阴虚便秘的增液汤,实从本方之义而来。临床上多用本方治疗内有燥热、津液不足所致的习惯性便秘、糖尿病等慢性病所出现的便秘及肛肠术后便秘。

【医案精选】刘某,男,28岁。大便燥结,五六日一行,每次大便困难异常,往往因用力太劳而汗出如雨,口唇发干,以舌津舐之则起厚皮如痂,撕则唇破血出。其脉沉滑,舌苔黄。辨证:此属胃强脾弱之脾约证。因脾荣在唇,故脾阴不足,则唇燥干裂。处方:麻子仁丸一料。服之而愈。(刘渡舟. 伤寒论十四讲. 北京:人民卫生出版社,2013:126)

(五) 肾病

1. 肾死脏脉

【原文】腎死臟,浮之堅,按之亂如轉丸①,益下入尺中者死。(17)

【校注】

① 乱如转丸:形容脉象躁动,犹如弹丸之乱转。

【提要】本条论述肾死脏的脉象。

【释义】肾脉本当沉实有力,今脉轻取坚而不柔和,重按之乱如转丸,躁动不宁,尺部尤为明显,此乃真气不固而外越,元阴元阳将脱,故主死证。

2. 肾着证治

【原文】腎着①之病,其人身體重,腰中冷,如坐水中,形如水狀,反不渴,小便自利,飲食如故,病屬下焦,身勞汗出,衣—作表裏冷濕,久久得之,腰以下冷痛,腹重②如帶五千錢,甘薑苓术湯主之。(16)

甘草乾薑茯苓白术湯方

甘草　白术各二兩　乾薑　茯苓各四兩

上四味,以水五升,煮取三升,分溫三服,腰中即溫。

原文 16
诵读

【校注】

① 肾着:音义同肝着之"着"。

② 腹重:《脉经》《备急千金要方》为"腰重"。

【提要】本条论肾着病的成因和证治。

【释义】肾着,即寒湿痹着于腰部的病证,因腰为肾之外府,故名肾着。"身劳汗出,衣里冷湿,久久得之"论肾着病的成因。过劳伤阳,卫外不固,反复汗出,冷汗变为寒湿,久渍腰部,或寒湿之邪乘虚而入,浸淫腰部经脉,痹着阳气,日久形成肾着病。"身体重,腰中冷""腰以下冷痛"论肾着病的主症。湿性重浊,侵犯腰腿部肌肉经脉,故觉身体沉重;寒湿痹阻,阳气不通,故腰及腰以下冷痛。"如坐水中""形如水状""腰重如带五千钱"为喻笔法,意在形容腰中寒湿之盛。"反不渴,小便自利,饮食如故,病属下焦"是鉴别诊断。如果肾气亏虚,膀胱气化失常,既不能蒸腾津液于上,又不能化气行水于下,则必有口渴,小便不利。今反而口不渴,小便自利,说明病不在肾之本脏。饮食如故,说明中焦胃气尚和。病属下焦,是说本病与脾肾无直接关系,不属水气病,病位在躯体下部,肾之外府腰部肌肉经脉。

本证治法上不必温肾,而应温化肌肉经络间之寒湿。以甘姜苓术汤主治。方中干姜配甘草,辛甘化阳,温中散寒,燠土制水;茯苓配白术,甘淡渗水,健脾利湿。诸药合用,使寒去湿除,阳气温行,"腰中即温",肾着遂愈。

【讨论】本病虽名为肾着,但其病机为腰中寒湿。命名方法体现了仲景以"脏腑辨证"为核心的学术思想。肾着的治疗要领是在健脾化湿药物的基础上,应用辛温散寒的干姜。

笔记栏

临床常用本方治疗呕吐腹泻、老年人小便失禁、阳痿、遗尿、妇女腰冷带下、妊娠下肢浮肿及闭塞性静脉炎、坐骨神经痛等病证,属脾阳不足而有寒湿者。

【医案精选】刘氏之妻,37 岁。患腰部酸楚疼痛,白带淋漓,味臭难闻。脉沉缓无力,尺部脉更弱,舌体胖大而嫩。其人形体虽肥但气怯无力。此乃寒湿下困肾阳,即《金匮要略》所谓"肾着"病。干姜 12g,茯苓 18g,白术 12g,炙甘草 6g,杜仲 10g,续断 10g,3 剂而愈。(刘渡舟.经方临证指南.北京:人民卫生出版社,2013:165)

【选注】清·尤怡:"肾受冷湿,着而不去,则为肾着。身重,腰中冷,如坐水中,腰下冷痛,腹重如带五千钱,皆冷湿着肾,而阳气不化之征也。不渴,上无热也;小便自利,寒在下也;饮食如故,胃无病也;故曰病属下焦,身劳汗出,衣里冷湿,久久得之。盖所谓清湿袭虚,病起于下者也。然其病不在肾之中脏,而在肾之外府。故其治法,不在温肾以散寒,而在燠土以胜水。甘、姜、苓、术,辛温甘淡,本非肾药,名肾着者,原其病也。"(《金匮要略心典》)

二、三焦病证举例

(一)三焦竭部

【原文】問曰:三焦竭部①,上焦竭,善噫,何謂也?師曰:上焦受中焦氣未和,不能消穀,故能噫耳。下焦竭,即遺溺失便,其氣不和,不能自禁制,不須治,久則愈。(18)

【校注】

① 三焦竭部:三焦各部所属脏腑的功能衰退。

【提要】本条论述上中下三焦各部脏腑生理功能暂时衰退,互相影响或直接发生的病变。

【释义】三焦之一部所属的脏腑生理功能衰退,则会影响其他部,出现受影响部的病症。上焦受气于中焦,如中焦脾胃功能衰退,不能运化水谷,胃中浊气上逆则嗳气,嗳气虽出于上焦,而病机却在中焦脾胃不和。下焦肾、膀胱以及大、小肠功能衰退,不能制约二便,就可出现遗尿或大便失禁的症状。疾病主要是由于上焦心肺功能衰退,荣不能守,卫不能固,其气不和于下而致下焦失其制约,二便失禁。本证不须治疗下焦,须待上焦心肺正气恢复,荣卫之气调和,上焦得治,则下焦自安。

【讨论】"三焦竭部"的解释历来有三种观点。一作三焦虚竭,如清代医家李彣《金匮要略广注》"惟三焦各有虚竭之部分,是谓三焦竭部,而各失其常矣。竭,气尽无余也"。二作三焦功能之间的相互影响,"竭"解释为"迭",如金寿山《金匮诠释》有"竭……有更迭之意"。三作三焦阻遏解,如李今庸《金匮要略讲解》"三焦因阻遏而不能各归其部,不能各司其事,且不能相互为用"。

(二)热在三焦及大小肠寒热病变

【原文】師曰:熱在上焦者,因咳爲肺痿;熱在中焦者,則爲堅;熱在下焦者,則尿血,亦令淋秘①不通。大腸有寒者,多鶩溏②;有熱者,便腸垢。小腸有寒者,其人下重便血,有熱者必痔。(19)

【校注】

① 淋秘:淋指小便淋沥涩痛;"秘"指小便癃闭不通。

② 鶩溏:鶩即鸭。鶩溏,形容大便水粪杂下,状如鸭粪。

【提要】本条论述热在三焦及大小肠的寒热证。

【释义】热在上焦,肺失清肃则气逆而咳,久咳津气俱伤,肺叶失润,肺叶痿弱而成肺痿。热在中焦,脾胃津伤,肠道失润,故大便燥结坚硬。热在下焦,肾与膀胱受累,热灼络脉,迫血妄行,故尿血;热结气分,气化不行,故小便淋沥涩痛,或尿闭;内热煎熬津液,则成石淋。大肠为传导之官,其病则传导失职。临证应分辨其寒热,大肠有寒,水谷不分,则水粪杂下。大肠有热,燥伤肠液,涩滞不行,则为大便黏滞垢腻而不爽。小肠为受盛之官,病则受盛化物功能失常。故小肠有寒,浊阴停滞,阳虚气陷而不能统摄阴血,则见下重便血;小肠有热,热移广肠,蓄于肛门,则为痔疮。

三、积聚与榖气鉴别、积病主脉

【原文】問曰:病有積,有聚,有榖氣①,何謂也?師曰:積者,臟病也,終不移;聚者,腑病也,發作有時,輾轉痛移,爲可治;榖氣者,脅下痛,按之則愈,復發爲榖氣。諸積②大法,脈來細而附骨者,乃積也。寸口,積在胸中;微出寸口,積在喉中;關上,積在臍旁;上關上③,積在心下;微下關④,積在少腹;尺中,積在氣衝⑤。脈出左,積在左;脈出右,積在右。脈兩出,積在中央,各以其部處之。(20)

【校注】

① 榖气:即谷气,指水谷之气停积留滞之病。

② 诸积:包括《难经·五十六难》所称五脏之积,即心积曰伏梁,肝积曰肥气,脾积曰痞气,肺积曰息贲,肾积曰奔豚。其病皆由气、血、食、痰、虫等积滞所引起。

③ 上关上:关上即关部,上关上,指关脉的上部。

④ 下关:指关脉的下部。

⑤ 气冲:即气街,穴名,为脐下五寸,任脉旁开二寸。

【提要】本条论述积、聚、榖气的区别和积病的脉诊。

【释义】积和聚皆为腹部之肿块,但两者有所区别:积病在脏,病在血分,由于气滞血瘀,阴凝积结所致,所形成的痞块,推之不移,痛有定处。为气血渐积,积块可由小到大,按之硬,病位较深难治;聚病在腑,病在气分,由气郁而滞,感寒而聚,故痛无定处,发作有时,推之能移,时聚时散。聚块大小不定,按之柔,病位较浅易治。榖气即水谷之气停积留滞之病,由于谷气壅塞脾胃,土壅木郁,肝郁不舒,故胁下痛,腹满嗳气或呕恶,若按揉则胸胁气机暂时得以舒展,胁痛可缓,但不久因气滞而复结,胁痛再作。

诊断积病的重要指征为脉来细而附骨。因积病多由气血痰食阴寒凝结所致,气郁血瘀,营卫气血不能上行外达,故脉多沉细而不起,好像附着于骨上。临床上可以根据脉沉细出现的部位,来诊断积病的部位。如寸口脉沉细,积病在胸中,因寸口主胸中疾患;微偏于寸部之上的脉沉细,积病在喉中;关脉沉细,积病在脐旁;微偏于关部之上的脉沉细,积病在心下;微偏于关部之下的脉沉细,积病在少腹;尺部脉沉细,积病在气冲;沉细脉象在左脉出现,积病在身体左侧;沉细脉象在右脉出现,积病在身体右侧;沉细之脉在左右两侧出现,积病在中央。治疗积病的立法处方,要根据不同部位,用不同的方法治疗。

【讨论】本条有关积、聚病的鉴别诊断与《难经·五十五难》的精神是一致的。积、聚二病在病机和治疗上有一定的联系。聚病日久,气病及血,可转化为积,而积病早期,治疗及时得当,病可由血转气,由脏出腑,由重转轻。根据气血的关系,治血当理气,行气当养血,所以

方歌

小结导图

临床上往往积聚并提。至于具体治疗,本书有下瘀血汤、桂枝茯苓丸、大黄䗪虫丸等方剂可参。槃气之病虽有疼痛,但与积聚之疼痛迥异,不可混淆。槃气之治,可参考后世越鞠丸、六郁汤。

小结

本篇论述了五脏风寒和真脏脉象、三焦各部病证及脏腑积聚脉证。风与寒两种性质不同的病因直中于五脏中的某一脏,会出现各脏不同的病理变化。五脏之风寒和真脏脉,说明在脏腑病机辨证过程中,一要辨准疾病的部位,二要辨清疾病的性质,三要辨明疾病的轻重程度。可见仲景所论既是五脏证候归类的一种方法,也是脏腑经络辨证要旨的具体体现。

本篇对肝着、肾着、脾约三者的理法方药论述较为完整,说明临证实践,不仅要掌握辨证论治的一般规律,而且要掌握辨证论治的特殊规律。肝着为肝经气血郁滞阳气痹结所致,故仲景用行气活血、通阳散结法治疗,后世许多通络逐瘀的治法即源于此。脾约为胃气强,脾阴弱,燥热伤津所致,篇中设润下法治疗,对后世温病学家颇有启发。肾着为阳气不行,寒湿留着于肾之外府所致,故不治肾,通过加强脾阳之温运功能,以除肌肉经脉中的寒湿之邪。以上三方均为目前临床上常用方剂。

由于五脏六腑分属于三焦,因此三焦各部病证,均离不开相关脏腑。而五脏六腑又交相贯通,相生相克,故上中下三焦在生理上相互为用,彼此制约,平衡协调,在病理上则互相影响,相互传变,体现了临床实践要着眼于整体的精神。

本篇指出了积、聚、槃气三病的各自特点,以认识难攻难克之病,并论述了积病的主脉及其脉出之处,以定积之部位。均是在《黄帝内经》《难经》理论基础上的进一步发展与运用,对临床具有一定的指导意义。

(沈 会)

扫一扫
测一测

复习思考题

1. 肝着的病机、主症、治法与方药是什么?
2. 肾着的病因病机、主症、治法与方药是什么?
3. 为什么说肾着方治在脾而非在肾?

痰饮咳嗽病脉证并治第十二

笔记栏

PPT 课件

　　本篇专论痰饮病及痰饮所致咳嗽。篇中将痰饮病分为痰饮、悬饮、溢饮、支饮四类。该篇"痰饮"二字有广义与狭义之别,广义"痰饮"为病名,指水饮停积为患的一种杂病;狭义"痰饮"系四饮之一,指饮在肠胃的病变。痰饮为内生病邪,实质就是水饮,故篇中有时又称痰饮为"水",其形成与脾胃纳运失常有关。痰饮形成后,常内扰脏腑,阻遏阳气,壅滞气机,并可妨碍血行,郁而化热。篇中提出"温药和之"的痰饮病治疗原则,并据虚实缓急之异,兼用利小便、逐饮、发汗、清热、通腑、分消、补益诸法。全篇理法方药丰富,为后世痰饮学说的重要组成部分。

一、成因、脉症、分类与预后

(一)成因与脉症

【原文】夫病人飲水多,必暴喘滿;凡食少飲多,水停心下,甚者則悸,微者短氣。

　　脉雙弦者,寒也,皆大下後善虛;脉偏弦者,飲也。(12)

【提要】本条论述痰饮病成因和脉症。

【释义】患者素有脾胃运化不足,饮水过多,可致水液积聚成饮。若上逆犯肺,肺失宣降,可突发咳喘胸满。凡食少者,必脾胃素虚,若"饮多",更妨碍脾胃运化,致水液不能化生津液,反滞留成饮,停于心下。重则凌心致悸,轻则妨碍呼吸之气而短气。

　　两手脉俱弦者,主里寒,为苦寒峻下导致中阳亏虚;一手脉弦者,属饮病,由饮邪停积一处所为。此并举"双弦"脉与"偏弦"脉,提示饮病与阳虚里寒证鉴别。

(二)四饮脉症

【原文】問曰:夫飲有四,何謂也? 師曰:有痰飲,有懸飲,有溢飲,有支飲。(1)

　　問曰:四飲何以爲異? 師曰:其人素盛今瘦,水走腸間,瀝瀝有聲,謂之痰飲;飲後水流在脇下,咳唾引痛,謂之懸飲;飲水流行,歸於四肢,當汗出而不汗出,身

原文 1、2
诵读

體疼重,謂之溢飲;咳逆倚息,短氣不得臥,其形如腫,謂之支飲。(2)

【提要】此两条论痰饮病分类及其主症。

【释义】痰饮病根据饮停部位分为四类:痰饮(狭义)、悬饮、溢饮、支饮。饮停肠胃者属痰饮(狭义),饮走肠间,与气相击,故沥沥有声;饮停在胃,妨碍饮食化生精微,肌肉失于充养,则形体日渐消瘦。饮积胁下,阻碍肝肺气机升降,见咳唾引胸胁疼痛者,属悬饮。饮流四肢肌肤,影响肺气宣发,致当汗出却无汗,身体疼痛沉重者,属溢饮。饮聚胸膈,致肺失宣降,心阳阻遏,出现咳喘倚息,短气不能平卧,外形如肿者,属支饮。

【原文】肺飲不弦,但苦喘短氣。(13)

　支飲亦喘而不能臥,加短氣,其脉平也。(14)

　脉浮而細滑,傷飲。(19)

【提要】第13条论肺饮脉症,第14条再论支饮脉症,第19条指出伤饮脉象。

【释义】肺饮似应归属支饮,水饮犯肺,气逆不降,起病之初,病势尚轻,其脉可不弦,但已出现喘促短气,甚或咳吐清涎等症时,要考虑为饮邪犯肺。

　支饮为饮停胸膈,妨碍肺气肃降,故喘促短气,不能平卧,若见脉平不弦,提示饮邪停聚尚短。

　"伤饮"寓饮病初期、饮邪轻浅,故脉浮不沉;细滑脉寓示饮邪不甚。

【讨论】此三条列举痰饮病脉不弦、脉平、脉浮而细滑等不同脉象,表明饮停深浅、饮邪轻重、饮病久暂有别,其脉可各异。说明痰饮病并非只见弦脉。

(三) 水在五脏

【原文】水在心,心下堅築①,短氣,惡水不欲飲。(3)

　水在肺,吐涎沫,欲飲水。(4)

　水在脾,少氣身重。(5)

　水在肝,脇下支滿,嚏而痛。(6)

　水在腎,心下悸②。(7)

【校注】

①心下堅築:心下,相当于胃脘处;堅,坚实;築,捣土使坚实。《说文解字》"筑,捣也";《释名·释言语》"筑,坚实称也"。心下坚筑,指胃脘处感觉坚实不适。

②心下悸:《金鉴》认为心下悸之"心"字,当是"脐"字。

【提要】上五条论水饮在五脏的临床表现。

【释义】水在某脏,意味饮邪侵扰某脏,致其功能失常,故见相应表现。

　水饮凌心,阻遏心阳,故心下坚实不适;饮犯心胸,妨碍气机升降,则短气;饮属阴邪,阻遏阳气,所以恶水不欲饮。

　水饮射肺,宣降失常,气不布津,则欲饮水;水饮上溢,故吐涎沫。

　水饮困脾,运化不健,中气不足,故少气;水饮浸渍肌肉,则身重。

　水饮袭肝,郁遏肝气,故胁下支满;循经扰肺,则嚏引胁下痛。

　水饮犯肾,气化失司,饮动于下,故脐下悸。

【讨论】第1、2条将饮病分为四类,似侧重辨饮停部位;此5条言水在五脏,专论饮扰五脏,寓示饮病既需识饮停部位,又要察饮扰何脏,体现了脏腑辨证精神,启发辨治饮病时,除温化饮邪外,当兼以调节脏腑功能。水在五脏与四饮宜合看,水在心、水在肺属支饮;水在肾可从痰饮(狭义)辨治;水在脾则多与痰饮(狭义)、溢饮有关;水在肝可归属悬饮。

（四）留饮与伏饮

【原文】夫心下有留飲,其人背寒冷如手大。(8)

留飲者,脇下痛引缺盆,咳嗽則輒已。——作轉甚。(9)

胸中有留飲,其人短氣而渴;四肢歷節痛,脉沉者,有留飲。(10)

【提要】此三条论述留饮证候。

【释义】留饮,即各类水饮久留不去者。饮留部位不同,见症各异。饮(狭义痰饮)留心下,阻遏阳气,使之不能通达背部,且饮邪又流注于背俞穴,遂致背冷如手大。

饮(悬饮)留胁下,郁遏肝络,气机失和,则胁下痛引缺盆;咳嗽时振动病所,故痛尤甚。

饮(支饮)留胸中,妨碍心肺,则短气,气不布津故渴。饮(溢饮)留四肢筋脉骨节,阻滞气血流通,故四肢历节痛,其脉沉。

【讨论】①"留饮"之名,揭示了饮病顽固难去,且日久生变,故当强化治疗程度及随"变"治之。②背冷如手大,启示观察背冷范围有辨证意义。饮停致背寒冷如手大,应与外感风寒之背恶寒区别。临床治疗该症可酌选苓桂术甘汤加味。③饮邪也可流注经络肌肉筋骨致病,需与历节鉴别或合参:历节以关节疼痛为主,留饮阻滞关节除疼痛外,多有关节腔内积液或者筋膜肿胀;历节治疗侧重温阳除湿,散寒止痛;留饮阻滞关节治当重视温阳利饮,化痰散结。

【选注】清·尤怡:"留饮即痰饮之留而不去者也,背寒冷如掌大者,饮留之处,阳气所不入也。魏氏曰:背为太阳,在易为艮止之象,一身皆动,背独常静,静处阴邪常客之,所以风寒自外入,多中于背,而阴寒自内生,亦多踞于背也。胁下痛引缺盆者,饮留于肝,而气连于肺也,咳嗽则辄已者,饮被气击而欲移,故辄已。一作咳嗽则转甚,亦通,盖即水流胁下,咳唾引痛之谓。气为饮滞故短,饮结者津液不周,故渴。四肢历节痛,为风寒湿在关节。若脉不浮而沉。而又短气而渴。则知是留饮为病。而非外入之邪矣。"(《金匮要略心典》)

【原文】膈上病痰,滿喘咳吐,發則寒熱,背痛腰疼,目泣自出,其人振振身瞤劇,必有伏飲。(11)

【提要】本条论述膈上伏饮及其临床表现。

【释义】伏饮,指痰饮潜伏不出,难以根除者。饮伏膈上胸中,心阳被阻,肺失肃降,素即胸满气喘、咳吐痰涎等。一旦外邪侵袭,辄引发内饮,加重病情。风寒袭表,正邪相争,太阳经脉不利,故恶寒发热,背痛腰疼;外寒里饮,郁闭肺气,气逆不降,则满喘咳吐加剧,并见涕泪自出,甚者因喘甚而身体振动。

（五）饮病预后

【原文】脉弦數,有寒飲,冬夏難治。(20)

【提要】本条从脉象判断寒饮预后。

【释义】饮病常见脉弦,若脉弦数,为寒饮郁久化热,冬夏季节较难治。因冬寒利于热却不利于饮,以温法化饮又恐助热;夏热利于饮却不利于热,予清法除热则易伤阳碍饮。

【讨论】本条"冬夏"并非强调冬天和夏天两个季节,实在提示寒饮化热,治法寒热并用,相互牵制,治疗难度较单纯寒饮大,疗程相对较长。

【原文】久咳數歲,其脉弱者可治;實大數者死;其脉虛者,必苦冒。其人本有支飲在胸中故也,治屬飲家。(34)

【提要】本条论支饮久咳的脉症与预后。

【释义】此久咳是由饮聚胸中,肺气上逆所致,属支饮范畴。久咳多年,正气必伤,若见脉弱,是正虚邪不盛,脉证吻合,故相对易治;若脉实大数,为正虚邪盛,脉证不合,攻补两难,则预后不良。久咳脉虚之人,由于饮停胸中,清阳不升,浊阴不降,必然苦冒眩,当从饮病辨治。

二、治则

原文 15
诵读

【原文】病痰飲者,當以溫藥和之。(15)

【提要】本条论痰饮病治疗原则。

【释义】饮由水聚,本因阳气不振,且饮性属阴,易伤阳遏阳,遇寒则凝,得温则行。若阳气振奋,既能消除已成之饮,又能防止水邪再聚成饮。故治痰饮病之本需"温药和之"。"温药"能振奋阳气、开发腠理、通行水道;"和之"寓两层含义:一是不可太过温燥,二是勿专于温补。即用温药时,应视病情恰当配合行、消、开、导、清之品。

【讨论】"温药和之"是痰饮病治本之法,治痰饮阴邪虽宜温药,但须适度,以免温燥伤阴、温补碍邪。若饮邪壅盛或饮郁化热等标急时,不可拘泥"温药"而畏用寒凉,本篇证治中所用石膏、大黄、木防己、葶苈子、甘遂、大戟等,皆为治痰饮不避寒药的范例。

三、证治

(一) 饮停心下、肠间

1. 脾虚心下饮停

原文 16
诵读

【原文】心下有痰飲,胸脇支滿,目眩,苓桂术甘湯主之。(16)

茯苓桂枝白术甘草湯方

茯苓四兩　桂枝　白术各三兩　甘草二兩

上四味,以水六升,煮取三升,分温三服,小便则利。

【提要】本条论脾阳虚饮停心下证治。

【释义】"心下有痰饮"指饮停之处,心下,相当于胃脘部位。饮停胃脘,波及胸胁,妨碍气机通达,故胸胁支满;饮阻中焦,清阳不升,浊阴不降,则头晕目眩。病机为脾胃阳虚,饮停心下。治以苓桂术甘汤温阳蠲饮,健脾利水。方中桂枝配茯苓温阳利水消饮,白术携甘草培土制水。四药合用,振奋脾阳,通畅水道,导饮从小便下出,故方后谓"小便则利"。

【讨论】①饮停心下,还可见短气、背冷如手大、心下悸、心下痞等症,仲景彼详此略。②辨识痰饮病要注意饮停部位,以就近祛邪,如饮停心下,宜从小便去。③桂枝配茯苓善于温阳利水消饮,是治疗水饮停滞中下焦的常用药对,茯苓用量宜重于桂枝。凡饮停胃脘或胸胁,脾虚不运,以眩晕、胸胁支满或背冷如手大为主症者,均可选用本方。如梅尼埃病、胸腔积液、慢性充血性心衰、慢性胃炎、胃潴留等病变符合上述证机者,常用本方治疗。该方还可用于一些局部有积液,且符合其病机的病变,如胆囊肿大、盆腔积液。

【医案精选】郭某,女,48岁。患头晕1年多,每于饮食不适,或者受风寒时即发作。头晕时目眩,耳鸣,脘闷,恶心,欲吐不得,食欲减退,不喜饮水,甚时不能起床。脉缓,舌淡,苔白。证属脾胃阳虚,中气虚衰,致水气内停,清阳不得上升,浊阴不得下降所致。治以苓桂术甘汤2剂后,头晕及烦满、恶心,皆有好转。后宗此方制成散剂,日服四钱,服1月痊愈,以后

未复发。(赵明锐.经方发挥.太原:山西人民出版社,1982:97)

2. 阳虚微饮短气

【原文】夫短氣,有微飲,當從小便去之,苓桂术甘湯主之;方見上。肾氣丸亦主之。方見脚氣中。(17)

【提要】本条论阳虚微饮证治。

【释义】微饮,即水饮轻微者,如第 12 条"水停心下……微则短气"。饮邪虽微,若妨碍呼吸之气,可致短气。治当温阳消饮,导饮邪从小便而出。若脾阳不足兼微饮者,用苓桂术甘汤温阳健脾,利水消饮;肾气不足有微饮者,宜肾气丸温肾化气,俾气化水行。

【讨论】苓桂术甘汤健脾消饮、肾气丸补肾消饮,均温而不燥,温中兼消,皆为"温药和之"的代表方。微饮短气可见于痰饮病初期或治疗后的缓解期。上二方既可用作慢性支气管炎或哮喘病的善后方,也可预防其反复发作。

原文 17
诵读

3. 心下饮泛冒眩

【原文】心下有支飲,其人苦冒眩,澤瀉湯主之。(25)

澤瀉湯方

澤瀉五兩　白术二兩

上二味,以水二升,煮取一升,分溫再服。

【提要】本条论水饮冒眩证治。

【释义】心下水饮上泛,蒙蔽清阳,故苦于头昏目眩。治当利水消饮,健脾制水,用泽泻汤。方中重用泽泻淡渗利水,引浊阴下行;轻取白术温补培土,以制水饮。

本方与 17 条苓桂术甘汤均可治饮病眩晕,都有利水之功,但同中有异。

【讨论】①"苦"字凸显了本证冒眩之严重。②泽泻五两,是该药在全书汤剂中最大用量,为该方主治冒眩重证的关键。本方所治冒眩,多表现为头晕目眩较重,甚者如坐舟车,卧床不起,常伴头目昏沉,精神不振,或恶心呕吐,舌体胖大或边有齿印,苔白滑或白腻,脉弦或滑等。

原文 25
诵读

方证鉴别

4. 心下饮逆呕吐

【原文】嘔家本渴,渴者爲欲解,今反不渴,心下有支飲故也,小半夏湯主之。《千金》云小半夏加茯苓湯。(28)

小半夏湯方

半夏一升　生薑半斤

上二味,以水七升,煮取一升半,分溫再服。

【提要】本条论心下饮逆致呕的预后及治疗。

【释义】"呕家"指水饮致呕者,若见口渴,是饮邪随呕尽去,胃阳渐复,为病欲解之征;呕后不渴,为心下仍有饮,故以小半夏汤温化寒饮,降逆止呕。方中半夏、生姜温化水饮,降逆止呕;生姜并制半夏之毒。两药"用水七升,煮取一升半",久煎取其味厚沉降以强化降逆之效,浓煎少服以免呕剧影响服用。

【讨论】观察水饮致呕者口渴与否,有助于判断饮邪是否祛除。小半夏汤为治呕祖方、专方,主治饮停心下、胃气上逆导致的呕吐,其脉症特点是呕吐痰涎或清水,口淡,不渴,苔白滑或白腻,脉弦或滑。可用于多种疾病过程中出现的呕吐,其辨证为水饮所致者疗效尤佳。

原文 28
诵读

原文30
诵读

5. 膈间饮逆呕痞眩

【原文】卒嘔吐,心下痞,膈間有水,眩悸者,小半夏加茯苓湯主之。(30)

小半夏加茯苓湯方

半夏一升　生薑半斤　茯苓三兩—法四兩

上三味,以水七升,煮取一升五合,分溫再服。

先渴後嘔,爲水停心下,此屬飲家,小半夏茯苓湯主之。方見上。(41)

【提要】第30条论膈间饮停呕吐兼痞眩悸证治。第41条论心下饮停呕吐证治。

【释义】膈间,概指胸膈胃脘等处。膈间停饮,影响胃气和降,可突然呕吐;饮阻气滞,则心下痞塞;上凌心胸,遂心悸;妨碍清阳上达,故眩晕。诸症由膈间饮盛上逆,阻碍气机升降所致。用小半夏加茯苓汤利水蠲饮,降逆止呕。本方在小半夏汤基础上,加一味茯苓淡渗利水,导饮下出。

"先渴"系饮停心下,津不上承所致;"后呕"是因渴而饮水,加重饮邪,饮盛上逆。故用小半夏茯苓汤利水蠲饮,降逆止呕。

【讨论】28条言饮病"渴者为欲解",乃呕后口渴,此条"先渴后呕",乃饮停心下,津不上承。强调注重呕、渴的先后顺序,有利于辨别病情病机。

6. 下焦饮逆悸吐眩

【原文】假令瘦人臍下有悸,吐涎沫而癲眩,此水也,五苓散主之。(31)

五苓散方

澤瀉一兩一分①　豬苓三分(去皮)　茯苓三分　白术三分　桂二分(去皮)

上五味,爲末,白飲服方寸匕,日三服,多飲暖水,汗出愈。

【校注】

① 泽泻一两一分:《述义》:"按小岛尚质曰:'泽泻一两一分,当作五分,始合古义。此方,《伤寒论》一以铢两称,却是后人所改。'此说确。又按《外台秘要》黄疸,引《伤寒论》,作泽泻五分。益足以征矣。"

【提要】本条论下焦饮逆致悸吐眩证治。

【释义】此"瘦人"参合前第2条"其人素盛今瘦",皆为饮停中焦,阻碍脾胃运化,水谷不能化生精微充养形体所致。下焦水饮扰动,故脐下悸;饮泛中焦,乃吐涎沫;饮阻清阳上达,则癲眩,此"癲"宜作"颠"解。皆由下焦水饮作祟,故用五苓散化气利水,导饮下出。方中泽泻、猪苓、茯苓淡渗利水,祛饮于下;白术性温健脾制水,桂枝辛温通阳化气。诸药合用,共奏通阳化气利水之功。药取白饮(即米汤)送服,以充养胃气;多饮暖水,一可补充水津,增益汗源,二可温助胃阳,鼓舞卫气,以助药力。

本方与第16条苓桂术甘汤、第25条泽泻汤及30条小半夏加茯苓汤均可治水饮致眩症,宜加鉴别。

【讨论】本证为饮停下焦,波及中焦,故方中也含有苓桂药对温阳利水消饮。本方常用于下焦水饮停蓄,膀胱气化不利所致病证,如各种肾病、急性胃肠炎等。其辨证要点为小便不利,脐下悸,眩晕,呕吐清涎,苔白腻或白滑。

7. 肠间饮结成实

【原文】腹滿,口舌乾燥,此腸間有水氣,己椒藶黃丸主之。(29)

防己椒目葶藶大黃丸方

方证鉴别

防己　椒目　葶藶（熬）　大黄各一兩

上四味,末之,蜜丸如梧子大,先食飲服一丸,日三服,稍增,口中有津液。渴者加芒硝半兩。

【提要】本条论肠间饮结成实证治。

【释义】肠间饮停气滞,故腹满;饮阻气结,津不上承,则口舌干燥;水走肠间,故有沥沥之声。证属肠间饮结成实,气机壅阻,治当涤饮泻实,前后分消,用己椒苈黄丸主治。方中苦寒的防己、葶苈合辛温的椒目,利水导饮从小便而去;大黄泻实,涤饮从大便而出;葶苈尚能降泄肺气,以助大肠传导。病在肠腑,宜饭前服药,俾药力直达病所。本方为攻坚决壅之剂,服药量宜渐增。"口中有津液",是药后饮去气行,津液上达之征;若药后仍"渴者"为肠间饮结难消,故加芒硝软坚散结,协助大黄荡涤饮邪。

【讨论】方后强调,药后口渴再加芒硝,实为饮盛成实,尚难消除,故遵《素问·至真要大论》"热淫于内,平以咸寒"之意,加芒硝咸寒软坚,又助大黄攻下之力。

【医案精选】薛某,女,41岁,1978年6月初诊。患者于1968年盛夏劳动后,一次吃数支冰棍,随后出现胃脘疼痛。继而腹部胀大,身体消瘦,不能坚持正常工作。先后两次以肠功能紊乱收住院治疗,服疏肝健脾方药数百剂,效果不显。延余诊治,证见:腹大如鼓,腹胀,口渴而不欲饮,每日进食200g左右,食后肠鸣,沥沥有声。大便每日2~3次,呈细条状,难以解出。半年经行一次,量少色淡。舌质淡,苔白滑,两脉弦缓。此乃饮邪内结,中阳被遏,饮留肠间,拟己椒苈黄汤,用其苦辛宣降,前后分消。处方:防己、椒目各10g,葶苈子9g,大黄6g。服3剂后,矢气频频,大便通畅而量多,腹胀稍减轻。守原方再进3剂,腹胀大减,未闻腹鸣,饮食渐增,口渴欲饮,病有向愈之势。停药注意饮食,调理月余,病渐愈。[孙德华.经方治验两则.辽宁中医杂志,1987,(2):34-35]

8. 留饮邪实欲去

【原文】病者脉伏,其人欲自利,利反快,雖利,心下續堅滿,此爲留飲欲去故也,甘遂半夏湯主之。(18)

甘遂半夏湯方

甘遂（大者）三枚　半夏十二枚(以水一升,煮取半升,去滓)　芍藥五枚　甘草（如指大）一枚（炙）—本作無。

上四味,以水二升,煮取半升,去滓,以蜜半升,和藥汁煎取八合,頓服之。

【提要】本条论留饮证治。

【释义】饮留日久且深,阻遏阳气,妨碍血行,故脉伏。未经攻下而下利,且利后反畅快,为饮邪随下利外出,是留饮有欲去之势。但饮留既久,根深蒂固,终难尽去,加之新饮复积,故心下续坚满。此属留饮邪实,欲去未尽,治宜因势利导,攻逐水饮,方用甘遂半夏汤。方中甘遂攻逐水饮,半夏散结化饮,芍药顾脾阴,甘草与甘遂相反相成,可激荡留饮以尽除之。加蜜同煎,能缓急解毒。本方峻逐饮邪,非平常之剂,"顿服"之,中病即止。

18条甘遂半夏汤与29条己椒苈黄丸均属攻下逐饮剂,主疗痰饮实证,但同中有别。

【讨论】①详审下利后的反应,有助于辨下利之虚实;②治留饮顽疾,用药亦不拘常法,故甘遂、甘草同用。本方主治饮邪久留,邪实正未虚的顽症,以久泻伴脘腹坚满,泻后反觉畅快,苔白滑或白腻,脉沉伏为主症。所治疾病包括肾积水、尿毒症水肿、肝硬化腹水、肺心病腹水、肝癌、心包积液、脑积液伴癫痫等。

原文18
诵读

方证鉴别

应用本方要注意两点:①甘遂与甘草的剂量比:据临床用法,二药均入水煎剂时,甘草应小于甘遂,或者二药等量;若甘草入水煎,甘遂为末冲服,二药可等量,甘草或可大于甘遂。②煎服法:宜遵《备急千金要方·卷十八·痰饮》记载,甘遂与半夏同煮,芍药与甘草同煮,然后将二药汁加蜜合煎;亦可将半夏、甘草、芍药同煎,取其药汁兑入白蜜后再煎,送服甘遂末。

（二）饮流胁下

【原文】脈沉而弦者,懸飲內痛。(21)

病懸飲者,十棗湯主之。(22)

十棗湯方

芫花(熬) 甘遂 大戟各等分

原文 22
诵读

上三味,搗篩,以水一升五合,先煮肥大棗十枚,取八合,去滓,內藥末。強人服一錢匕,羸人服半錢,平旦溫服之;不下者,明日更加半錢。得快下後,糜粥自養。

【提要】此两条分别论悬饮脉症及悬饮邪实证治。

【释义】脉沉为病在里,脉弦主饮主痛,饮流胁下,阻遏气机,故脉沉而弦;胁下饮停,肝络失和,则胁下痛。此属饮积胁下,气机不利之实证,当用十枣汤泻下逐饮。方中三药味苦,其中芫花性温,能破水饮窠囊,消胸中痰水;甘遂、大戟性寒,分别攻逐经隧、脏腑之水饮;另配十枚肥大枣,顾正护中。因该证病位在肝,而平旦乃木旺之时,正气最盛,故要求平旦时服药,以利于驱邪。得快下后,需食粥调养脾胃,避免水饮再积。本方每服药量因体质强弱而异;若未得泻下,次日可稍加量,不可同一日再服,以防损伤正气。

【讨论】①此方适宜于水饮邪盛、邪盛正实之悬饮。其主症为咳唾牵引胸胁痛,苔白滑或白腻,脉弦有力。符合上述证机的胸腔积液、腹水等病证可用之。②本方功在峻逐水饮,却以十枣名方,足见顾护正气之重要。

（三）饮溢四肢

原文 23
诵读

【原文】病溢飲者,當發其汗,大青龍湯主之;小青龍湯亦主之。(23)

大青龍湯方

麻黃六兩(去節) 桂枝二兩(去皮) 甘草二兩(炙) 杏仁四十個(去皮尖) 生薑三兩 大棗十二枚 石膏如雞子大(碎)

上七味,以水九升,先煮麻黃,減二升,去上沫,內諸藥,煮取三升,去滓,溫服一升,取微似汗,汗多者,溫粉粉之。

小青龍湯方

麻黃三兩(去節) 芍藥三兩 五味子半升 乾薑三兩 甘草三兩(炙) 細辛三兩 桂枝三兩(去皮) 半夏半升(湯洗)

上八味,以水一斗,先煮麻黃,減二升,去上沫,內諸藥,煮取三升,去滓,溫服一升。

【提要】本条论溢饮证治。

【释义】饮流四肢,卫气郁闭,故身体疼重、当汗出而不汗出。病位近于表,故当发汗,使饮邪随汗出而解。此溢饮一证立二方,其病机主症必然有别。若兼郁热者,必伴发热恶寒,烦躁,脉浮紧,宜大青龙汤发汗散饮,兼清郁热。方中重用麻黄,配伍桂枝、杏仁、生姜,发汗解表,宣肺散饮;石膏清透郁热,炙甘草、大枣和中实脾,以资汗源。溢饮虽当汗,只宜微似汗,否则汗多伤阳,不利饮除。若药后汗多者,可用"温粉粉之"止汗。

若里夹水饮,证见咳嗽喘逆,痰多稀白,恶寒发热,脉弦紧者,宜小青龙汤发汗宣肺,温化寒饮。方中麻黄配桂枝发汗解表,宣肺散饮;干姜合细辛、半夏温化寒饮,降逆止咳;另伍酸敛的芍药、五味子以防辛散太过耗气,酸甘的芍药、炙甘草避免温燥太过伤津。

【讨论】此条体现了同病异治精神。均属溢饮,皆用汗法,但大青龙汤发汗散饮清热,小青龙汤发汗宣肺、温化寒饮。

大青龙汤发散之力峻,适宜于风寒束表,内有郁热所致的恶寒发热、不汗出而烦躁、身体疼重、脉浮紧证候。如符合上述证机的无汗证(包括夏季暑热无汗、杂病无汗、空调使用不当引起的无汗)及感染性疾病。

小青龙汤适宜于寒饮蕴肺,风寒在表导致的咳喘,痰白质稀,身疼重,无汗,恶寒发热,舌淡红,苔白滑,脉弦紧或浮紧证候,如具备上述证机的各种呼吸道疾病等。

(四)饮在胸膈

1. 支饮喘满痞坚

【原文】膈间支飲,其人喘滿,心下痞堅[1],面色黧黑[2],其脈沉緊,得之數十日,醫吐下之不愈,木防己湯主之。虛者[3]即愈,實者[4]三日復發。復與不愈者,宜木防己湯去石膏加茯苓芒硝湯主之。(24)

原文24
诵读

木防己湯方

木防己三兩　石膏十二枚[5]（如雞子大）　桂枝二兩　人參四兩

上四味,以水六升,煮取二升,分溫再服。

木防己去石膏加茯苓芒硝湯方

木防己　桂枝各二兩　人參四兩　芒硝三合　茯苓四兩

上五味,以水六升,煮取二升,去滓,內芒硝,再微煎,分溫再服,微利則愈。

【校注】

① 心下痞坚:胃脘部位有痞塞坚实感。

② 黧(lí)黑:黧,黑中带黄的颜色。黧黑,面色黑而晦黄。

③ 虚者:指心下痞坚变虚软。

④ 实者:指心下痞坚结实如故。

⑤ 十二枚:《述义》:"旧本作'十二枚',今从《外台秘要》改(本书编者注:《外台秘要》作'石膏鸡子大,三枚')。又按,'三枚'三字,盖衍文也。"

【提要】本条论述支饮喘满痞坚的证治。

【释义】饮在胸膈,肺气不降,心阳不展,故喘急胸满;饮阻气滞,则心下痞坚;饮聚胸中,妨碍营卫运行,所以面色黧黑;内有寒饮,脉乃沉紧。得病数十日,邪愈缠绵而正气渐伤,又经吐下法攻邪,更损正气,病愈难治。此属水饮夹热,结聚胸膈,正气已虚的支饮重证,当通阳利水、清热补虚,用木防己汤。方中木防己利水,桂枝通阳并通血脉,两药合之,通阳利水消饮,使气血畅行;石膏清热,人参补虚。全方共奏攻补兼施,消饮扶正之功。经木防己汤治疗后,若心下痞坚变虚软,表明饮消气行,其病将愈;若仍觉心下痞坚结实,寓示水饮结聚未消,其病多有反复;再予此方,仍未愈者,说明饮邪痼结难消,当在通阳利水补虚之中,兼以软坚散结,故于木防己汤中加芒硝咸寒软坚散结清热、茯苓淡渗利水,又恐寒凉太过,有碍阳气,故去石膏、木防己减量。经此化裁,俾结聚之饮邪,前后分消,故方后指出"微利则愈"。

【讨论】本证"心下痞坚"与甘遂半夏汤证"心下续坚满"相似,宜加区别。本证属饮聚胸膈,兼气虚郁热的支饮,必伴喘满、面色黧黑、脉沉紧及正虚征象;甘遂半夏汤证为饮留胃肠,欲去未尽,正气未虚的狭义痰饮,必见脉伏、下利,且利后反觉畅快。

本证病情复杂,迁延不愈,故用药寒温并行,攻补兼施;本条从心下痞坚改善与否判断预后,提示临床需注意辨主症与次症,因为主症反映了病变的主要矛盾或矛盾的主要方面。该证因饮邪固结难去而加芒硝,同己椒苈黄丸加芒硝之意。

木防己汤主治胸膈中寒饮郁热兼气虚所致者,其主症有喘促胸满,心下痞坚,面色黧黑,舌淡红,苔滑或腻,脉沉紧,并伴少许热象。若饮盛固结难消者,宜木防己去石膏加茯苓芒硝汤。上两方常用于符合上述证机的慢性充血性心力衰竭,诸如扩张型心肌病、冠心病、高血压性心脏病、肺心病、风湿性心脏病、尿毒症等合并的心衰等。

2. 支饮胸满兼腑实

【原文】支飲胸滿者,厚朴大黃湯主之。(26)

厚朴大黃湯方

厚朴一尺　大黃六兩　枳實四枚

上三味,以水五升,煮取二升,分溫再服。

【提要】本条论述支饮胸满兼腑实证治。

方证鉴别

【释义】饮停胸膈,阻滞气机,故胸满。治用涤饮通腑、行气导滞的厚朴大黄汤,表明该证属于饮邪壅肺,腑气不通。推之,尚应见咳喘、痰多、便秘等症。方以厚朴行滞除满、下气平喘,大黄荡实通腑,枳实破结逐饮。

本方与厚朴三物汤组成相同,但药量不同,功效各有侧重,主治亦不同。

3. 支饮壅肺不得息

【原文】支飲不得息,葶藶大棗瀉肺湯主之。方見肺癰中。(27)

【提要】本条论述支饮壅肺证治。

【释义】不得息,即呼吸困难,为饮阻胸中,肺气不降所致,此属水饮壅肺的支饮急证,当用葶苈大枣泻肺汤开泄肺气,利水逐饮。

4. 支饮邪实咳嗽

【原文】咳家其脉弦,爲有水,十棗湯主之。方見上。(32)

夫有支飲家,咳煩,胸中痛者,不卒死,至一百日、一歲,宜十棗湯。方見上。(33)

【提要】32条论述水饮咳嗽实证证治。33条论述支饮邪实咳烦胸痛证治。

【释义】32条咳嗽由水饮致咳。咳嗽脉弦,若属饮盛射肺,气逆上冲,形气俱实者,当以十枣汤峻逐水饮。

33条支饮饮停胸膈,致肺气上逆,胸中气机郁滞,故咳甚、胸中痛,但未至猝死。此为水饮盘踞胸中的支饮重证,若迁延百日或1年左右,正气未虚者,亦可用十枣汤攻逐水饮。十枣汤既可治悬饮,也可疗支饮,无论其病程长短,关键在于水饮邪实,积结胸胁,邪盛正实。

5. 支饮兼外寒咳逆

【原文】咳逆倚息不得臥,小青龍湯主之。方見上。(35)

【提要】本条论述支饮兼外寒咳逆的证治。

【释义】咳逆倚息不得卧为支饮主症,此由饮停胸膈,复感外寒,内外合邪,阻遏肺气,气逆不降所致。故用小青龙汤散寒宣肺,温化里饮。

6. 支饮随证辨治举例

【原文】青龍湯下已,多唾,口燥,寸脉沉,尺脉微,手足厥逆,氣從小腹上衝胸咽,手足痹,其面翕熱如醉狀①,因復下流陰股②,小便難,時復冒者,與茯苓桂枝五味甘草湯,治其氣衝。(36)

桂苓五味甘草湯方

茯苓四兩　桂枝四兩(去皮)　甘草三兩(炙)　五味子半升

上四味,以水八升,煮取三升,去滓,分三,溫服。

【校注】

① 面翕熱如醉狀:形容面部微红乍热如酒醉样子。

② 陰股:指大腿内侧。

【提要】本条论述服小青龙汤后引发冲气上逆的证治。

【释义】从本条至以下五条,以案例形式论述支饮体虚者服小青龙汤后的变证及治疗。小青龙汤本治正气未虚的支饮咳喘证,若体虚者用之,虽寒饮暂化,但阳耗阴伤,必生变证。服小青龙汤后,上焦停饮未尽,故多唾、寸脉沉;饮阻气滞,津不上承则口燥;肾阳不足,失于温煦,故尺脉微、手足厥逆;气血耗伤,手足筋脉失养,所以麻木不仁;肾阳已虚,复用辛散,致肾气不能固守下焦,冲气夹虚阳上逆,故气从小腹上冲胸咽,面翕热如醉状;冲气下降,大腿内侧遂有热感;肾阳虚不能化气行水,所以小便难;饮邪阻遏清阳上达,则时眩冒。上述脉症,总由阳虚饮停,冲气上逆所致。宜治标为先,兼顾其本。故用桂苓五味甘草汤敛气平冲为主,方中桂枝平冲降逆,茯苓利水趋下,合之可引逆气下行,甘草配桂枝辛甘化阳,五味子收敛浮阳归肾,皆可助桂枝平冲气。

本证见"气从小腹上冲胸咽",与奔豚气病之气"从少腹起,上冲胸咽"颇为相似,宜加区别。此属阳虚饮停为本,冲气上逆为标,当见多唾口燥,面部翕热如醉状,手足厥逆且麻痹不仁,小便难等;彼以冲气上逆为主,或因肝郁化火,或由下焦水饮,或阴寒邪气诱发,以发作时痛苦异常、气复还则诸症消失为特点。

本方证与茯苓桂枝甘草大枣汤证都有汗后伤阳,饮逆气冲的病机及小便不利见症,方中均有桂枝、茯苓、甘草,但茯苓、甘草用量及配伍不同,故其主治、功效有别。

方证鉴别

【原文】衝氣即低,而反更咳,胸滿者,用桂苓五味甘草湯去桂加乾薑、細辛,以治其咳滿。(37)

苓甘五味薑辛湯方

茯苓四兩　甘草　乾薑　細辛各三兩　五味子半升

上五味,以水八升,煮取三升,去滓,溫服半升,日三。

【提要】本条承前论述支饮冲气已平而寒饮复动的证治。

【释义】经桂苓五味甘草汤治疗,冲气虽平,但咳嗽胸满却转剧,此为肺中寒饮复动,肺气上逆,胸阳阻遏所致,当散寒蠲饮止咳,用苓甘五味姜辛汤。因由上证变化而来,所以宗上方化裁。冲气既平,故去平冲降逆的桂枝;肺有寒饮,乃加干姜、细辛温肺化饮止咳,仍用茯苓利水消饮,甘草培土制饮;正气已虚,故以五味子配细辛、干姜,避免辛散耗气、温燥伤津。诸药合用,冀寒饮渐去,咳满自止。

【讨论】本方与小青龙汤皆能温肺化饮,都有干姜、细辛、五味子、甘草,用量也相等,但配伍不同,主治有别。前者配伍茯苓利水祛饮,培土制水,主治寒饮在肺之体虚者;后者有麻黄、桂枝辛散外寒,半夏温化寒饮,桂枝合芍药调和营卫,主治外寒里饮之体实者。

本方温肺化饮,因无表证,故不用麻、桂辛散之品;因寒饮在肺,故取干姜、细辛、五味子药组,而未用苓桂药对。

【原文】咳滿即止,而更復渴,衝氣復發者,以細辛、乾薑爲熱藥也。服之當遂渴,而渴反止者,爲支飲也。支飲者,法當冒,冒者必嘔,嘔者復內半夏,以去其水。(38)

桂苓五味甘草去桂加乾薑細辛半夏湯方

茯苓四兩　甘草　細辛　乾薑各二兩　五味子　半夏各半升

上六味,以水八升,煮取三升,去滓,溫服半升,日三。

【提要】本条承前论述服苓甘五味姜辛汤的转归及兼冒呕的证治。

【释义】服苓甘五味姜辛汤后,若病未愈,可有两种转归:①肺中寒饮渐化,咳满止,但却见口渴、冲气复发;此由干姜、细辛温燥伤津、辛散耗气,引发冲气上逆;仲景未出方,寓意辨证治之;②口不渴,据此推之,当为支饮未愈;因苓甘五味姜辛汤能温肺化饮,若饮化阳复,理应口渴;饮既未尽,又犯胃作祟,妨碍气机升降,必见冒眩、呕吐,故用苓甘五味姜辛汤化裁治之。方中除加半夏化饮降逆、和胃止呕外,还减少了干姜、细辛、甘草之量,一是防止干姜、细辛温燥伤正,引发冲气;二是避免甘草甘缓滞中,加重呕吐。本条提示:经方之化裁,包括了药味的增删、药量的加减。

【原文】水去嘔止,其人形腫者,加杏仁主之。其證應內麻黃,以其人遂痺,故不內之。若逆而內之者,必厥。所以然者,以其人血虛,麻黃發其陽故也。(39)

苓甘五味加薑辛半夏杏仁湯方

茯苓四兩　甘草三兩　五味子半升　乾薑三兩　細辛三兩　半夏半升　杏仁半升(去皮尖)

上七味,以水一斗,煮取三升,去滓,溫服半升,日三。

【提要】本条承前论述体虚支饮兼形肿的证治。

【释义】服桂苓五味甘草去桂加干姜细辛半夏汤后,胃中寒饮得化而呕止,但肺中寒饮未尽,可引起通调失职,饮溢肌表,则形肿。遂于前方加杏仁,宣降肺气,俾水道通调,形肿自消。肺卫郁滞,饮泛肌表,本应首选麻黄发汗宣肺散饮,但虑其手足痺,气血已虚,故未用之。若不顾其虚而加之,必致厥逆等变症,因麻黄发散开泄之力峻,更耗阳伤阴。方中除加杏仁外,还将干姜、细辛、甘草之量增至三两,以增强温肺化饮、兼培脾土之功。

【讨论】上条因虑温燥辛散太过、甘缓滞中,减干姜、细辛、甘草药量;本条则恐肺中寒饮不化,反增干姜、细辛、甘草药量,体现了仲景用方之化裁灵活。

【原文】若面熱如醉,此爲胃熱上衝熏其面,加大黃以利之。(40)

苓甘五味加薑辛半杏大黃湯方

茯苓四兩　甘草三兩　五味子半升　乾薑三兩　細辛三兩　半夏半升　杏仁半升　大黃三兩

上八味,以水一斗,煮取三升,去滓,溫服半升,日三。

【提要】本条承前论述支饮兼胃肠实热上冲的证治。

【释义】"若"字承上文而言,仍有咳嗽、胸满、冒眩、呕吐、形肿诸症,又见面热如醉,此为肺中尚有寒饮,兼胃肠实热上冲。故于温肺化饮,宣肺降逆的苓甘五味加姜辛半夏杏仁汤中再加大黄以清泻实热。

【讨论】本证"面热如醉"与36条"面翕热如醉状"形似而实异。此"面热如醉"为胃肠实热上冲,病性属实,故呈持续面红赤,并伴其他胃肠实热现象,如便秘腹胀、口臭、苔黄;彼"面翕热如醉状"是冲气夹虚阳上逆,病性属虚,其面微红乍热,时有时无,当有冲气夹虚阳时上时下的见症,如气从小腹上冲胸咽,手足厥逆而痹,阴股时有热感,小便难。

36条至40条,相当于一个体虚支饮咳逆患者用小青龙汤后证治变化的病历记录。诸条紧扣体虚支饮之本,逐一列举了冲气上逆、胃肠实热上冲以及寒饮复动引发咳满、冒呕、形肿等病情变化及治法方药的相应调整,展现了法随病机变,药随证候转的辨证论治精神。

方歌

小结

本篇首提痰饮病名,并将之分为四饮。篇中辨识痰饮病,不仅着眼于饮停部位(四饮),还观察饮留之久暂(留饮、伏饮)、饮邪之微盛(伤饮、微饮)以及水饮对脏腑的影响(水在五脏)。由于痰饮、支饮较常见而且病情复杂,故列举方证较多;悬饮、溢饮相对较简单,则所举方证不多。"温药和之"乃痰饮病治疗原则,苓桂术甘汤、肾气丸为其代表方。大青龙汤、小青龙汤、泽泻汤、小半夏汤、小半夏加茯苓汤、五苓散、桂苓五味甘草汤、苓甘五味姜辛汤、桂苓五味甘草去桂加干姜细辛半夏汤、苓甘五味加姜辛半夏杏仁汤、苓甘五味加姜辛半杏大黄汤皆是温药蠲饮为主;木防己汤、木防己去石膏加茯苓芒硝汤则温药蠲饮兼益气扶正;葶苈大枣泻肺汤、己椒苈黄丸、厚朴大黄汤、甘遂半夏汤属涤饮泻实;十枣汤为攻下逐饮峻剂。篇中诸方用药特点:振奋阳气,多用桂枝;开宣肺气常取麻黄;利水消饮以茯苓、泽泻多见;化饮止呕每半夏、生姜合用;温肺化饮多生姜或干姜、细辛、半夏、五味子配伍;饮结成实,多选大黄、葶苈子、甘遂、大戟、芫花;饮结难消则加芒硝;饮病夹热,常选石膏;治饮培土,多用甘草、白术、大枣、蜜。

小结导图

思政元素

活用经方,抗战疫情

《新型冠状病毒感染的肺炎诊疗方案(试行第七版)》中指出"清肺排毒汤"适用于轻型、普通型、重型患者。经临床观察1 262例新冠肺炎患者,1 253例治愈出院,临床疗效达到99.29%,且无一例由轻症转为重症或者危重症。

通过运用网络药理学方法对"清肺排毒汤"物质基础进行研究,预测有790多个潜在靶点。初步说明,该方可以通过多个成分、多个环节,对新冠肺炎起到相应调控作用,特别是可有效抑制内毒素的产生,进而可以避免或者延缓炎症风暴的发生。(2020年4月17日,国务院联防联控机制新闻发布会)。

"清肺排毒汤"是合方,共含麻黄、炙甘草、杏仁、生石膏、桂枝、泽泻、猪苓、白术、茯苓、柴胡、黄芩、半夏、生姜、紫菀、款冬花、射干、细辛、山药、枳实、陈皮、藿香21味药,实为《金匮要略》的十一个经方(麻杏石甘汤、小柴胡汤、麻黄加术汤、射干麻黄汤、厚朴麻黄汤、小青龙加石膏汤、越婢加半夏汤、五苓散、小半夏汤、茯苓杏仁甘草汤、橘枳姜汤)优化组合后,去人参、五味子、大枣3味,增山药、藿香2味而成。清肺排毒汤作为国家中医抗疫的通用方,适用范围广,体现了经方临床疗效的强大生命力,这也是中医药传承精华、守正创新的生动实践。

(李云海　袁晓琳　梁　佳)

复习思考题

1. 为何"病痰饮者,当以温药和之"?

2. 己椒苈黄丸证出现"口舌干燥"的机理是什么? 为何"渴者加芒硝"?

3. 苓桂术甘汤和泽泻汤均可治疗饮病眩晕,都有利水之功,两者在病机、主症、治法、用药上有何异同?

4. 五苓散、苓桂术甘汤、小半夏加茯苓汤均可治疗"悸"症,有何不同?

5. 桂枝加龙骨牡蛎汤证、泽泻汤证、甘草干姜汤证均可见"眩",其产生机理、治法有何不同?

扫一扫
测一测

消渴小便不利淋病脉证并治
第十三

学习目标

1. 掌握消渴、小便不利的证治。
2. 熟悉消渴病的病机、淋病的症状与治疗禁忌。
3. 了解消渴、小便不利、淋病的概念及合篇意义。
4. 背诵原文:3、4、5、10、12、13。

　　本篇"消渴"二字有两种含义,一指单纯的口渴消水症,一指消渴病,即以口渴多饮、饮不解渴为主要临床表现,可兼多食易饥、小便频多,久则形体消瘦等。本篇对消渴病的发生,突出了胃热、肺胃津伤、肾虚三个方面。所创制的方药,亦为后世消渴病的治疗奠定了基础。

　　小便不利,指小便短少或尿出不畅,是许多疾病过程中的一个症状。从本篇内容来看,既可见于伤寒太阳、阳明病,也可见于杂病。病变均与肾及膀胱有关。

　　淋病是以小便淋沥涩痛为主的病证。本篇所论仅涉及淋病的主症和治疗禁忌。

　　由于消渴、小便不利和淋病都有口渴或小便异常的表现,病变部位主要在肾与膀胱,有的方证可以互相通用,故合为一篇论述,以资鉴别。论述的重点是消渴和小便不利。

消 渴 病

一、病机与脉症

(一)厥阴消渴

【原文】厥陰之爲病,消渴①,氣上衝心,心中疼熱,飢而不欲食,食即吐,下之不肯止。(1)

【校注】

① 消渴:此指渴饮无度的症状。

【提要】本条论述厥阴病的消渴不可使用下法。

【释义】厥阴肝经,禀风木而寄相火,在五行之中处于水火之间,下连肾水,为乙癸同源;上接心火,成子母相应。得病易寒易热,寒热夹杂,病涉多脏,常成上热下寒之势。肝气有余,肝火旺犯胃,胃火旺消耗胃中阴液,则口渴引饮;肝气横逆,夹胃气上冲心胸,则气上冲心;胃火旺,火气冲逆,气机逆乱,则见胃中或并及胸骨后灼热疼痛;胃中火热则消谷,故易饥。但

133

由于本证又兼脾肾虚寒,脾主大腹,肠也归属于脾。胃热而脾虚肠寒,故饥而不欲食;肠寒得热得食则虫易动,如素有蛔虫者,进食则可能发生吐蛔。若误用下法,必致脾虚寒甚,甚至下利清谷不止。

【讨论】本条为伤寒厥阴病提纲。因有消渴之症,特置此与杂病中的消渴进行鉴别。杂病消渴,消谷善饥,饮一溲一;厥阴消渴,饥而不欲食,食即吐。两者差异迥然,临床不可混淆。

(二) 杂病消渴

【原文】寸口脉浮而遲,浮即爲虛,遲即爲勞,虛則衛氣不足,勞則榮氣竭。趺陽脉浮而數,浮即爲氣,數即消穀而大堅①,一作緊,氣盛則溲數,溲數即堅,堅數相搏,即爲消渴。(2)

【校注】

① 大坚:《金鉴》《本义》等注本均作"大便坚"。

【提要】本条论述消渴分属虚劳和胃热的病机。

【释义】消渴病虽可见热证实证的一面,但究其成因,乃内伤积渐而病,正气已伤。故这里的浮脉,当浮而无力,为阳虚气浮之征,故曰"浮即为虚""虚则卫气不足";迟乃营血不足、血脉不充之象,故曰"迟即为劳""劳则荣气竭"。可见劳伤营血,阴血虚少,阳气浮动,燥热内生,可导致消渴病。

趺阳脉主候胃气盛衰,今见浮数,是胃气亢盛,胃热有余;胃热盛则消谷善饥;热盛津伤,则大便干结;中焦有热,津液转输不利,偏渗膀胱,则小便频数。"坚数相搏,即为消渴"概括了消渴病的形成机理,即胃热亢盛,致肠燥便坚,溲数津亏;而津亏肠燥,阳亢无制,则胃热更炽;两者相互影响,遂形成消渴病。

【讨论】对于消渴病的病机,仲景主要以脉示之。虚劳者,寸口脉浮而迟;胃热者,趺阳脉浮而数。部位虚实简明易辨。仲景将消渴病归属虚劳范畴,揭示了消渴病的本质属性为气虚不能化津。现代临床实践中,因为早期可借助空腹血糖、糖化血红蛋白等检测进行诊断,故很难遇到典型的"三消"患者,因此重视口渴(尤其饮不解渴)这一主症进行早期排查诊断,很有价值。治疗中重视消渴病气虚这一本质,具有重要意义。

【选注】清·程林:"趺阳胃脉也。《内经》曰:二阳结谓之消。胃与大肠谓二阳,以其热结于中,则脉浮而数。《内经》又曰:中热则胃中消谷,是数即消谷也。气盛,热气盛也。谷消热盛则水偏渗于膀胱。故小便数而大便硬,胃无津液则成消渴矣,此中消脉也。"(《金匮要略直解》)

【原文】趺陽脉數,胃中有熱,即消穀引食①,大便必堅,小便即數。(8)

【校注】

① 引食:《论注》《心典》《浅注》俱作"引饮"。

【提要】本条继续论述消渴的病机与脉症。

【释义】趺阳脉数是胃热之征,故消谷善饥,渴欲饮水。热盛津伤,大肠失其濡润,则大便坚硬。饮水虽多,脾失转输,肾失制约,水液直趋于下,故小便频数。由此阴液愈耗,虚热愈盛,以致消谷引饮更剧。

【讨论】本条与第2条后半段都是讲胃热气盛,亦即后世所说之中消证。本条原置第7条"淋之为病"后,《心典》疑为"错简",而五版教材《金匮要略讲义》(李克光主编)则谓:"本条小便频数,茎中不痛,与淋病茎中涩痛者不同,其重见于此者,示人以与淋病鉴别也"。可参。

二、证治

（一）肺胃热盛、津气两伤

【原文】渴欲飲水，口乾舌燥者，白虎加人参湯主之。方見中暍中。（12）

【提要】本条论述肺胃热盛津气两伤消渴证治。

【释义】胃热盛，耗伤胃阴，肺气热，不能布津，故渴欲饮水；热能伤津，亦能伤气，气虚不能化津，津亏无以上承，形成肺燥，虽饮水也不能润其燥，故口干舌燥。本证病机为肺胃热盛，气津两伤。治宜清热润燥，益气生津。方用白虎加人参汤。方中石膏、知母清肺胃之热，粳米、甘草益胃和中，人参益气生津。诸药合用，共奏清热润燥、益气生津之功。

热盛阴伤，不能布津，故渴欲饮水；气虚不能化津，津亏无以上承，虽饮水也不能润其燥，故口干舌燥。其病机为肺胃热盛，气津两伤。治宜清热润燥，益气生津，方用白虎加人参汤。方中石膏、知母清肺胃之热，粳米、甘草益胃和中，人参益气生津。诸药合用，以疗热盛津气两伤之证。

【医案精选】吴某之室，病起四五日，脉大身热，大汗，不谵语，不头痛，惟口中大渴，时方初夏，思食西瓜，家人不敢以应，乃延予诊。予曰：此白虎汤证也。随书方如下：生石膏一两，肥知母八钱，生甘草三钱，西洋参一钱，粳米一小杯。服后，渴稍解，知药不误，明日再服原方。至第三日，仍如是，惟较初诊时略安，仍以白虎原剂，增石膏至二两，加赤芍一两，丹皮一两，生地一两，大、小蓟各五钱，并令买西瓜与食，2剂略安，5剂全愈。（曹颖甫.经方实验录.北京：中国医药科技出版社，2014：34-35）

原文 12
诵读

（二）肾气亏虚

【原文】男子消渴，小便反多，以飲一斗，小便一斗，腎氣丸主之。方見腳氣中（3）

【提要】本条论述肾气亏虚消渴的证治。

【释义】条首言"男子"意在强调本证与房劳伤肾，精气亏损有关，非但男子，女子亦然。肾气亏虚，既不能蒸腾津液以上润，又不能化气以摄水，因而饮一斗，小便一斗。故用肾气丸补益肾气之虚，该方增阴助阳，温化肾气，以恢复其蒸津化气之功，则消渴病解。

【讨论】肾气丸在《血痹虚劳病》篇和《痰饮咳嗽病》篇中均治小便不利，在本篇则治小便过多。虽然表现不同，但本质都是肾气亏虚，主水失职。本方适宜于肾气不足的消渴病，其主症除多尿、多饮外，常见腰酸足肿、阳痿、羸瘦、渴喜热饮、小便清长，脉沉细无力、尺部尤弱，舌淡苔少乏津等。对肾气不足的排尿困难、淋病、糖尿病、尿崩症后期、老年人小便频数或尿失禁、小儿遗尿诸病证，本方均有良效。

【选注】清·程林："小便多则消渴，《内经》曰：饮一溲二者不治。今饮一溲一，故与肾气丸治之，肾中之气，犹水中之火，地中之阳，蒸其精微之气，达于上焦，则云生而雨降。上焦得以如雾露之溉，肺金滋润，得以水精四布，五经并行，斯无消渴之患。今其人也，摄养失宜，肾水衰竭，龙雷之火，不安于下，但炎于上，而刑肺金，肺热叶焦，则消渴引饮，其饮入于胃，下无火化，直入膀胱，则饮一斗，溺亦一斗也。"（《金匮要略直解》）

原文 3
诵读

（三）津伤

【原文】渴欲飲水不止者，文蛤散主之。（6）

文蛤散方

文蛤五兩

上一味,杵爲散,以沸湯五合,和服方寸匕。

【提要】本条论述肾阴津耗伤渴饮不止的治法。

【释义】肾为水脏,藏五脏之阴,为阴之根。肾阴不足,则肺阴不济,故燥热口干、渴欲饮水不止。治当咸寒滋阴补肾,以生阴津。方用文蛤一物,制成散剂,缓缓图之。文蛤味咸性寒,可入肾、清热,取之滋阴润燥,潜敛虚火,于病相益。本条提示,治消渴可酌用咸寒潜降敛火之品。

【选注】清·吴谦:"渴欲饮水,水入则吐,小便不利者,五苓散证也。渴欲饮水,水入则消,口干舌燥者,白虎加人参汤证也。渴欲饮水而不吐水,非水邪盛也。不口干舌燥,非热邪盛也,惟引饮不止,故以文蛤一味,不寒不温,不清不利,专意于生津止渴也。"(《医宗金鉴》)

小便不利病

证治

(一)水停气不化津

原文 4
诵读

【原文】脉浮,小便不利,微热,消渴者,宜利小便,發汗,五苓散主之。方见上。(4)

渴欲飮水,水入则吐者,名曰水逆①,五苓散主之。方见上。(5)

【校注】

① 水逆:水液逆行之意,此指饮水即吐。

原文 5
诵读

【提要】此两条论述水停气不化津致小便不利和水逆的证治。

【释义】以上两证均属膀胱气化不行,小便不利是其主症,第5条未言小便不利是省文。第4条是发汗后,表邪未解,循经入腑,膀胱气化失职。脉浮微热,为有表证;水停于下,津液不得输布,故口渴饮水;膀胱气化失司,故小便不利。第5条为先因膀胱气化失常,水蓄下焦,进而逆犯中焦。气不布津,故渴欲饮水;水停于胃,胃失和降,拒不受纳,故水入则吐,但吐后仍然渴饮。两证发病虽有不同,然下焦蓄水、小便不利则一。故治皆当化气行水,利小便,使水去气行,津液得布。方用五苓散,方中泽泻、茯苓、猪苓淡渗利水,白术健脾利水,桂枝通阳化气,兼能解表。

(二)上燥下寒水停

原文 10
诵读

【原文】小便不利者,有水氣,其人若渴①,栝樓瞿麥丸主之。(10)

栝樓瞿麥丸方

栝樓根二兩　茯苓　薯蕷各三兩　附子一枚(炮)　瞿麥一兩

上五味,末之,煉蜜丸梧子大,飲服三丸,日三服;不知,增至七八丸,以小便利、腹中溫爲知。

【校注】

① 若渴:"若"《医统正脉》本作"苦",宜从。

【提要】本条论述上燥下寒水停小便不利的证治。

【释义】肾阳虚,不能化气行水,故小便不利;下焦阳虚,气不化水,津不上承,则出现上焦燥象,故其人苦渴。在上口渴多饮,在下小便不利,必致水液潴留而发生水肿,故云"有水气"。本证病机为肾阳不足,水气内停,下寒上燥。由方后注"腹中温为知"说明肾阳虚、下焦虚寒是本病的关键。治当温阳化气,利水润燥。方用栝楼瞿麦丸,方中栝楼根生津润燥以治其渴;瞿麦、茯苓淡渗行水,以利小便;薯蓣固护脾阴,使利水而不伤脾之阴液;附子温肾化气,使津液上承,则肺之肃降复常,上焦燥热自解。肾阳得温,小便通利,则下寒自除。

本方实为肾气丸之变制。两方虽同有温阳化气之功,但本方重在润燥利水,肾气丸重在滋补肾阴、蒸津摄水,各有所长。

【讨论】本方既有栝楼根之凉润,又有附子之温化,并用瞿麦、茯苓渗利水湿。全方温阳不伤津,润燥不碍阳,淡渗不劫阴,温润利并行不悖,是其配伍特点。凡属上部燥热口渴,下部肾阳虚,水气不行,小便不利,或伴下肢浮肿者,皆可用栝楼瞿麦丸随症化裁。符合上述证机的癃闭、前列腺增生、糖尿病、慢性肾功能不全等病可酌选本方。但方中瞿麦、茯苓渗利下行,小便过多之上燥下寒证不宜使用。

【医案精选】余某,72岁,患小便点滴不通,曾用八正、五苓及西药利尿、导尿诸法均不效,患者拒用手术,经友人介绍而延余诊治。诊见:口渴甚苦而不欲饮,以水果自舐之,小便点滴不通,少腹胀急难忍,手足微凉,舌质胖有齿痕,苔黄腻偏干,脉沉细而数。诊为高年癃闭,投栝楼瞿麦丸加车前子、牛膝。天花粉 12g,瞿麦 10g,茯苓 12g,山药 12g,牛膝 12g,车前子 12g(包),熟附子 10g。药服 1 剂,小便渐通,胀急略减,再服 3 剂,病去若失。[程昭寰.谈《金匮》的瓜蒌瞿麦丸证.山东中医杂志,1983,(2):7-8+15]

【选注】清·尤怡:"此下焦阳衰气冷而水气不行之证,故以附子益阳气,茯苓、瞿麦行水气。观方后云,腹中温为知,可以推矣,其人若渴,则是水寒偏结于下,而燥火独聚于上,故更以薯蓣,栝楼根除热生津液也。夫上浮之焰,非滋不息;下积之阴,非暖不消;而寒润辛温,并行不悖,此方为良法矣。欲求变通者,需于此三复焉。"(《金匮要略心典》)

清·程林:"薯蓣、栝楼润剂也,用以止咳生津,茯苓、瞿麦利剂也,用以渗泄水气,膀胱者州都之官,津液藏焉,气化则能出焉,佐附子之纯阳,则水气宣行,而小便自利,亦肾气丸之变制也。"(《金匮要略直解》)

(三)湿热夹瘀与脾虚湿盛

【原文】小便不利,蒲灰散主之;滑石白鱼散、茯苓戎盐汤并主之。(11)

蒲灰散方

蒲灰七分　滑石三分

上二味,杵爲散,飲服方寸匕,日三服。

滑石白魚散方

滑石二分　亂髮二分(燒)　白魚二分

上三味,杵爲散,飲服半錢匕,日三服。

茯苓戎鹽湯方

茯苓半斤　白术二兩　戎鹽彈丸大一枚

上三味,先將茯苓、白术煎成,入戎鹽,再煎,分溫三服①。

【校注】

① 先將茯苓、白术煎成,入戎盐,再煎,分溫三服:邓珍本及赵开美本均无,据《四部备要》本补。

【提要】本条论述小便不利的三种治法。

笔记栏

【释义】原文仅提出小便不利一症而并列三方,说明三方都可治小便不利。但本条详方略证,故需以方测之。

蒲灰散由蒲灰、滑石组成,蒲灰即蒲黄粉。方中蒲黄生用,凉血消瘀,滑石清利湿热,合用有清热利湿,化瘀利窍之功。适用于下焦湿热兼瘀血的小便不利。其症当见小便不利、尿色黄赤、尿道疼痛、小腹拘急等,类似热淋之证。

滑石白鱼散由滑石、乱发、白鱼组成。白鱼,又名衣鱼、蠹鱼,乃衣帛、书纸中的蠹虫。方中滑石通利小便,清利湿热,乱发(烧炭)止血消瘀,白鱼消瘀行血、疗淋通便,三药合之,具有通利小便、止血散瘀之功。适用于下焦湿热夹瘀,瘀血较重的小便不利。其证候当有小便不利、尿血、小腹拘急、痛引脐中等,类似血淋之证。

茯苓戎盐汤由茯苓、白术、戎盐组成。戎盐即青盐,性味咸寒,此取其走血分、入肾、泄热之功;茯苓、白术健脾利湿,合之具有健脾利湿泄热之功。以方测证,当有小便不利、腹部胀痛,或尿后余沥等症。

【讨论】本条出一症而并列三方,临床脉症均赖以方而测,辨治依据全在药性功用,此为仲景以方测证的典型范例。蒲灰散善治热淋,临床可用治符合其病机主症的尿路感染。滑石白鱼散偏治血淋,茯苓戎盐汤主治脾虚、湿重热轻的劳淋或膏淋。临证常随症加味。

(四) 水热互结伤阴

【原文】脉浮,發熱,渴欲飲水,小便不利者,豬苓湯主之。(13)

豬苓湯方

豬苓(去皮) 茯苓 阿膠 滑石 澤瀉各一兩

上五味,以水四升,先煮四味,取二升,去滓,内膠烊消,温服七合,日三服。

【提要】本条论述水热互结、郁热伤阴小便不利的证治。

【释义】"脉浮,发热",非为表证,乃内热郁发;热邪伤阴,兼水气内停,不能蒸化上承,故渴欲饮水;水热互结,气化不行,则小便不利。本证病机为水热互结,郁热伤阴。治宜利水滋阴,兼以清热,方用猪苓汤。方中猪苓、茯苓、泽泻淡渗利水,滑石利水清热,阿胶滋阴润燥。合而用之,使水去则热无所附,津复则口渴自止。本条可与《伤寒论》223条对比。

【讨论】本方于大队渗利之品中,配伍一味滋阴润燥药,以达到利水不伤阴,滋阴不恋邪的效果,此为其配伍特点。凡属水热互结伤阴而见小便不利,灼热涩痛,心烦,舌红苔黄,脉数者,如各种泌尿系疾病等见上述证机者均可用猪苓汤化裁。

【选注】清·尤怡:"渴欲饮水,本文共有五条,而脉浮发热,小便不利者,一用五苓,为其水与热结故也;一用猪苓,为其水与热结而阴气复伤也。其水入则吐者亦用五苓,为其热消而水停也,渴不止者则用文蛤,为其水消而热在也。其口干燥者,则用白虎加人参,为其热甚而津伤也,此为同源而异流者,治法亦因之各异如此,学人所当细审也。"(《金匮要略心典》)

淋 病

一、主症

【原文】淋之爲病,小便如粟狀①,小腹弦急②,痛引臍中。(7)

【校注】

① 小便如粟状：小便排出粟状之物。

② 弦急：即拘急。

【提要】本条论述淋病的症状。

【释义】淋病是以小便淋沥涩痛为主症的病证，类似石淋之证。膀胱热盛，煎熬津液，炼结成石，故小便中有结石如粟米之状；粟状物阻滞膀胱或尿道，则小便涩而难出；膀胱居于小腹，因砂石停积，阻滞气机，故小腹拘急疼痛并牵引脐部。

二、治禁

【原文】淋家不可發汗，發汗則必便血。(9)

【提要】本条论述淋家治禁。

【释义】素患淋病者谓之淋家。淋病多因膀胱蓄积有热，久患淋病，必伤阴液。故淋家虽感外邪，亦不可轻易发汗。若误发其汗，则会更伤阴液，令邪热更炽。热伤膀胱血络，就会引起尿血。本条亦见于《伤寒论》84 条，可互参。

方歌

小结导图

📖 小结

本篇强调消渴、小便不利、淋病三者间尤其前两者间的鉴别。全篇的核心症状不过口渴、小便不利、小便多而已，围绕三个症状的不同组合，借以辨证辨病。仅有口渴的方证有文蛤散、白虎加人参汤；仅有小便不利的方证有蒲灰散、滑石白鱼散、茯苓戎盐汤；口渴、小便不利并见的方证有五苓散、栝楼瞿麦丸、猪苓汤；口渴、小便多并见的方证有肾气丸。由此可见，消渴病以口渴为主，没有小便不利，而是小便反多；小便不利病以小便不利为主，可口渴，也可不口渴；淋病以小便如粟状、痛引脐中为特征。三者区别明显，不应混淆。

有关消渴病的成因，本篇提出了虚劳、胃热之说；并为肺胃热盛、津气两伤与肾气不足立法处方，为后世辨证论治消渴病奠定了基础。

本篇详述了小便不利，实证列举了膀胱气化失司、水停下焦与湿热蕴阻下焦夹瘀证。其中对湿热偏重与瘀血偏重分别施治。虚证则有脾虚、肾虚之异，阳虚、阴虚之分。然小便不利总与水湿阻滞有关，细审之，则有寒水内停、水热互结、湿热蕴阻等不同，仲景皆一一列举，足见其辨证的细致。

本篇淋病论述极简，只作鉴别与禁例之用，其辨治可参小便不利及后世之说。

(张丽艳)

复习思考题

1. 消渴病的发生机理是什么？

2. 简述肺胃热盛消渴病的证治。

3. 简述肾虚消渴病的主症主方。

4. 简述上燥下寒小便不利的证治。

5. 鉴别比较蒲灰散证、滑石白鱼散证与茯苓戎盐汤证。

扫一扫
测一测

水气病脉证并治第十四

1. 掌握水气病的分类、治则、气水血三分法;风水、皮水、正水的辨证论治。
2. 熟悉水气病的早期辨识。
3. 了解石水、黄汗的辨治。
4. 背诵原文:1、5、10、11、18、22、23、24、25、27、32。

本篇论述水气病的分类、主症、病因、病机、辨证、治则、治法。篇中将水气病分为风水、皮水、正水、石水、黄汗五种,并论述了与水气病密切相关的五脏水、气分、水分、血分等内容。

篇中论述了水气病的发病机制主要与感受外邪及肺、脾、肾、三焦功能失调,气化失司相关。

本篇明确提出腰以上肿当发汗,腰以下肿当利小便以及对病水腹大、小便不利者可攻下逐水的治疗大法,对临床实践具有指导意义。

一、分类

(一) 风水、皮水、正水、石水与黄汗

原文 1
诵读

【原文】師曰:病有風水、有皮水、有正水、有石水、有黄汗。風水,其脉自浮,外證骨節疼痛,惡風。皮水,其脉亦浮,外證胕腫①,按之没指,不惡風,其腹如鼓②,不渴,當發其汗。正水,其脉沉遲,外證自喘。石水,其脉自沉,外證腹滿,不喘。黄汗,其脉沉遲,身發熱,胸滿,四肢頭面腫,久不愈,必致癰膿。(1)

【校注】

① 胕(fū)腫:胕与肤通,胕肿指肌肤浮肿。如《素问·水热穴论》:"上下溢于皮肤,故为胕肿。胕肿者,聚水而生病也。"

② 其腹如鼓:《诸病源候论》作"其腹如故而不满",宜从。

外证浮肿图

【提要】本条论述了风水、皮水、正水、石水以及黄汗的主要脉证以便鉴别,同时提及相关病证的治疗原则及预后、转归。

【释义】风水起于外邪袭表犯肺,肺气失宣,通调失司,以致水湿泛溢肌表,故风水初起有明显的脉浮、恶风、骨节疼痛等表证。皮水与肺脾二脏密切相关,为肺失宣肃,脾失运化所致水停肌肤,外证可见肢体肿甚,按之没指。风水与皮水脉均浮,但皮水无表证,故不恶风,据此可与风水相鉴别;其腹如故而不满,说明水湿尚未壅聚成盛。风水、皮水病位均在人体

浅表部位,且水湿之邪均有外溢之机,故均可因势利导,发汗使水从肌表而走。正水由于脾肾阳虚,水气内停,并可上逆犯肺,故见腹满、浮肿、气喘、脉沉迟,其病位主要在肾,可波及肺。石水则因肾阳衰微,寒水凝结在下所致,外证可见腹满、少腹硬满如石、不喘、脉沉,病位主在肾。正水与石水脉均沉,但正水自喘而石水不喘,据此可将正水与石水相鉴别。黄汗乃由水湿浸淫肌腠,湿郁化热,湿热熏蒸,营卫失调所致,外证可见汗出色黄沾衣、四肢头面肿、身热、胸满、脉沉迟,病位在肌腠、营卫,与肺脾有关。黄汗若病久不愈,可转化为痈脓。

拓展阅读

【原文】寸口脉沉滑者,中有水氣,面目腫大,有熱,名曰風水。視人之目窠上微擁[1],如蠶[2]新臥起狀,其頸脉[3]動,時時咳,按其手足上,陷而不起者,風水。(3)

【校注】

① 目窠上微擁:"窠",邓珍本作"裹",赵开美本为"里",《二注》本作"目窠",《论注》《心典》《浅注》诸本同,今据改。目窠,指眼胞。擁,通"癰",义同"肿"。指两眼胞微肿。

② 如蚕:《脉经·卷八》无"蚕"字。

③ 颈脉:指足阳明人迎脉,在喉结两旁。

【提要】本条论述风水脉证。

【释义】风水初起,邪在表,人体之正气与风邪相争于肌表,故脉浮;此处脉象沉滑,说明水气已盛,为风水肿势加剧之象。患者面目肿大,此为风与水邪犯于胸颈以上所致;卫气被水湿郁遏而化热,则伴有热。

望之眼胞浮肿如刚睡醒的样子,颈部人迎脉搏动明显,乃因目胞属脾属土,颈部人迎脉为肺胃所主,风水邪气上凑,土不制水,经络为水气所阻遏而致;水气射肺,肺气上逆,故时时咳;按其手足肿处凹陷不起,是水气泛溢四肢肌表,而正气不足,无法复聚所致。

【原文】太陽病,脉浮而緊,法當骨節疼痛,反不疼,身體反重而酸,其人不渴,汗出即愈,此爲風水。惡寒者,此爲極虛,發汗得之。渴而不惡寒者,此爲皮水。身腫而冷,狀如周痹[1]。胸中窒,不能食,反聚痛,暮躁不得眠,此爲黃汗,痛在骨節。咳而喘,不渴者,此爲脾脹[2],其狀如腫,發汗即愈。然諸病此者,渴而下利,小便數者,皆不可發汗。(4)

【校注】

① 周痹:病名,痹之一种,以周身上下游走作痛为特点。

② 脾胀:《论注》《心典》《金鉴》等注本均作"肺胀",宜从。

【提要】本条再论水气病的辨证、鉴别、治疗原则和禁忌。

【释义】可将本条分作五部分加以理解。

第一部分,太阳病表有寒者,本应筋骨疼痛而脉浮紧。如果脉如伤寒而无骨节疼痛,反见肢体酸重、口不渴,说明此非伤寒表实,而是风水,故当发汗,使水湿之邪随汗而出。发汗后恶寒者,为水气病本为阳气不足,若汗不得法,再损阳气,致阳气极虚之故。

第二部分,将皮水与第一部分风水相鉴别。此类皮水出现口渴是因水湿困脾,气不化津,津不上承;不恶寒是因无表证,病属水湿在里、在脾肺。

第三部分,将黄汗与第二部分皮水相鉴别。全身浮肿而冷,且周身上下游走性疼痛,此为水湿停聚肌表,经脉气血运行不畅所致;阳气郁遏于胸中,故胸中窒塞;湿寒之邪入里损伤脾胃阳气,故不能食,且拘挛疼痛;暮时阴气盛而阳气更衰,诸证加重,故躁不得眠。

第四部分,鉴别风水与肺胀。《肺痿肺痈咳嗽上气病》篇有云:"咳而上气,此为肺胀。"

肺胀为病,外受寒邪,内停水饮,肺失宣肃,故而咳喘;又因内外皆寒故不渴;肺失通调,故可见身肿。形证与风水相类,治疗可用汗法,使水寒之邪随汗而走。

第五部分,为风水、皮水、肺胀、黄汗等病使用汗法的禁忌证。若有渴而下利、小便频数,表明体内津液已有耗损,均不可发汗。

（二）五脏水

【原文】心水者,其身重^①而少氣,不得臥,煩而躁,其人陰腫。(13)

【校注】

① 身重:《千金方》作"身肿"。

【提要】本条论述心水病证。

【释义】心阳虚衰,水气内盛,泛溢肌肤,故见身肿;阳虚水湿之邪阻碍气机,故少气;水气凌心,心阳被遏,卧则水气上逆更甚,故躁烦不得卧。前阴为肾脉所过,肾脉出肺而络于心,心阳虚不能下交于肾,肾水失约,溢于前阴,故前阴肿。

【原文】肝水者,其腹大,不能自轉側,脅下腹痛,時時津液微生^①,小便續通^②。(14)

【校注】

① 津液微生:指口中时时微微有津液。

② 小便续通:指小便时通时不通。

【提要】本条论述肝水病证。

【释义】肝失疏泄,乘犯脾土,脾失运化,水湿内停,故见腹大,难以转侧;水阻气机,肝络不和,故胁下腹痛;肝失条达,气机不畅,影响三焦水液代谢,故见"时时津液微生,小便续通"。

【原文】肺水者,其身腫,小便難,時時鴨溏。(15)

【提要】本条论述肺水病证。

【释义】肺为水之上源,若通调水道失司,不能下输膀胱,则身肿、小便难;肺气宣降失常,大肠传导失司,故见大便溏,水粪混杂而下。

【原文】脾水者,其腹大,四肢苦重,津液不生,但苦少氣,小便難。(16)

【提要】本条论述脾水病证。

【释义】脾居腹中,主四肢,脾运失司,水湿泛溢,则可见腹大、四肢重肿;脾虚无法布散津液,气血生化乏源,故见少气、小便难。

【原文】腎水者,其腹大,臍腫腰痛,不得溺,陰下濕如牛鼻上汗,其足逆冷,面反瘦。(17)

【提要】本条论述肾水病证。

【释义】肾阳虚,不能化气行水,水聚下焦,且反侮脾土,故见腹大、脐肿;腰为肾之府,肾虚水停,膀胱气化不利,故腰痛、不得溺;水气浸淫前阴,故阴下潮湿如牛鼻上汗;肾阳虚衰,不能温煦四肢,故两足逆冷;肾为先天之本,久病肾虚则五脏气血不荣于面,可见面瘦。

五脏病皆可导致水肿,故应审证求因,随证治之。五脏水的病机及辨证要点需鉴别之。

二、脉症与病因病机

（一）风气相搏

【原文】脉浮而洪,浮則爲風,洪則爲氣,風氣相搏,風強則爲隱疹,身體爲癢,

ER-15-4

五脏水病机
及辨证要点

痂癩(化脓
结痂)图

癢爲泄風①,久爲痂癩②,氣强則爲水,難以俯仰。風氣相擊,身體洪腫,汗出乃愈。惡風則虛,此爲風水。不惡風者,小便通利,上焦有寒,其口多涎,此爲黄汗。(2)

【校注】

① 泄风:有风邪外泄而致瘾疹身痒,故名。

② 痂癩:化脓结痂,如有癩疾。

【提要】本条论述了风水病形成的机理及风水与黄汗的鉴别。

【释义】风水的形成是由于风邪与水气相结合同卫气相争于肌表所致。其转归有二:一为风邪胜于水气,风邪湿热侵入营血,则发为瘾疹,身体皮肤发痒,因风邪有外泄之势,故称"泄风"。瘙痒日久,搔破结痂,便形成"痂癩"。二为水气胜于风邪,风为水缚,水为风激而泛溢肌肤为肿,甚则肿满喘促,难以俯仰,此为风水,发汗乃愈。风水与黄汗同是水气为病,皆有四肢头面浮肿症,然风水有明显的恶风表现,其恶风可因风邪外袭,表卫被遏,亦可是卫气亏虚,表卫不固,故曰"恶风而虚"。而黄汗则不恶风,小便通利,是因水湿郁遏肌腠营卫,偏于上焦,津停而液聚,故其口多涎。

（二）脾虚不运、水热互结

【原文】趺陽脉當伏,今反緊,本自有寒,疝瘕,腹中痛,醫反下之,下之即胸滿短氣。(6)

趺陽脉當伏,今反數,本自有熱,消穀,小便數,今反不利,此欲作水。(7)

【提要】此两条论述了水气病的形成与脾胃相关。

【释义】趺阳脉主候脾胃,一般当伏。反紧,说明素有寒疝、瘕积、腹中痛等。寒者温之,而医者未能遵法,反以苦寒下之,重伤阳气,中阳虚衰,水寒不化,上逆导致肺气不宣故见胸满、气短。反数,则胃中有热,故消谷善饥;此脉本应见小便数,然今却不利,此为水热互结不行所致,水化不利,有溢于肌表之势,故称"此欲作水"。

【原文】寸口脉浮而遲,浮脉則熱,遲脉則潛,熱潛相搏,名曰沉。趺陽脉浮而數,浮脉即熱,數脉即止,熱止相搏,名曰伏。沉伏相搏,名曰水。沉則絡脉虛,伏則小便難,虛難相搏,水走皮膚,即爲水矣。(8)

【提要】本条通过脉象论述水气病形成的机理。

【释义】寸口为阳,脉浮亦属阳,热为阳邪,故浮脉即热;迟脉属阴,阴主潜藏,故迟脉则潜。此两者相搏结,则热内郁而不得外达,故称其沉。趺阳脉为胃脉,今见浮而数,是由于热伏止于内而不能行于外,故曰"热止相搏,名曰伏"。热留于内,影响气化,因而小便难,终至水液不循常道而泛溢于皮肤肌肉之间,则形成水气病。

（三）肺失通调、肾虚水泛

【原文】寸口脉弦而緊,弦則衛氣不行,即惡寒,水不沾流①,走於腸間。少陰脉緊而沉,緊則爲痛,沉則爲水,小便即難。(9)

【校注】

① 水不沾流:津液不能流通输布,不循常道运行。

【提要】本条论述水气病的形成与肺肾相关。

【释义】寸口脉主肺,寒气外束,卫阳被遏,故恶寒、脉弦而紧。肺为水之上源,肺气不宣,通调失司,水液不能下输膀胱,留滞于肠间,故发为水气病。少阴脉主肾,肾阳虚衰,寒从内生,故脉紧而沉、身体疼痛;肾阳不足无法温煦膀胱化气行水,故见身肿、小便难。

（四）脾肾阳虚

【原文】问曰：病下利后，渴饮水，小便不利，腹满因腫[1]者，何也？答曰：此法当病水，若小便自利及出汗者，自当愈。(12)

【校注】

① 因肿：《脉经》作"阴肿"。

【提要】本条论述下利后所致水肿及自愈的机理。

【释义】由于下利日久，脾肾阳气虚损，气化失司，故见渴欲饮水、小便不利、腹满、阴肿，此时可致水气病发生。但若小便通利且有汗出，此为阳气未衰，脾肾气化功能尚存，水湿邪气外有出路，故可自愈。

（五）肺脾肾三焦功能失常

【原文】师曰：寸口脉沉而迟，沉则爲水，迟则爲寒，寒水相搏。趺阳脉伏，水穀不化，脾氣衰则鶩溏，胃氣衰则身腫。少陽[1]脉卑[2]，少陰脉细，男子则小便不利，婦人则經水不通。經爲血，血不利则爲水，名曰血分。(19)

【校注】

① 少阳：指和髎部位之脉，在上耳角根之前，鬓发之后，即耳门稍前方处。

② 脉卑：指脉按之沉而弱，说明营血不足。

【提要】本条分别从寸口、趺阳、少阳、少阴脉的变化论述了肺、脾、肾、三焦与水气为病的关系以及由血而病水的机理。

【释义】沉主水，迟主寒，寸口脉沉迟并见，为水寒相合之象，肺失宣肃，通调失职，故发为水肿。趺阳脉主胃，此脉伏而不起为脾胃衰弱之象，水谷运化失职，故见大便稀溏如鸭便；土不制水，故水湿泛溢为肿。少阳脉主三焦，脉见沉弱无力，说明三焦气化失常，决渎失司，水液不循常道故为肿。少阴脉主肾与胞宫，脉细说明肾虚血少，故在男子则见小便不利，水气内阻而发为肿；在女子则见经水不通，阻碍水气运行，最终因血凝致水停。因此肿发于经闭之后，与血关系密切，故称为血分。

【选注】清·尤怡："此合诊寸口、趺阳，而知为寒水胜而胃阳不行也。胃阳不行则水谷不化，水谷不化则脾胃俱衰。脾气主里，故衰则鹜溏；胃气主表，故衰则身肿也。少阳者，生气也；少阴者，地道也；而俱受气于脾胃。脾胃衰则少阳脉卑而生气不荣；少阴脉细而地道不通，男子则小便不利，妇人则经血不通。而其所以然者，则皆阳气不行，阴气乃结之故。曰血分者，谓虽病于水而实出于血也。"（《金匮要略心典》）

（六）水分、血分

【原文】问曰：病有血分水分，何也？师曰：經水前斷，後病水，名曰血分，此病難治；先病水，後經水斷，名曰水分，此病易治。何以故？去水，其經自下[1]。(20)

【校注】

① 问曰……其經自下：邓珍本原无此条，此据《脉经》补入。

【提要】本条论述水气病血分与水分的区别。

【释义】先有经闭而后有水肿的，称为血分，此由经血阻闭不通，影响水液之运行，病在血分，病位较深，故为难治；先有水肿而后经闭者，称为水分，此由水液内停，进而影响血液运行，病位较轻浅，故去其水则经血自通。

【讨论】临床上，对于因经闭所致水肿者，可用《证治要诀》中的调经散（琥珀、没药、当归、桂心、白芍、细辛、麝香为末,黄酒、姜汁调服)。若为实证,可随证选用本书下瘀血汤、抵当汤等方剂。另外,本条所述血分与水分,临床实践中并不局限于妇人。

【选注】清·魏荔彤:"血分经水前断,正气虚也;水分先病水,邪气盛也,邪气盛者,祛邪可为;正气虚者,养正不足。故治有难易,去水其经自下,因先病水,致经断,此澄源以清其流也。"(《金匮要略方论本义》)

(七) 气分

【原文】師曰:寸口脉遲而澀,遲則爲寒,澀爲血不足。趺陽脉微而遲,微則爲氣,遲則爲寒,寒氣不足①,則手足逆冷;手足逆冷,則榮衛不利;榮衛不利,則腹滿脇鳴②相逐,氣轉膀胱,榮衛俱勞。陽氣不通即身冷,陰氣不通即骨疼。陽前通③則惡寒;陰前通則痺不仁。陰陽相得,其氣乃行,大氣④一轉,其氣乃散。實則失氣,虛則遺尿,名曰氣分。(30)

【校注】

① 寒气不足:指有寒气而又存在气血不足。

② 胁鸣:《直解》《本义》及《金鉴》均为"肠鸣",宜从。

③ 前通:前,《说文解字注》:"前,齐断也……古假借作剪。"前通,此处是指不通。

④ 大气:指膻中之宗气。

【提要】本条论述了气分病的脉证、病机以及治疗原则。

【释义】寸口脉迟而涩说明阳虚而血不足;趺阳脉微而迟,说明中焦阳气不足;气血俱虚而阴寒内盛,故有手足逆冷,腹满肠鸣;阳气不通,失于温煦,则恶寒身冷;营阴不足,血脉不通利,无以濡养关节、肌肤则骨节疼痛、肌肤麻木不仁。上述均为阴阳不调所致,若阴阳相得,相互协调,气机运行就会通畅,胸中宗气振奋,血脉畅通,则水寒之气自消,气分病自愈。

【选注】清·尤怡:"微则为气者,为气不足也。寒气不足,该寸口、趺阳为言。寒而气血复不足也。寒气不足,则手足无气而逆冷,荣卫无源而不利。由是脏腑之中,真气不充而客寒独胜,则腹满肠鸣相逐。气转膀胱,即后所谓失气、遗溺之端也。荣卫俱劳者,荣卫俱乏竭也。阳气温于表,故不通则身冷;阴气荣于里,故不适即骨疼。不通者,虚极而不能行,与有余而壅者不同。阳前通则恶寒,阴前通则痹不仁者,阳先行而阴不与俱行,则阴失阳而恶寒;阴先行而阳不与俱行,则阳独滞而痹不仁也。盖阴与阳常相须也,不可失。失则气机不续而邪乃着;不失则上下交通而邪不容。故曰阴阳相得,其气乃行,大气一转,其气乃散。失气、遗溺,皆相失之征。曰气分者,谓寒气乘阳之虚而病于气也。"(《金匮要略心典》)

三、治法

(一) 利小便、发汗

【原文】師曰:諸有水者,腰以下腫,當利小便;腰以上腫,當發汗乃愈。(18)

【提要】本条论述了水气病发汗和利小便的治疗方法。

【释义】诸有水者,指一切水气病而言。凡治水气病,当注意因势利导,腰部以下肿,说明水湿之邪在下在里,当用利小便之法,使水湿从尿液而出;腰部以上肿,则说明水湿之邪在上在表,当用发汗之法,使水湿随汗液而走,如此水肿可愈。

【讨论】临床上应分清水气病的虚实寒热,上下分利之法只可用于阳证实证,不可单独用于阴证虚证。如心脾俱虚,或虚中夹瘀之证,虽肿势在下,也不可纯利水,每用补益心脾,

ER-15-6

原文 18
诵读

佐以化瘀;又如肾阳虚,肿势在上者,可用温阳化气法。此外,在两法的应用过程中,当注意应用的先后次序,两法亦可配合使用,以提高疗效。

【选注】清·尤怡:"腰以下为阴,阴难得汗而易下泄,故当利小便;腰以上为阳,阳易外泄,故当发汗。各因其势而利导之也。"(《金匮要略心典》)

（二）攻下逐水

【原文】夫人病水,目下有卧蚕,面目鲜泽,脉伏,其人消渴。病水腹大,小便不利,其脉沉绝者,有水,可下之。(11)

【提要】本条论述水气病可下之证。

原文11
诵读

【释义】如果水气病患者,目胞、面部浮肿,鲜泽光亮,提示水盛而困脾土,脾失健运,水湿泛溢肌肤;脉伏说明水气盛遏阻脉道较重;水盛气阻,气不化津,津不上承,故见口渴引饮;随着水湿的积聚,气化不利进一步加重,故见腹部胀大有水、小便不利、脉沉绝,对此水势甚重者,可用攻下逐水之法。

【选注】清·尤怡:"目下有卧蚕者,目下微肿,如蚕之卧,《经》所谓水在腹者,必使目下肿也。水气足以润皮肤而壅营卫,故面目鲜泽,且脉伏不起也。消渴者,阳气被郁而生热也。病水,因水而为病也。夫始因水病而生渴,继因消渴而益病水,于是腹大,小便不利,其脉沉绝,水气瘀壅而不行,脉道被遏而不出,其势亦太甚矣,故必下其水,以通其脉。"(《金匮要略心典》)

（三）误治证救治原则

【原文】问曰:病者苦水,面目身體四肢皆腫,小便不利,脉之,不言水,反言胸中痛,氣上衝咽,狀如炙肉,當微咳喘,審如師言,其脉何類?

師曰:寸口脉沉而緊,沉爲水,緊爲寒,沉緊相搏,結在關元①。始時尚微,年盛不覺,陽衰之候,榮衛相干②,陽損陰盛,結寒微動,腎氣上衝,咽喉塞噎,脅下急痛。醫以爲留飲而大下之,氣擊不去,其病不除。后重吐之,胃家虛煩,咽燥欲飲水,小便不利,水穀不化,面目手足浮腫。又與葶藶丸下水,當時如小差,食飲過度,腫復如前,胸脅苦痛,象若奔豚,其水揚溢,則浮咳喘逆。當先攻擊衝氣,令止,乃治咳;咳止,其喘自差。先治新病,病當在後。(21)

【校注】

① 关元:任脉穴,脐下三寸,此处指下焦。

② 荣卫相干:即营卫相互触犯,营卫不合之意。干,触犯。

【提要】本条论述了水气病形成的经过及误治情况。

【释义】条文以问答的方式展开,可分为三个部分加以理解。

第一部分,从"问曰"到"其脉何类?"。从一个水气病并发冲气的病例讲起,患者面目四肢浮肿明显,小便不利,然诊其脉后,师不言水肿为主病,反着眼于胸中痛、气自少腹上冲咽喉、喉中如有炙肉梗塞以及轻微的咳喘,果真如师所说,那么脉象又如何呢?

第二部分,从"师曰"到"浮咳喘逆"。从其脉象、病史等方面分析了形成水气病的过程及误治引起的变证。师曰:患者寸口脉沉紧,沉主水,紧主寒,沉紧并见,提示水寒之气相结于下焦。开始的时候病情较轻微,再加上壮年体健而不易察觉,到中老年之后,阳气渐衰,营卫不和,阳亏阴盛,结于下焦的水寒之气就会因阳虚不能潜伏而夹胃气上冲,故见咽喉如有异物、胸胁疼痛剧烈等症。医者未能诊出其为寒水之气内结、阴盛阳虚、冲气上逆之病机,误将其诊为饮邪潜伏、留而不去之留饮,用"大下"水饮之法攻逐,法不对证,故气冲不平,病自难除。后又误用吐法,导致冲气未平而胃之气阴两伤,故见虚烦、咽干口燥、渴欲饮水等症。误用吐下使本就虚衰的下焦阳气损伤更为严重,肾之气化功能失常引起小便不利;中阳受损脾胃两伤,健运失司,水谷不化,土不制水而水气泛溢可见面目、手足皆发生浮肿。此时医者仍未辨明其证,再以葶苈丸下之,有部分水邪随小便而出,故水肿暂消,但根本问题并未得到解决。此时若患者饮食稍不注意,则旧水不除,新水又生,不但肿势急重,而且气冲更甚,故见"胸胁苦痛,象若奔豚"。与此同时,水邪随冲气上溢于肺,肺失宣降,通调水道功能亦失常,故见咳喘,浮肿。

第三部分,从"当先攻击冲气"到条文末。指明了水气病误治之后的救治原则及方法。对于如此复杂的病情,医者应首先分清主次缓急,然后再辨证施治。结合前文可知,寒水互结为病之根本,冲气与咳喘皆为继发症,而又以冲气较急。按照仲景的治病理念,此种情况应先治冲气,待其平复之后,再以温阳化水之法治其咳喘,水逆为咳喘之因,水逆除而咳喘自平。故而"先治新病",此处即先治冲气、喘咳等新病急病;"病当在后",是指寒水互结之水气痼疾沉疴应当后治。

四、证治

(一)风水

1. 风水表虚

【原文】風水,脉浮,身重,汗出惡風者,防己黃耆湯主之。腹痛者加芍藥。(22)
防己黃耆湯方[①]:方見濕病中。

【校注】

① 防己黃耆湯方:其后邓珍本原载药物及煮服法,除白术三分及无加减法外,余同《痉湿暍病》篇中的防己黄芪汤。

【提要】本条论述了风水表虚的证治。

【释义】风水起于风邪袭表,证见脉浮;水泛肌表见身重;因表虚不固而有汗出恶风。所以治疗以防己黄芪汤益气固表,利水除湿。如有腹痛,可加芍药。

原文 22
诵读

2. 风水夹热

【原文】風水惡風,一身悉腫,脉浮不渴[①],續自汗出,無大熱,越婢湯主之。(23)
越婢湯方

麻黃六兩　石膏半斤　生薑三兩　大棗十五枚　甘草二兩

上五味,以水六升,先煮麻黃,去上沫,内諸藥,煮取三升,分溫三服。惡風者加附子一枚(炮);風水,加術四兩。《古今錄驗》。

【校注】

① 不渴:《心典》作"而渴",宜从。

【提要】本条论述了风水夹热的证治。

【释义】风水为病,因风而起,初病在表,故可见恶风、脉浮等症;水为风所激而泛溢周身,故见周身浮肿;口渴提示已有化热趋势;续自汗出而不大热,说明风性开泄且表郁有热,热迫津泄,故见汗出,而热亦随汗出,故无表大热,然内之郁热并未尽去。方用越婢汤发越水气,清热散邪。方中重用麻黄,配以生姜发越宣散,石膏清解郁热,大枣、甘草和中调药。"恶

原文 23
诵读

笔记栏

ER-15-10

方证鉴别

ER-15-11

原文 5
诵读

风者加附子"，此处恶风是指因发散太过，损伤卫阳，致恶风加重或不解，故以附子温经助阳；"加术"是指风水，水湿过盛者，宜加白术健脾除湿，与麻黄相配，并行表里之湿，可增强利水消肿的效果。

风水表虚与风水夹热两证均可见脉浮、汗出、恶风等症，但两者在病机、治法及用药上迥异，应仔细鉴别之。

（二）皮水

1. 皮水夹热

【原文】裏水①者，一身面目黄腫②，其脉沉，小便不利，故令病水。假如小便自利，此亡津液，故令渴也，越婢加术湯主之。方見下。（5）

【校注】

① 里水：应作"皮水"，《脉经》注"一云皮水"，可知里水为皮水。

② 黄肿：《脉经》作"洪肿"。

【提要】本条论述了皮水夹热的证治。

【释义】皮水之为病，与肺失通调，脾失健运密切相关，肺气不宣，水道不通；脾失健运水湿，故见面目周身肿甚，脉沉，小便不利。病属水湿内停，郁而化热。故治以越婢加术汤发汗利水，兼清里热。"假如小便自利，此亡津液，故令渴也。"是强调如果小便自利而渴，此时津液已伤，不宜再发汗利水。

【医案精选】陈某，女性，16岁，学生。月经来潮时受湿，经后周身浮肿。人民医院门诊诊断为急性肾小球肾炎，治疗无效，就诊于余。患者头面及四肢肿大如水泡，周身皮肤光泽，按之凹陷，询其小便短涩，大便不畅，一身沉重，精神萎靡，嗜睡，气促，纳差，舌质润苔薄白，其脉浮数。病属皮水夹热兼脾虚湿盛证。治应发汗散水，兼清郁热。方用越婢加术汤原方。麻黄，石膏，白术，甘草，生姜，大枣。3剂，水煎服。服完2剂，身微汗、小便略畅；服完3剂，微微汗出、小便畅通、浮肿全消、思食。复诊：面苍白、精神略差、脉缓，处以六君子汤加当归、黄芪，调理脾胃，和其营血，康复如常。（湖南省中医药研究所. 湖南省老中医医案选. 长沙：湖南科学技术出版社，1980：37）

2. 皮水表实

ER-15-12

原文 25
诵读

【原文】裏水，越婢加术湯主之；甘草麻黄湯亦主之。（25）

越婢加术湯：見上。於內加白术四兩，又見腳氣中。

甘草麻黄湯方

甘草二兩　麻黄四兩

上二味，以水五升，先煮麻黄，去上沫，內甘草，煮取三升，溫服一升，重覆汗出，不汗，再服。慎風寒。

【提要】本条论述了皮水表实证的治疗。

【释义】皮水夹热者，方用越婢加术汤，详见本篇第5条。皮水如果里热不明显，而表实无汗者，方用甘草麻黄汤发汗，使水随汗而走。方中麻黄宣肺，发汗，利水；甘草健脾和中调药。

【讨论】甘草麻黄汤适用于内无郁热、脾失健运、肺失通调之皮水表实证，常以身肿无汗、无内热、咳喘、小便不利作为选方指征。越婢加术汤适用于汗出夹热之皮水表实证，应予以区分。

3. 皮水阳郁

【原文】皮水爲病,四肢腫,水氣在皮膚中,四肢聶聶動者,防己茯苓湯主之。(24)

防己茯苓湯方

防己三兩　黄耆三兩　桂枝三兩　茯苓六兩　甘草二兩

上五味,以水六升,煮取二升,分溫三服。

【提要】本条论述皮水气虚阳郁的证治。

【释义】皮水与脾的关系密切,脾主四肢,脾虚失运,水湿停于皮下,故见四肢浮肿;卫阳被郁于四肢而不得通行,故肿处肌肤有轻微颤动。此属水气过盛而郁阳于内,治以防己茯苓汤通阳化气,分消水湿。方中防己除湿,桂枝通阳,黄芪益气,甘草调中,防己与黄芪相配,气行于表而祛湿,桂枝与茯苓相配,通阳化气利水。诸药合用,使水湿由表里分消。

【讨论】本方中有三组对药,对后世颇有启发,一是防己配黄芪,利水补虚;二是茯苓配桂枝,通阳利水;三是黄芪配桂枝,温助卫阳。

本方主治脾肺气虚、水湿内停、阳郁于内导致的水气病,其主症为四肢浮肿,可伴肿处局部轻微颤动,小便不利,或兼乏力等。另外,方中防己之名未冠"木",故以汉防己为宜。

【医案精选】男,28 岁。病浮肿 1 年,时轻时重,用过西药,也用过中药健脾、温肾、发汗、利尿法等,效果不明显。当我会诊时,全身浮肿,腹大腰粗,小便短黄,脉象弦滑,舌质嫩红,苔薄白,没有脾肾阳虚的证候。进一步观察,腹大按之不坚,扣之不实,胸膈不闷,能食,食后不作胀,大便每天 1 次,很少矢气,说明水不在里而在肌表。因此考虑到《金匮要略》上所说的"风水"和"皮水",这两个证候都是水在肌表,但风水有外感风寒症状,皮水则否。所以不拟采用麻黄加术和越婢加术汤发汗,而用防己茯苓汤行气利尿。诚然,皮水也可以用发汗法,但久病已经用过发汗,不宜再伤卫气。处方:汉防己、生黄芪、带皮茯苓各 15g,桂枝 6g,炙甘草 3g,生姜 2 片,红枣 3 枚。用黄芪协助防己,桂枝协助茯苓,甘草、姜、枣调和营卫,一同走表,通阳气以行水,使之仍从小便排出。服 2 剂后,小便渐增,即以原方加减,约半个月症状完全消失。(秦伯未.谦斋医学讲稿.上海:上海科学技术出版社,1978:153-154)

4. 皮水湿热内壅

【原文】厥而皮水者,蒲灰散主之。方见消渴中。(27)

【提要】本条论述了皮水湿热内壅的证治。

【释义】皮水见手足厥冷,此为水气外盛而湿热壅内,阳气受阻不能达于四肢之故。治以蒲灰散利湿清热,通利小便。使水湿去阳气通,厥冷自除。方中以蒲黄清热利水活血,滑石清利湿热。此即后世叶天士"通阳不在温,而在利小便"之范例也。

【讨论】本方中蒲黄既可消瘀,又能利小便,与滑石相合,能水血同治。临床上常以蒲灰散治疗水湿外盛、湿热内壅、阳气郁阻之皮水。四肢厥冷、身肿、小便赤涩不通等皆为用方要点。另外,若见四肢厥冷,而小便清长者,则以金匮肾气丸之类温肾化气以通阳。

(三)正水与风水比较

【原文】水之爲病,其脉沉小,屬少陰;浮者爲風。無水虛脹者,爲氣。水,發其汗即已。脉沉者宜麻黄附子湯;浮者宜杏子湯。(26)

麻黄附子湯方

麻黄三兩　甘草二兩　附子一枚(炮)

原文 24
诵读

原文 27
诵读

ER-15-15

拓展阅读

笔记栏

上三味,以水七升,先煮麻黄,去上沫,内諸藥,煮取二升半,溫服八分,日三服。

杏子湯方:未見,恐是麻黄杏仁甘草石膏湯。

【提要】本条论述了风水与正水证治及水气病和虚胀的鉴别。

【释义】水气病如果脉见沉小,属少阴,为正水;若脉象浮,则与肺相关,为风水。此两者均可见水气在表之证候,故都可使用发汗之法。具体来说,脉沉小而喘之正水者,方选麻黄附子汤;脉浮之风水者,宜用杏子汤。此外,因阳虚寒凝气滞而胀满者,此非水肿,切不可以汗法治之。麻黄附子汤具有温肾发汗,祛水平喘之功。方中麻黄宣肺发汗,祛水平喘;附子温阳化水,甘草和中调药。该方可与《伤寒论》的麻黄附子甘草汤证对比。

【讨论】本条原文体现了仲景重视鉴别诊断的精神,正水与风水皆可影响肺,都可用汗法,故比较之;正水与虚胀皆见腹满,一属气滞,一为水停,亦须比较。另,本条再次反映了治疗水气病,祛除水气当因势利导的思想。

本方适宜于肾阳不足,水气内停,上犯射肺引起的水气病,其主症有全身浮肿,腹满而喘,畏寒怯冷等。可用于慢性肾小球肾炎、肾病综合征等符合上述证机者。

条文中的杏子汤未见方,后世多认为系麻杏甘石汤或甘草麻黄汤加杏仁。前方适用于风水兼肺有郁热,后方适用于风水而肺无郁热。可参。

【医案精选】覃某,女性,50余岁。3个月前,初起眼睑浮肿,继即全身肿胀,按之凹陷,体重由40kg增至70kg,行动困难,食欲不振,大便软,小便少,素无心悸气促及两脚浮肿史,经化验诊断为肾脏性水肿,脉象沉小。初拟五苓散、济生肾气丸之类,连服多剂,不效。筹思再三,患者先从颜面肿起,正符合"腰以上肿,当发汗乃愈"之旨,用麻黄附子甘草汤,连服3剂,汗出至腿以下,顿觉全身舒适,继用五苓散及济生肾气丸多剂,功效大著,关门大开,小便清长,日夜十余次。2周后,全身水肿消失,体重减至40kg左右,恢复原来体重,患者愉快出院。(湖南省中医药研究所.湖南省老中医医案选.长沙:湖南科学技术出版社,1980:58)

(四)黄汗

1. 卫郁营热,表虚湿遏

【原文】問曰:黄汗之爲病,身體腫,一作重。發熱汗出而渴,狀如風水,汗沾衣,色正黄如蘗汁,脉自沉,何從得之? 師曰:以汗出入水中浴,水從汗孔入,得之,宜耆芍桂酒湯主之。(28)

黄耆芍藥桂枝苦酒湯方

黄耆五兩　芍藥三兩　桂枝三兩

上三味,以苦酒一升,水七升,相和,煮取三升,溫服一升,當心煩,服至六七日,乃解。若心煩不止者,以苦酒阻故也。一方用美酒醯代苦酒。

【提要】本条论述黄汗的病机与证治。

【释义】黄汗为病,身体浮肿,发热汗出而渴,其症状与风水相类。但是黄汗的特征是:其汗液沾湿内衣,颜色正黄,像黄柏汁,且脉象沉。其形成原因是汗出入水中,水湿之邪从汗孔浸淫肌腠,水湿内蕴,阻遏阳气,导致营卫不畅,卫郁不能行水,水湿滞留于肌腠间,则身体肿;营郁化热,湿热交蒸而成黄汗。治宜用黄芪芍药桂枝苦酒汤固表祛湿,调和营卫,兼泄营热。方中重用黄芪益气实卫,走表祛湿,桂枝、芍药调和营卫,苦酒(即米醋)泄营中郁热。须注意的是该方药性偏于酸敛,初服药时,邪气暂无出路,患者可能感觉心烦;待服药六七天

ER-15-16

方证鉴别

后,营卫调和,营热外泄,则心烦自解。

黄汗与风水均可见身肿,汗出,骨节疼痛等症,但此两者在病因、病机、证候、治法均有差别,应鉴别之。

2. 气虚湿盛阳郁

【原文】黄汗之病,兩脛自冷;假令發熱,此屬歷節,食已汗出,又身常暮盗汗出者,此勞氣也。若汗出已,反發熱者,久久其身必甲錯;發熱不止者,必生惡瘡。若身重,汗出已輒輕者,久久必身瞤,瞤即胸中痛,又從腰以上必汗出,下無汗,腰髖弛痛,如有物在皮中狀,劇者不能食,身疼重,煩躁,小便不利,此爲黃汗,桂枝加黃耆湯主之。(29)

桂枝加黃耆湯方

桂枝　芍藥各三兩　甘草二兩　生薑三兩　大棗十二枚　黃耆二兩

上六味,以水八升,煮取三升,溫服一升,須臾飲熱稀粥一升餘,以助藥力。溫服取微汗;若不汗,更服。

【提要】本条论述了黄汗病与历节病、劳气病的鉴别,以及黄汗气虚湿盛阳郁证的证治。

【释义】本条可分为三个部分理解。

第一部分,"黄汗之病"到"此属历节",将黄汗和历节加以鉴别。既言"黄汗为病",则应见汗出色黄沾衣、身热、身体肿重等,并见两小腿冷,这是水湿之邪流于下,阻遏阳气所致;假如两小腿发热的,此为历节病,乃因湿热下注关节所致。

第二部分,"食已汗出"到"必生恶疮",论述了劳气汗出与黄汗的不同。劳气,属虚劳,其汗出特点是食后汗出或寐时盗汗,此为荣气内虚,卫气不足,每于食后水谷之气不能内守,故汗出,夜寐时,卫入营出遂发盗汗。汗后如果发热,日久营卫枯燥,皮肤则会出现甲错;如果虚热长期不退,熏蒸肌肤日久则会发为恶疮。

第三部分,"若身重"至"桂枝加黄芪汤主之",论述了黄汗重症的证治。水湿内阻导致身重,若湿随汗出,则身体会感觉轻快,但是汗出耗气,日久阳气亦虚,故可见肌肉瞤动;胸阳不足则胸中作痛;又因上焦阳虚,卫表不固,下焦水湿邪盛,故而腰以上多汗,腰以下汗出不多,并觉腰髖部肌肉弛缓无力疼痛;湿郁皮肤与卫气相搏,故"如有物在皮中"。若病情加重,内伤脾胃,湿困肌肉,则身体疼重,不欲饮食;水湿郁遏,阳气不宣则烦躁,影响膀胱气化则小便不利。上述皆为黄汗日久出现的变证,主要由营卫失调、气虚湿盛阳郁引起,故用桂枝加黄芪汤调和营卫、通阳散湿。方中取桂枝汤解肌调和营卫,黄芪益气走表祛湿,以助桂枝汤益气和营卫,使阳郁得解。方后有云"饮热稀粥",旨在助药力以取微汗,使水湿之邪随汗而出。

【医案精选】韩某,女性,41岁,哈尔滨人,以肝硬化来门诊求治。其爱人是西医,检查详尽,诊断肝硬化已确信无疑。其人面色黧黑,胸胁串痛,肝脾肿大,腰胯痛重,行动困难,必有人扶持,苔白腻,脉沉细。黄疸指数、总胆红质皆无异常,皮肤、巩膜无黄染。曾经多年服中西药不效,特来京求治。初因未注意黄汗,数与舒肝活血药不效。后见其衣领黄染,细问乃知其患病以来即不断汗出恶风,内衣每日更换,每日黄染。遂以调和营卫、益气固表以止汗祛黄为法,与桂枝加黄芪汤治之。桂枝10g,白芍10g,炙甘草6g,生姜6g,大枣4枚,生黄芪10g。嘱其温服之,并饮热稀粥,盖被取微汗。上药服3剂,汗出身痛减,服6剂汗止,能自己行走,继依证治肝病乃逐渐恢复健康,返回原籍。2年后特来告知仍如常人。[胡希恕.黄

汗刍议.北京中医,1983,(4):6-8]

（五）气分病

1. 阳虚阴凝

【原文】氣分,心下堅,大如盤,邊如旋杯①,水飮所作,桂枝去芍藥加麻辛附子湯主之。(31)

桂枝去芍藥加麻黃細辛附子湯方

桂枝　生薑各三兩　甘草二兩　大棗十二枚　麻黃　細辛各二兩　附子一枚(炮)

上七味,以水七升,煮麻黃,去上沫,内諸藥,煮取二升,分溫三服,當汗出,如蟲行皮中,即愈。

【校注】

① 旋杯:《灵枢·邪气脏腑病形》《难经·五十六难》和本书《五脏风寒积聚病脉证并治》都作"覆杯",谓心下坚大如盘,形状中高边低,按之虽外坚而内如无物,故曰覆杯。

【提要】本条论述气分病阳虚阴凝的证治。

【释义】由于阳虚阴凝,大气不转,水饮停聚,导致气分病,症见心下痞结而坚,以手触之,状如盘大,中高边低,外坚而内空。治以桂枝去芍药加麻黄细辛附子汤温通阳气,散寒化饮。本方即桂枝汤去酸寒阴柔之芍药,加辛散温通的麻黄、细辛、附子所组成。方中桂枝、甘草温振心阳;附子、细辛温肾散陈寒;麻黄、细辛、生姜辛散温通化饮;大枣、甘草补脾益气,诸药共奏温阳散寒,宣通气机,温化水饮之功。服药后阳气通行,推动阴凝之邪,故可见"如虫行皮中"状。

【讨论】本方辛甘化阳行气,使阳气振奋,周行于身,阴凝得散而病愈。此乃"阴阳相得,其气乃行,大气一转,其气乃散"治则的具体运用。

本方主治阳虚阴凝,水饮内结引起的气分病,其主症为心下坚满、按之有形、如盘如杯、手足逆冷、腹满肠鸣、骨节疼痛或四肢不仁、恶寒身冷等。可用于符合上述证机的慢性气管炎、肝硬化腹水、肝肾综合征、充血性心衰等病。

【医案精选】董某,女,49岁。周身皮肤肿胀,随按随起而无凹陷,腹部胀满尤为明显。更有奇者,肚脐周围出现如栗子大小包块十余个,按之软,随按而没,抬手又起。腹部皮肤发凉,间或嗳气上逆,面色黧黑不泽。脉沉无力,舌苔白。该证病名为"气分",属寒邪内搏气机所致。桂枝9g,生姜15g,大枣10g,炙甘草6g,麻黄6g,细辛4.5g,附子9g,川椒3g。服3剂后腹中气动有声,矢气甚频,腹胀随之消减,脐周之包亦消。但腹中胀满尚未尽愈,改方用李东垣寒胀中满分消汤3剂而愈。(刘渡舟.经方临证指南.天津:天津科学技术出版社,1993:10)

2. 脾虚气滞

【原文】心下堅大如盤,邊如旋盤,水飮所作,枳术湯主之。(32)

枳术湯方

枳實七枚　白术二兩

上二味,以水五升,煮取三升,分溫三服,腹中軟,即當散也。

【提要】本条论述了气分脾虚气滞的证治。

【释义】此处未见"气分"二字,属省文笔法。由于脾虚气滞,转输失职,以致水饮内聚,

原文32
诵读

152

方证鉴别

原文 10
诵读

痞结于心下,故见心下坚,边如圆盘,并有痞胀脘痛等。治以枳术汤行气散结,健脾化饮。方中枳实行气散结消痞,白术健脾燥湿化饮。

桂枝去芍药加麻辛附子汤与枳术汤都用以治疗气分病心下痞硬,而其病机各异,应鉴别之。

五、预后

【原文】脉得諸沉,當責有水,身體腫重。水病脉出①者死。(10)

【校注】

① 脉出:此指水气病之沉脉暴出而无根,上有而下绝无。

【提要】本条论述水气病的脉证及预后。

【释义】水气为病,脉以沉为主,这是由于水气停滞,阳气受阻不能外达。然而阴寒内盛亦多沉脉,当以"身体肿重"区别之。脉出则说明虽浮而躁盛,按之无根,轻取有脉,重按则散,此为阴盛格阳,真气涣散于外。水气病患者一般脉沉,若水肿未消,突然脉浮而无根,脉与证悖,提示预后不良。

附　方

《外台》防己黄芪汤

【原文】《外臺》防己黄耆湯:治風水,脉浮爲在表,其人或頭汗出,表無他病,病者但下重,從腰以上爲和,腰以下當腫及陰,難以屈伸①。方見風濕中。

【校注】

①《外台》防己黄耆湯……难以屈伸:《外台秘要》卷二十风水门,载有深师木防己汤,主治与此相同,其方药味与本书前《痉湿暍病》篇所载防己黄芪汤相同,唯分量稍异,作"生姜三两,大枣十二枚擘,白术四两,木防己四两,甘草二两炙,黄芪五两";方后细注云:"此本仲景《伤寒论》方"。

【提要】本条论述风水表虚,水湿偏盛的证治。

方歌

【释义】风水为风邪犯肺,通调失职,水泛肌肤。证见脉浮,为水溢肌表所致;风为阳邪,其性轻扬而行于上,故其人头汗出;水为阴邪,其性下趋,故腰以下重或肿,甚者波及外阴部;下肢肿盛,故难以屈伸。因水湿盛于风邪,故曰"表无他病"。本证实属表虚,水湿甚于风邪,故治以防己黄芪汤益气固表,除湿行水,使水湿不仅从肌腠而去,还能从下而走。

小结

小结导图

水气病是由于人体脏腑气化功能失调,导致津液运行障碍,以致水湿泛溢肌肤,或留聚腹中,出现水肿或腹部胀大的一种疾病。本篇根据水湿之邪停聚体内有表里深浅的不同,提出了风水、皮水、正水、石水和黄汗的概念;并根据水气病形成的内脏根源以及水湿之邪对脏腑功能的影响,提出了五脏水之名。此外,根据气血水之间密切相关、相互影响的关系,首创气分、水分、血分的概念,体现了多层次、多角度辨识水气病的精神。

　　在论述水气病的病因病机时,本篇指出肺、脾、肾、三焦功能失调,是导致水气病的重要环节。在对水气病的辨证时,仲景非常注意鉴别诊断,如四水之间、风水与黄汗、风水与肺胀、风水与太阳伤寒的比较均有所涉及。

　　关于水气病的治疗,本篇重视"因势利导"驱除水湿病邪,提出了"腰以下肿,当利小便""腰以上肿,当发汗"和"可下之"的三大原则,对于临床实践具有重要的指导价值。尤其是篇中提出的"大气一转,其气乃散"理论,对后世医家治疗阴寒水湿病邪停留或阳虚气滞所致诸多病变均有启迪。

　　从篇中所载诸方看,对于水湿在外在上的病变,多取麻黄、杏仁;兼有阳虚,则配附子;水湿在下在里者,多用茯苓;水湿偏于表兼气虚者,则用防己配黄芪。篇中所提出的"血不利则为水"理论,以及用蒲灰散治疗皮水,开创了后世利水兼活血治法的先例。

(王雪茜　荣宝山　盖沂超)

扫一扫
测一测

复习思考题

1. 试述水气病之脉证特点。
2. 风水表虚与风水夹热两证如何鉴别?
3. 试比较桂枝去芍药加麻辛附子汤证与枳术汤证的异同。
4. 水气病的主要治法有哪些?

黄疸病脉证并治第十五

笔记栏

PPT 课件

学习目标

1. 掌握黄疸病的分类、概念及证治。
2. 熟悉黄疸病的病因病机与辨证。
3. 了解黄疸病的预后。
4. 背诵原文：1、2、13、15、18、19、21、22。

　　本篇专论黄疸病。黄疸病以目黄、身黄、小便黄为临床特征。本病早在《黄帝内经》中已有记载，但对其病因、病机、辨证论治进行系统论述的则首推本篇。本篇论述黄疸病因有湿热、寒湿、火劫、女劳及虚劳，但以湿热发黄为主因，同时与脾肾有关。"脾色必黄，瘀热以行"是黄疸病的主要病机，立足于血分是《金匮要略》治疗黄疸的一大特色。本篇从病因角度，将黄疸分为谷疸、酒疸、女劳疸，而黑疸则是黄疸病内有瘀血的转归。

　　黄疸治法有汗、吐、下、清、温、消、补、和等多种治法，以清热利湿为常法，兼治血为突出特点，为后世治疗黄疸病广开法门。

黄疸图

一、病因病机

（一）湿热发黄

【原文】寸口脉浮而緩，浮則爲風，緩則爲痺。痺非中風，四肢苦煩，脾色必黄，瘀熱以行。(1)

【提要】本条总论湿热黄疸的病机。

原文 1
诵读

【释义】"寸口脉浮而缓"，寸口脉浮意指阳热邪气外熏，因风为阳邪，此以风指代阳热，故言"浮则为风"；缓脉主湿而应于脾，湿邪内阻，故脉道不利而见缓脉。脉浮缓并见，说明湿与热相合，闭阻于脾，影响脾之转输，故曰"痺"。"痺非中风"为仲景自注，强调"痺"为湿热闭阻于脾，并非太阳中风表证，更非经脉痺阻的中风病。湿热困脾，则四肢疲乏困顿、重滞不舒，故曰"四肢苦烦"，此为湿热黄疸常见之临床症状。

　　"脾色必黄，瘀热以行"强调黄疸病位在脾，发病与血分相关。湿热蕴郁于脾，不能外泄下行，由气分入于血分，血行不畅，湿热瘀蒸，脾色外现于体表，故发为黄疸。若湿热不入于血分则不能发黄，故湿热是否入于血分是黄疸形成的关键病机。"脾色必黄，瘀热以行"是仲景对湿热黄疸病机的高度概括，提示治黄当治血。

【讨论】本条提示三点，一是寸口脉浮，主有外邪，表明发黄与外邪有关；二是寸口脉缓，主内有湿邪，外邪与内湿相合，从阳化热，湿热痺阻于脾，是发黄的关键；三是湿热蕴蒸，血液瘀滞,转输流布,是导致发黄的直接原因。本条理论对黄疸的治疗有重要的指导意义。肝胆病治疗名家关幼波在本条的启发下提出:"阳黄的治疗,以清热利湿为常法,重视疏肝利水之惯例。以治中焦为要害,突出活血、解毒、化痰。即:治黄必活血,血行黄易却;治黄需解毒,毒解黄易除;治黄要化痰,痰化黄易散。"

【选注】清·唐容川:"痹非中风,四肢苦烦,相连读。盖脉缓者本主风痹,乃今之痹,非中风四肢烦痛之痹,是既无四肢烦痛证,而又见缓脉,其应当在脾经,必系风热内陷于脾经,必见脾湿合热之色而发黄也……又按瘀热以行,一"瘀"字,便见黄皆发于血分,凡气分之热,不得称瘀……"(《金匮要略浅注补正》)

【原文】師曰:病黃疸,發熱煩喘,胸滿口燥者,以病發時,火劫其汗^①,兩熱所得^②。然黃家所得,從濕得之。一身盡發熱而黃,肚熱^③,熱在裏,當下之。(8)

【校注】

① 火劫其汗:指用艾灸、温针或熏法,强迫其出汗。

② 两热所得:此指误治之火与原有之热相搏结。

③ 肚热:指腹中热。

【提要】本条论述误用火劫而发黄的证治。

【释义】黄疸病没有发病前虽然发热,但与一般外感发热不同,它是由于湿热熏蒸的里证发热,治疗应该清解。如果误用火劫强迫发汗,在里之热不得外解,反而增剧,所以说"两热所得"。因而出现发热烦喘,胸满口燥的症状。

"然黄家所得,从湿得之"系插笔,说明本证内热较甚,但毕竟与湿有关,如无湿就不会发黄,所以说"黄家所得,从湿得之"。一身尽发热指热势很高,毫无恶寒现象;特别是腹部发热更重,这是"热在里"的反应。因为热在里,所以当用攻下法通腑泄热。

(二)寒湿发黄

【原文】陽明病,脉遲者,食難用飽,飽則發煩,頭眩,小便必難,此欲作穀疸。雖下之,腹滿如故,所以然者,脉遲故也。(3)

【提要】本条论述寒湿之邪欲作谷疸的病机。

【释义】"实则阳明,虚则太阴",从本篇第2、13条可知,谷疸属于阳明实证,多系实热或湿热为病,其脉当数。今脉见迟象,显系脾胃虚寒证。胃阳虚不能受纳腐熟,脾阳虚则不能运化,故纳差食少,难以饱食;若饱食则食从寒化,增加中焦之寒湿,子病累母则心烦;阻滞清阳则头眩;输化失职则小便亦难,寒湿无从排泄,久之则可形成谷疸。若寒热不辨,误投苦寒攻下之品,必重伤中阳而腹满不减。

二、谷疸、女劳疸、酒疸

【原文】趺陽脉緊而數,數則爲熱,熱則消穀,緊則爲寒,食即爲滿。尺脉浮爲傷腎,趺陽脉緊爲傷脾。風寒相搏,食穀即眩,穀氣不消,胃中苦濁^①,濁氣下流,小便不通,陰被其寒,熱流膀胱,身體盡黃,名曰穀疸。額上黑,微汗出,手足中熱,薄暮即發,膀胱急,小便自利,名曰女勞疸。腹如水狀,不治。心中懊憹而熱,不能食,時欲吐,名曰酒疸。(2)

夫病酒黃疸,必小便不利,其候心中熱,足下熱,是其證也。(4)

【校注】

① 苦浊:苦作"病"解。浊指湿热。下"浊气"亦为湿热。

【提要】第2条论述黄疸的病机、分类及主症。第4条继论酒疸的症状。

【释义】第2条可分三段理解。第一段论述谷疸的病机、主症及谷疸与女劳疸的区别。趺阳脉候脾胃之气,趺阳脉紧主脾阳虚而寒湿内生,输化失职,若勉强进食则致腹满,故曰"紧则为寒,食即为满";趺阳脉数主胃热亢盛,热盛则"消谷"而善饥。"风寒相搏"中"风"与首条"寸口脉浮"所主之"风"相同,即"热"之互辞;"寒"则泛指阴邪,如寒湿之邪等。湿热蕴结脾胃,运化失司,升降失常,致"食谷即眩";食物虽被腐熟,但脾不能传输而成"浊气",留滞于胃则变生湿热;湿热之邪下注,致膀胱气化不利,故小便不通。"阴"指太阴脾,太阴寒湿夹胃中湿热流注下焦,壅塞肾与膀胱以及三焦水道,湿热不能从小便外出,而蕴结膀胱。湿热蕴蒸,内迫血分,则身体尽黄,故称谷疸。"尺脉浮为伤肾,趺阳脉紧为伤脾"乃插笔,提示女劳疸与谷疸之不同。女劳疸因房劳过度,肾阴亏耗,阳浮于外,故"尺脉浮";谷疸因脾阳虚,寒邪内生,故"趺阳脉紧",两者有别。

第二段论述女劳疸的主症与病机。前额乃心所辖,由于肾阴亏损,水不济火,心火迫津外泄,肾色上泛,则额上黑,微汗出;肾阴虚,其虚热既循足少阴肾经下注至涌泉穴及其周围,又随手厥阴心包经上行至劳宫穴及其附近,故手足中热;肾阴虚火旺,薄暮经气流注于肾经,两阳相合,阴不胜阳,故"薄暮即发";虚热内迫膀胱,则见小腹拘急;阴损及阳,阳不化气,则小便自利。因系房劳伤肾或强调病久及肾,故称女劳疸。若肾病反侮及脾,脾肾两败,腹部胀大则难治。

第三段论述酒疸的主症与病机。酒性湿热,长期大量饮酒,酒热蕴积于胃,上熏于心,故有心中烦郁难堪、卧起不安、莫可名状等感觉。湿热蕴积脾胃,升清降浊失常,故不能食,若勉强进食则加重了胃之热邪,致胃气上逆而欲吐。湿热蕴蒸,入于血分,瘀热以行,形成黄疸。因系饮酒太过所致,故名酒疸。

第4条继续论述酒热湿毒积胃,导致肝胆疏泄失常,三焦膀胱水道不畅,故"必小便不利"而色黄。心中热与上述同理。酒热随胃经下注,则足下即足背发热,与女劳疸之足心热不同。

三、辨湿热发黄与寒湿发黄

【原文】脉沉,渴欲饮水,小便不利者,皆發黄。(9)

【提要】本条论述湿热发黄的脉症。

【释义】脉沉主湿热郁滞在里;湿热消耗津液,故"渴欲饮水"。因湿热郁滞,脾失输化,故小便不利而湿无由排泄,日久湿热波及血分而成黄疸。此近似于后世之阳黄。

【原文】腹满,舌①痿黄,燥②不得睡,屬黄家。舌痿疑作身痿。(10)

【校注】

① 舌:《医宗金鉴》认为当作"身",可从。

② 燥:《医统正脉》本作"躁"。

【提要】本条论述寒湿发黄的证候。

【释义】"身痿黄"近似于后世之阴黄,指身黄而不润泽,此多系寒湿所致。寒湿中阻,输化失职,故腹满;寒湿困脾,累及于心,则躁不得睡;日久波及血分而成黄疸。

拓展阅读

笔记栏

原文 13
诵读

拓展阅读

四、证治

(一) 谷疸

【原文】穀疸之爲病,寒熱不食,食即頭眩,心胸不安,久久發黄,爲穀疸,茵陳蒿湯主之。(13)

茵陳蒿湯方

茵陳蒿六兩　　栀子十四枚　　大黄二兩

上三味,以水一斗,先煮茵陳,減六升,内二味,煮取三升,去滓,分溫三服。小便當利,尿如皂角汁狀,色正赤,一宿腹減,黄從小便去也。

【提要】本条论谷疸证治。

【释义】饮食不节,湿热蕴积脾胃,导致营卫生化之源壅滞而形寒发热,但此"寒热"与外感表证之寒热不同;湿热困阻脾胃,运化失司,则不能饮食;若勉强进食则脾胃湿热更盛,上熏则头眩、心胸不安,日久湿热波及血分则发为谷疸。治以茵陈蒿汤,以清利湿热、活血退黄。方中茵陈蒿清热利湿退黄;栀子清热除烦,泄三焦湿热而退黄;大黄泄热逐瘀,通利大便。三药合用,祛邪以复脾运之功,使湿热从前阴而出,故方后言"小便当利,尿如皂角汁状,色正赤,一宿腹减,黄从小便去也"。此反证本条当具腹满、小便不利等症。

【讨论】本方适用于湿热内蕴的阳黄证,其主症为身目发黄如橘子色,腹满而痛,口渴欲饮,发烦,食则头昏目眩,小便短黄不利,大便秘结或黏腻不爽,舌红苔黄腻,脉滑数。本方重用苦辛微寒的茵陈蒿(可用至30~60g,与大黄比例为3∶1),以清热利湿退黄,奠定了该药作为治疗黄疸要药的基础。方中大黄仅用二两,并与栀子同下,说明其用不重在通腑攻下,而是泄热逐瘀。

此条原文,当与《伤寒论》第236、260条结合一起学习。

【医案精选】孙某,男,55岁。3年前浴后汗出,食橘后突感胸腹之中灼热不堪,从此不能食荤,甚则不能饮热,犯之则胸腹间顿发灼热,烦扰为苦,须饮冷始得安。虽隆冬亦只能饮冷而不能饮热,多方求治无效。诊知素日口干咽燥,腹胀,小便短黄,大便干,数日一行。视其舌红绛,苔白腻,切其脉弦而滑。据脉证特点,辨为瘅热之病,《金匮》则谓"谷疸"。乃脾胃湿热蕴郁,影响肝胆疏通代谢之能为病。治宜清热利湿,以通六腑,疏利肝胆,以助疏泄。疏方柴胡茵陈蒿汤:柴胡15g,黄芩10g,茵陈15g,栀子10g,大黄4g。服药7剂,自觉胃中舒适,大便所下秽浊为多,腹中胀满减半。口渴欲饮冷水,舌红苔白腻,脉滑数等症未去,此乃湿热交蒸之邪,仍未驱尽,转方芳香化浊、苦寒清热之法:佩兰12g,黄芩10g,黄连10g,黄柏10g,栀子10g。服7剂后口渴饮冷已解,舌脉正常,胃开能食,食后不作胸腹灼热和烦闷,瘅病从此而愈。(陈明.刘渡舟验案精选.北京:学苑出版社,2007:64)

【选注】清·魏荔彤:"谷疸之为病,寒热不食,此寒热由内发外,与表邪无涉也,故食即头眩,心胸不安,知为内伤非外感。久久在内酝酿,而热与湿相搏,面目身体发黄,又不同于风寒外袭内混。故变热之速而发黄之捷也。主之以茵陈蒿汤,湿盛则除,热盛则清之义也。服后以小便利,溺如皂角汁状,色正赤,腹减黄退为度也。"(《金匮要略方论本义》)

(二) 酒疸

1. 治法

【原文】酒黄疸者,或無熱,靖言了了[①],腹滿欲吐,鼻燥。其脉浮者,先吐之;

沉弦者,先下之。(5)

酒疸,心中熱,欲嘔者,吐之愈。(6)

【校注】

① 靖言了了:邓珍本为"请言了",据《脉经》补。此指神情安静,言语不乱。

【提要】第5条论述酒疸证治;第6条论酒疸可吐之证。

【释义】酒疸患者,湿热内蕴,其病势有在上、在中、在下之异。胃中湿热上熏,则见欲吐鼻燥;湿热下注,则见腹满;病势在中,而尚未扰及心神,是以神情安静,语言不乱。酒疸之治,应因势利导,可吐可下。若脉浮,示湿热上熏,当因其势而吐之;若脉沉弦,示湿热下注,当因其势而竭之。

欲呕,乃正气驱酒毒湿热外达之征;心中热系湿热酒毒熏蒸于胃之象,故因其欲呕之势而尽涌吐之,绝其病根,以免上熏或下注。

2. 证治

【原文】酒黄疸,心中懊憹,或熱痛,栀子大黄湯主之。(15)

栀子大黄湯方

栀子十四枚　大黄一兩　枳實五枚　豉一升

上四味,以水六升,煮取二升,分溫三服。

原文 15
诵读

【提要】本条继论酒疸证治。

【释义】酒疸,若酒热特盛,不但心中懊恼而热,因热壅气滞,可发展为胸脘疼痛,此乃酒疸实热瘀结之重症。治以栀子大黄汤,清心除烦,上下分消。方中栀子清热利湿除烦;大黄泄热逐瘀;大黄与枳实相合,使部分酒毒湿热从二便而出;栀子与淡豆豉相伍,使部分酒热经口鼻而散。

【讨论】本方适宜于湿热黄疸热重于湿,病位偏于中上二焦者,其主症除"心中懊恼,或热痛"外,还当有不能食、小便不利、足下热、腹满欲吐、鼻燥等。临床主要用于治疗热重湿轻之肝胆疾患或心经郁热者,如急性黄疸型肝炎、急性胆囊炎、胆道感染等疾病。

栀子大黄汤与茵陈蒿汤皆可治湿热蕴结阳黄证,两者证治需鉴别。

方证鉴别

【医案精选】万某,男,64 岁。此人好饮酒,数斤不醉,适至 6 月暑湿当令,又饮酒过量,遂致黄疸重症。壮热不退,面目遍身色如老橘,口渴思饮,大小便不利,日渐沉重,卧床不起。六脉沉实而数,舌苔黄燥。察其致病之由,参以脉症,知系湿热阳黄重症也。阳黄症宜清解,因仿仲景茵陈蒿加大黄栀子汤主之。处方:茵陈 30g,生绵纹 9g,川朴 4.5g,炒黑山栀 9g,汉木通 4.5g。连进 2 剂,二便均通,黄亦消褪,脉象亦较前柔和。依照原方减去木通,加茯苓 9g,六一散 12g,续进 2 剂。至 4 日黄疸已褪过半,但年高气弱,不宜过于攻伐,因照原方减去大黄,加薏苡仁 12g。又服 4 剂,未 10 日而黄疸逐渐痊愈矣。(何廉臣 . 重印全国名医验案类编 . 上海:上海科学技术出版社,1959:177)

（三）女劳疸

【原文】黄家,日晡所發熱,而反惡寒,此爲女勞得之。膀胱急,少腹滿,身盡黄,額上黑,足下熱,因作黑疸。其腹脹如水狀,大便必黑,時溏,此女勞之病,非水也。腹滿者難治,硝石礬石散主之。(14)

硝石礬石散方

硝石　礬石(燒)等分

上二味,爲散,以大麥粥汁和服方寸匕,日三服。病隨大小便去,小便正黄,大便正黑,是候也。

【提要】本条论女劳疸兼瘀血证治。

【释义】"黄家"为久患黄疸之人。黄疸多由于湿热郁结阳明,故日晡发热或发热加重。但实热不应恶寒,现"反恶寒",故知非阳明热证,乃女劳疸肾虚有热所致;湿热郁遏,阳气不能外达,故不发热而反恶寒。"膀胱急""少腹满""大便必黑""时溏"均为瘀热内着所致;身尽黄是湿热郁遏引起;额上黑是肾虚,其色外露;足下热是肾阴虚的表现。如女劳疸日久不愈,则变为黑疸,是女劳疸夹有瘀血之征,是女劳疸的变证,所以说"因作黑疸";血瘀热结,扰及下焦,故腹胀如水状,因为瘀热所致,故曰"非水也"。如病变发展至后期,出现腹满的症状,是脾肾两败的征象,预后不良。

"硝石矾石散"乃倒装笔法,是针对肾阴虚夹有瘀血湿热而言,方中硝石即火硝,味苦咸性寒,能入血分消瘀活血;矾石入气分化湿兼活血,以大麦粥调服,以保养胃气,使邪去而不伤正。诸药合用,共奏消瘀退黄,化湿散结之功,可使病邪从前后二阴分消而去,故方后云"病随大小便去,小便正黄,大便正黑,是候也。"

【讨论】酒疸、女劳疸均可变作黑疸,两者同中有异。从病因上看,酒疸误下正虚,久久可为黑疸;女劳疸本自肾虚,因作黑疸者,或因失治误治,或因调摄不当,均可变成黑疸。症状上看,均有大便正黑、皮肤爪之不仁、目青面黑等瘀血征象,但酒疸而来者,多见心中烦热等症,女劳疸而来者,必有手足心热、额上黑、畏寒等肾虚症状。治疗方面,除活血化瘀外,属酒疸者侧重于清泄湿热,女劳疸则应酌加补肾药物。

(四)湿重于热黄疸

原文18
诵读

【原文】黄疸病,茵陈五苓散主之。一本云:茵陈汤及五苓散並主之。(18)

茵陳五苓散方

茵陳蒿末十分　五苓散五分方見痰飲中

上二物和,先食飲方寸匕,日三服。

【提要】本条论述湿重于热的黄疸证治。

【释义】茵陈五苓散即《痰饮咳嗽病》篇五苓散加茵陈。以方测证,本条为湿重于热之黄疸,可见形寒发热,纳呆呕恶,小便不利,腹胀便溏,不渴,四肢困倦及苔腻等。故用茵陈五苓散利湿清热退黄。方中茵陈利湿清热退黄;五苓散通阳化气利小便,两者相合,可使湿热之邪从小便而出。正合"诸病黄家,但利其小便"的主旨。

【讨论】本方适用于湿重于热的黄疸,其主症可见身黄如橘子色,小便不利,呕恶纳呆,腹胀体倦,苔腻淡黄等。多数医家认为本方是治湿热黄疸偏于湿重者。但徐大椿提出"此壮火崇土渗湿之剂,为虚黄小便不利之专方",此说不当,因为本方用量很有讲究,方中茵陈之量倍于五苓散,而桂枝用量在五苓散中仅为总量的1/11,可知桂枝在本方中只是起助膀胱气化的作用,而非取其温经通阳之功。

(五)热盛里实黄疸

原文19
诵读

【原文】黄疸腹滿,小便不利而赤,自汗出,此爲表和裏實,當下之,宜大黄硝石湯。(19)

大黄硝石湯方

大黄　黄蘗　硝石各四兩　梔子十五枚

160

上四味，以水六升，煮取二升，去滓，内硝，更煮取一升，顿服。

【提要】本条论述热盛里实黄疸的证治。

【释义】黄疸病，由于里热蕴结成实，壅滞气机，则腹满；湿热郁阻，气化失司，故小便不利而赤；热盛于湿，迫津外出，故自汗出。"此为表和里实"，示人此汗出非表虚所致，乃里热成实，故应用下法攻泄湿热，方用大黄硝石汤。方中大黄、硝石通腑泄热，攻下瘀热结滞；栀子清利三焦之湿热；黄柏清泄里热，并能除湿。方后注强调"顿服"，以速取攻泄湿热之效。

【讨论】大黄硝石汤可以理解为第8条"热在里，当下之"的代表方剂，本方适宜于湿热黄疸中热盛里实者，其主症除身目黄如橘子色、小便黄赤不利、汗出外，必有腹部胀满拒按，大便不通，脉滑数有力等。方中大黄、硝石不仅通腑泄热，并具逐瘀之功。临证时若里热炽盛便坚者可用芒硝易硝石，以取芒硝软坚通腑泄热之功。

原文本篇第13条茵陈蒿汤证，第15条栀子大黄汤证，第18条茵陈五苓散证及本方证均为黄疸湿热证，四者需鉴别。

方证鉴别

（六）黄疸兼证与变证

1. 黄疸兼表虚

【原文】諸病黃家，但利其小便。假令脉浮，當以汗解之，宜桂枝加黃耆湯主之。<small>方見水氣病中。</small>（16）

【提要】本条论述黄疸的基本治则及黄疸兼表虚证的证治。

【释义】由于"黄家所得，从湿得之"，无论湿热发黄或寒湿发黄或湿瘀发黄，总离不开一个"湿"字。湿邪往往贯穿黄疸始终，利小便可使湿邪从小便外泄，有利于黄疸消退，故言"诸病黄家，但利其小便"。若黄疸初期见表虚证，脉浮，自汗、恶风、或恶寒者，为卫表气虚，湿郁于表，营卫不和。此时不可拘泥于利小便法，仍当发汗解表，调和营卫，扶正祛邪，以桂枝加黄芪汤治之。方中桂枝汤发汗解肌、调和营卫，加黄芪固表除湿，助正托邪。

2. 黄疸兼少阳

【原文】諸黃，腹痛而嘔者，宜柴胡湯。<small>必小柴胡湯，方見嘔吐中。</small>（21）

【提要】本条论述湿热郁遏少阳的黄疸证治。

【释义】"诸黄"概指湿热发黄而言。若少阳胆经正气有虚，则湿热之邪可乘虚而入，致胆经之气不利，而见胁下腹痛、呕吐甚或往来寒热等症。治宜柴胡汤，和解少阳，扶正达邪退黄。"宜柴胡汤"条文未明言小柴胡汤或大柴胡汤，虽然原文后注"必小柴胡汤"，但此语应为后世所加。故临证时，应通过辨证确定择用大柴胡汤还是小柴胡汤，不能拘泥原文后所注。

原文21
诵读

3. 黄疸误治变哕

【原文】黃疸病，小便色不變，欲自利，腹滿而喘，不可除熱，熱除必噦。噦者，小半夏湯主之。<small>方見痰飲中。</small>（20）

【提要】本条论述黄疸误治变哕的证治。

【释义】黄疸病小便色不变，欲自利，为太阴虚寒证。其腹满必时减喜按。土虚不生肺金则气喘。此等证候为脾胃阳虚之寒湿发黄证，属阴黄。若视为阳明实热而用栀子、大黄等药除热，必重伤脾胃之阳，致胃气上逆而哕。此时当用小半夏汤温中止哕，降逆和胃。

（七）萎黄

1. 燥结血瘀萎黄

【原文】諸黃，豬膏髮煎主之。（17）

豬膏髮煎方

豬膏半斤　亂髮如雞子大三枚

上二味,和膏中煎之,髮消藥成,分再服。病從小便出。

【提要】本条论述胃肠燥结兼瘀血的萎黄证治。

【释义】"诸黄"指各种黄疸病后期,湿热已去,津枯血瘀,胃肠燥结之萎黄证。当症见肌肤萎黄,饮食不消,少腹急满,大便秘结,小便不利等,以胃肠燥结兼瘀血内停为主要矛盾,故用猪膏发煎润燥祛瘀,通利二便。方中猪膏补虚润燥,通大便;乱发消瘀,利小便。两药同用,使肠胃津液充足,气血畅利而无瘀滞,病从大小二便而除,则萎黄可愈,故言"病从小便出"。

2. 脾胃虚弱萎黄

原文22
诵读

【原文】男子黄,小便自利,当與虚勞小建中汤。方見虚勞中。(22)

【提要】本条论述脾胃虚弱萎黄的证治。

【释义】条首虽曰"男子黄",但本证并非只见于男子,女性亦可见之。"小便自利"为鉴别谷疸、酒疸和女劳疸之关键:谷疸、酒疸为湿热瘀结,故小便不利;女劳疸为肾阴虚瘀结,小便自利而兼有额黑、手足中热等症。本条所言之黄为萎黄,不论男女老少,妇女或经病、产后、大失血之后,气血虚损等均可引起。故治以小建中汤,建立中气,补益气血,使纳谷增加,则萎黄自愈。

五、转归与预后

【原文】酒疸下之,久久爲黑疸,目青面黑,心中如噉蒜齏状①,大便正黑,皮膚爪之不仁②,其脉浮弱,雖黑微黄,故知之。(7)

【校注】

① 心中如噉蒜齏状:噉,是吃的意思。齏,指捣碎的姜、蒜、韭菜等。此言胃中有灼热不舒感。

② 爪之不仁:谓肌肤麻痹,搔之无痛痒感。

【提要】本条论述酒疸误下变为黑疸的证候。

【释义】从本篇条文5可知,酒疸若腹满、脉沉弦即可下,但嗜酒之人,往往内蕴湿热,若不具下之征而下之,或具可下之征而大下、久下之,一是损伤脾胃之气,二是下之不当,导致湿热内陷,邪入血分,久久熏蒸,血液瘀滞,就可变为黑疸。脾胃受伤,气血生化无源,加之瘀血内阻,不能荣养肌肤,所以目青面黑,肌肤麻痹,搔之无感。脾失统摄,阴血溢于肠,故大便正黑;瘀热内蕴,上蒸于心,故心中有热辣感;脉浮弱为湿热有上攻之势,但血分已经受伤,故脉见弱象;面目虽黑,然黑中带黄,此由酒疸误下所致也。

【原文】黄疸之病,當以十八日爲期,治之十日以上瘥,反劇①爲難治。(11)

【校注】

① 剧:邓珍本作"極",据《医统正脉》本改。

【提要】本条论述黄疸病预后。

【释义】本篇首条云"脾色必黄,瘀热以行",表明黄疸的受病脏腑主要在脾,脾为湿土,寄旺于四季之末各十八日,故"当以十八日为期",提示治黄疸病必须十分注意脾气的旺盛与否。脾气旺盛则宜驱邪外达,一般治疗10天左右逐渐好转;反而加剧者,多系脾气虚弱,正不胜邪,预后不良。

【原文】疸而渴者,其疸難治;疸而不渴者,其疸可治。發於陰部,其人必嘔;

陽部,其人振寒而發熱也。(12)

【提要】本条专论黄疸的预后。

【释义】黄疸病见口渴,若喜冷饮为湿热化燥之征,说明热势较甚,津已亏损,若口渴喜热饮而不多,说明湿热之邪寒化且伤脾阳,引起气虚不能布津,上述两种口渴的疸病,正气已衰,皆不好治,故曰"疸而渴者,其疸难治"。若黄疸病口不渴,说明里热不甚,正气未伤而能胜邪,此时黄疸治之不难,故曰"其疸可治"。呕吐症多发病于里,故言"发于阴部";振寒、发热症多发于表,故言"发于阳部"。这里的发于阴、发于阳,即首篇第13条疾病分类法的具体体现。

<h1 style="text-align:center">附　方</h1>

1. 瓜蒂汤

【原文】瓜蒂湯:治諸黄。方見暍病中。

【提要】本条指出瓜蒂汤可治黄病。

【释义】此处"诸黄",泛指谷疸、酒疸等黄疸。瓜蒂,《神农本草经》载"主大水,面目四肢浮肿,下水;令人吐。"此取瓜蒂汤涌吐在上脘的水湿痰浊以治黄疸。但后世使用较少。近有报道以瓜蒂研末搐鼻,渗出黄水,治黄疸有效。

2.《千金》麻黄醇酒汤

【原文】《千金》麻黄醇酒湯:治黄疸。

麻黄三兩

上一味,以美清酒五升,煮取二升半,頓服盡。冬月用酒,春月用水煮之。

【提要】此为汗法治黄疸立方。

【释义】此方载于《千金方》第十卷伤寒发黄门,主治"伤寒热出表,发黄疸",药味煎法与此基本相同,用法后尚有"温覆汗出而愈"。本篇第16条云"假令脉浮,当以汗解之,宜桂枝加黄芪汤",彼方是为表虚而设;本方发汗解表,当为表实而立,适用于黄疸初期表实无汗且里无热者。

方歌

小结

本篇所论黄疸病,范围广泛,既重点论述了以目黄、身黄、小便黄为特征的狭义黄疸,还兼论了身面发黄的广义发黄病证。本篇虽然从病因角度将黄疸分作谷疸、酒疸、女劳疸;但具体论治时,却又在谷疸、酒疸、女劳疸之外,列举了辨黄疸的湿热轻重、热盛里实、兼变证等方法。篇中还提出了诸疸之转归——可发为黑疸。本篇论黄疸病因,尤其重视湿邪,其次为里热;对黄疸病所涉脏腑,强调脾胃与肾。在论述湿热发黄的病机关键时,强调湿邪郁阻脾胃,瘀热以行,导致皮色发黄。在黄疸的治疗中,强调利小便,并根据黄疸病上下表里的不同部位,提出了吐、下、发汗。所出方治则包括汗、吐、下、和、温、清、消、补等多种治法。

从本篇诸方看,利湿清热退黄多取茵陈、栀子、黄柏;逐瘀泄热,每选大黄、硝石。

小结导图

笔记栏

扫一扫
测一测

思政元素

坐堂救疾,活人济世

张仲景在任长沙太守期间,正值疫疠流行,许多贫苦百姓慕名前来求医。他一反封建官吏的官老爷作风,对前来求医者总是热情接待,细心诊治,从不拒绝。开始他是在处理完公务之后,在后堂或自己家中给人治病,后来由于前来治病者越来越多,使他应接不暇,于是他干脆在大堂应诊,首创了名医坐大堂的先例,后人为了纪念张仲景,便把在药店内坐堂治病的医生称为"坐堂医"。

(林昌松)

复习思考题

1. 本篇对于湿热黄疸如何辨证论治?
2. 对"脾色必黄,瘀热以行"发为黄疸的机理如何理解?
3. 如何理解"诸病黄家,但利其小便"?
4. 黄疸病的治疗禁忌是什么?
5. 仲景治疗黄疸运用了哪些大法?

惊悸吐衄下血胸满瘀血病脉证治第十六

学习目标

1. 掌握吐、衄、下血的辨证论治及瘀血的脉症。
2. 熟悉惊悸的成因及证治;吐、衄、下血的成因及预后。
3. 了解惊、悸、吐、衄、下血、瘀血病证的概念及合篇的意义。
4. 背诵原文:10、11、14、15、16、17。

　　本篇论述了惊、悸、吐、衄、下血和瘀血病的辨证论治,胸满仅是瘀血的一个伴见症状。由于上述病证均与心和血脉有关,故合为一篇讨论。

　　惊与悸有别,惊指惊恐,精神不定,卧起不安;悸是自觉心中跳动不安。惊多发于外,悸多生于内。突然受惊必致心悸;心悸又易发生惊恐,两者常互为因果,故临床上惊、悸常常并称。

　　血证是本篇重点内容。吐、衄、下血和瘀血,皆为血分病证。导致出血的原因很多,本篇从火热迫血妄行和虚寒气不摄血两方面进行论述。对吐、衄、下血的治方,虽仅举出4首,但温凉补泻,各具法度,成为临床应用的重要指南。

　　本篇所论瘀血的主要脉证,对临床辨证具有诊断价值,为后世瘀血学说的发展奠定了坚实基础。文中提出"当下之",可谓瘀血证的总治则。

惊 悸 病

一、成因

【原文】寸口脉動而弱,動即爲驚,弱則爲悸。(1)

【提要】本条以脉象论惊和悸的病因病机。

【释义】诊得寸口脉如豆动摇不宁者,为动脉,多主惊证;若脉细软无力,重按乃见者,为弱脉,多见于悸证。由于外界刺激,如卒受惊恐,使血气逆乱,心无所主,神无所归,可见精神不宁,卧起不安,脉见动摇不宁,故曰动即为惊。若气血不足,心脉失养,则脉象软弱无力,故曰弱则为悸。

【讨论】本条以动、弱二脉区别惊悸。但两者常相互影响,互为因果,受惊者必致心悸;而悸者心之气血内虚,更易受惊恐。临证时仅以脉之动、弱诊断惊、悸,尚不足为凭,当脉证

笔记栏

合参,病程兼顾,方为全面。一般而言,惊证病程短而多实证;悸证病久而多虚证。

二、证治

(一) 火劫致惊

【原文】火邪者,桂枝去芍藥加蜀漆牡蠣龍骨救逆湯主之。(12)

桂枝救逆湯方

桂枝三兩(去皮) 甘草二兩(炙) 生薑三兩 牡蠣五兩(熬) 龍骨四兩 大棗十二枚 蜀漆三兩(洗去腥)

上爲末,以水一斗二升,先煮蜀漆,減二升,内諸藥,煮取三升,去滓,溫服一升。

【提要】本条论述火劫致惊的治法。

【释义】火邪者,是指使用熏、熨、烧针等法,强迫发汗,导致损伤心阳,神气浮越,临床可见心悸、惊狂、卧起不安等症。治宜温通心阳,镇惊安神,方用桂枝去芍药加蜀漆牡蛎龙骨救逆汤。方中桂枝汤去芍药之阴柔以助心阳,加龙骨、牡蛎固摄镇惊以安心神,心阳既虚则痰浊易生,故用蜀漆涤痰逐邪以止惊狂。因其所主证情紧急,且由火邪致逆,故方名"救逆"。

【讨论】本条提示三点,一是此证多为外感过用辛温发汗诱发,故用桂枝汤化裁加减。二是临证应用本方时不必拘泥于火邪致惊,凡病机属心阳不足,痰浊扰心,神气散乱,症见惊狂,卧起不安,以及心悸、胸满、烦躁不寐,妄闻妄视,舌苔白润滑或滑腻,脉来疾数者,均可选用。三是方中蜀漆乃常山之苗,二药功用大同小异,可以替代。常借蜀漆涌吐之力,以助桂枝达祛痰之功。

【选注】清·徐彬:"此方治惊,乃治病中之惊狂不安者,非如安神丸、镇惊丸等镇心为言也。《奔豚气》篇中虽有惊怖等四部病,皆从惊恐得之句,然病由虚声所惊,可以镇浮而愈。若因灸炳且热且惊,以致邪结胸中,惊狂不安,则必驱散其胸中之邪为主,故标之为火邪者。见胸中者,清阳之所居,乃火劫亡阳致神明散乱。故以桂甘姜枣,宣其上焦之元阳,则燔火自息,惊则必有瘀结,故加常山苗蜀漆破血,疗胸中结邪,而以龙骨之甘涩平,牡蛎之酸咸寒,一阳一阴,以交其心肾,而宁其散乱之神,若桂枝汤去芍,病不在肝脾,故嫌其酸收入腹也。"(《金匮要略论注》)

(二) 水饮致悸

【原文】心下悸者,半夏麻黄丸主之。(13)

半夏麻黄丸方

半夏 麻黄等分

上二味,末之,煉蜜和丸小豆大,飮服三丸,日三服。

【提要】本条论述水饮致悸的治法。

【释义】心下指胃脘部,水饮内停,胃阳被遏,故心下悸动。治宜通阳蠲饮,降逆定悸,方用半夏麻黄丸。方中半夏蠲饮降逆,麻黄宣发阳气,阳气得宣,饮邪得降,则悸动自宁。因郁遏之阳不能过发,凌心之水不易速去,故以丸剂小量,缓缓图之。

【讨论】本条注意有二,一要首辨悸之虚实。悸证不仅属虚,也有属实者,临床当据证而辨:水饮致悸,常兼有眩晕,胸脘痞满,脉弦滑;血虚致悸,常兼有面色少华,倦怠乏力,舌淡脉细弱;而心阳伤之悸,常兼有善惊易恐,起卧不安,少寐多梦。二要区别用药。本方适用于饮盛阳郁所致的心下悸,常伴喘、呕、胸闷,舌苔白滑等。仲景治饮盛阳虚之悸,多选桂枝、茯苓配伍,以通阳利水祛饮,治在心脾;本证饮盛阳郁,故用半夏配麻黄,以蠲饮降逆通阳,治在肺胃。

【选注】

清·尤怡:"此治饮气抑其阳气者之法。半夏蠲饮气,麻黄发阳气,妙在作丸与服,缓以图之,则麻黄之辛甘,不能发越津气,而但升引阳气;即半夏之苦辛,亦不特蠲除饮气,而并和养中气。"(《金匮要略心典》)

【医案精选】顾某,男,58岁。入冬以来,自觉"心窝部"跳动,曾做心电图无异常。平时除有老年慢性支气管炎及血压略偏低外,无他病。脉滑,苔白。予以姜半夏、生麻黄各30g,研末和匀,装入胶囊。每日3次,每次2丸,服后心下悸即痊愈。[何任.《金匮》撷记(六).上海中医药杂志,1984,(12):20-21]

吐衄下血病

一、成因

【原文】夫酒客①咳者,必致吐血,此因極飲過度所致也。(7)

【校注】

① 酒客:指长期饮酒的人。

【提要】本条论述酒客咳、吐血的病因病机。

【释义】平素嗜好饮酒的人,如患咳嗽,常可导致吐血。此因饮酒过度,湿热蕴郁,积于胃而熏于肺,肺失清肃故咳;进而灼伤血络,则必致吐血。

二、辨证

(一) 表热里热衄血

【原文】又曰:從春至夏衄者太陽,從秋至冬衄者陽明。(3)

【提要】本条从四时气候论述衄血的辨证。

【释义】手足太阳、手足阳明4条经脉,皆循行于鼻,故鼻衄多属太阳、阳明为病。从春至夏,阳气生发,若外感风寒,客于肌表,阳气被郁,不能外发,逆而上升,血随气逆而致衄,故春夏衄者多属太阳;从秋至冬,阳气内藏,若里热上蒸,迫血上逆而致衄,多属阳明。

(二) 内伤吐衄下血

【原文】病人面無色,無寒熱。脉沉弦者,衄;浮弱,手按之絕者,下血;煩咳者,必吐血。(5)

【提要】本条论述吐血、衄血、下血的不同脉症。

【释义】患者面无血色,是血脱失荣之征,即《灵枢·决气》:"血脱者,色白,夭然不泽。"无寒热,指没有外感病的恶寒、发热症状,说明由内伤所致。内伤出血可有吐、衄、下血等不同证候,尚需进一步辨证。若脉见沉弦,乃肝肾阴虚,水不涵木,阳气亢逆,血随气涌,故见衄血;若脉见浮弱,按之则无,则为虚阳外浮,阳不摄阴而阴血脱于下的下血证;若脉浮弱,又见心烦咳逆者,是为阴虚有热,虚热上扰,熏灼心肺,故必吐血。

（三）虚寒亡血

【原文】寸口脉弦而大,弦则爲减,大则爲芤,减则爲寒,芤则爲虚,寒虚相击,此名曰革,婦人则半产漏下,男子则亡血。(8)

【提要】本条论述虚寒亡血的脉象。

【释义】此即《血痹虚劳病》篇第12条。此处专论失血,故条文末未载"失精"二字。其释义详见《血痹虚劳病》篇。

三、治禁与预后

（一）禁汗

【原文】衄家不可汗,汗出必额上陷[①],脉紧急,直视不能眴[②],不得眠。(4)

【校注】

① 额上陷:额上两旁动脉处因血脱于上而微微下陷不起。

② 眴(shùn):形容眼球转动。

【提要】本条论述衄家禁汗及误汗的变证。

【释义】衄家,指经常衄血的患者,其阴血必亏少,虽有表证,亦不可辛温发汗。因血汗同源,若发汗则阴血重伤,经脉、目睛以及心神均失其濡养,故可见额上陷,脉紧急,目直视不能转动,不得眠等。

【原文】亡血不可發其表,汗出即寒慄而振。(9)

【提要】本条论述亡血误汗的变证。

【释义】亡血之人,虽有表邪,也不能发汗攻表。若更发其汗,不仅阴血更伤,且阳气随津外泄而有亡阳之变。阳虚周身失于温煦,筋脉失养,故"寒慄而振"。

（二）预后

【原文】师曰:尺脉浮,目睛晕黄[①],衄未止。晕黄去,目睛慧了[②],知衄今止。(2)

【校注】

① 目睛晕黄:有两种情况,一是望诊可见黑睛周围有黄晕,与黄疸白珠发黄有别;二是患者自觉视物昏黄不清。

② 目睛慧了:指目睛清明,视物清晰。

【提要】本条从望诊切脉以判断衄血的预后。

【释义】尺脉候肾,肾脉宜沉不宜浮,尺脉浮为肾阴亏虚,相火不潜之征。目为肝窍,肝主藏血。肝经郁热,上扰于目,则见目睛晕黄,视物不清。肝肾阴虚,阳亢火动,迫血妄行,损伤阳络则衄血,故知衄未止。若晕黄退去,目睛清明,视物清晰,说明阴复火降,热退血宁,故知衄血当止。

【原文】夫吐血,咳逆上氣,其脉數而有热,不得卧者,死。(6)

【提要】本条论述吐血的预后。

【释义】本证吐血与咳逆并见,多由阴虚火旺,肺络损伤所致。吐血必致阴血亏虚,阴虚则火旺,虚火灼肺,肃降失常,不但吐血不止,反而加重咳逆上气。如此吐血、咳逆互为因果,以致阴不敛阳,虚阳外浮而见脉数、身热;虚火上浮,扰动心神,故虚烦不得眠。吐血不止,终将气随血脱,其病难治,预后险恶,故曰死。

四、证治

(一)虚寒吐血

【原文】吐血不止者,柏葉湯主之。(14)

柏葉湯方

柏葉　乾薑各三兩　艾三把

上三味,以水五升,取馬通汁一升,合煮取一升,分溫再服。

原文 14
诵读

【提要】本条论述虚寒吐血的证治。

【释义】吐血日久,断续不止,如为中气虚寒,血不归经所致,治以柏叶汤。方取柏叶之清降,折其逆上之势而收敛止血;干姜辛热,温阳守中;艾叶苦辛温,温经止血;马通汁微温,引血下行以止血。四药合用,共奏温中止血之效。

【讨论】"不止"二字,点明了本方证的辨证要点,有别于新病、暴病。临床上,柏叶汤为治疗虚寒吐血之方,以柏叶为方名,意在强调辨治此类病证,止血为第一要务。主症除见吐血不止外,尚可见面色萎黄或苍白,血色淡红或黯红,神疲体倦,舌淡苔白,脉虚无力等。本方还可用于衄血、咳血或下血,符合上述证机的胃溃疡出血、肺结核咯血亦可用之。但阴虚火盛,迫血妄行者,则非本方所宜。还要说明,马通汁即马粪加水过滤取汁而成,临床常以童便或者灶心土代之。若将柏叶、干姜、艾叶三药炒炭使用,则止血效果更佳。

【选注】清·徐彬:"此重'不止'二字,是谓寒凉止血药,皆不应矣。吐血本由阳虚,不能导血归经,然血亡而阴亏,故以柏叶之最养阴者为君,艾叶走经为臣,而以干姜温胃为佐,马通导火使下为使。愚意无马通,童便亦得。"(《金匮要略论注》)

(二)热盛吐衄

【原文】心氣不足[①],吐血、衄血,瀉心湯主之。(17)

瀉心湯方:亦治霍亂。

大黄二兩　黄連　黄芩各一兩

上三味,以水三升,煮取一升,頓服之。

原文 17
诵读

【校注】

① 心气不足:《千金方》作"心气不定"。可从,即心烦不安之意。

【提要】本条论述热盛吐衄的证治。

【释义】心藏神,主血脉,若心火亢盛,扰乱心神于内,迫血妄行于上,故见心烦不安、吐血、衄血,治以泻心汤,清热泻火而止血。方中黄连长于清心、胃之火,黄芩泻上焦之火,大黄苦寒降泄,三药合用,久煎味厚,直折其热,使火降则血亦自止。

【讨论】本条说明三点:一是本方与《伤寒论》大黄黄连泻心汤组成相同,但煎服法不同。彼"以麻沸汤二升,渍之须臾,绞去滓,分温再服",不用煎煮,是取其清淡之性味,以泻胃热,消痞满;此"以水三升,煮取一升,顿服之",乃取其降火止血之功,不可不知。二是本方特点药味少而药力专,全方无一止血药,却能达止血目的。乃因三药苦寒直折火势,泻心即是泻火,泻火即是止血。方中大黄除可泄热外,还有逐瘀之效,用于血证尤为精当,具有止血不留瘀之意。三是本方应注意服药次数,应遵方后注,即一次"顿服之",以免多服损伤正气,血止后当立即采用甘寒养胃法,益气养血而善其后。

泻心汤与柏叶汤为治疗吐血、衄血的两大主方,但有寒温之分,当需鉴别。

方证鉴别

原文 15
诵读

泻心汤临床适用于火热充斥,迫血妄行的吐血、衄血、便血、尿血等多种出血证。此外,本方还可异病同治,用于胃脘痞塞、胃脘痛属火热炽盛者。

【选注】清·程林:"心主血,心气不足而邪热乘之,则迫血妄行,故有吐衄之患。夫炎上作苦,故《内经》曰:苦先入心,三黄之苦,以泻心之邪热。"(《金匮要略直解》)

【医案精选】吴某,女,26岁。月经非期而至,20余日淋漓不断。既往有此病史,经妇科检查诊为功能失调性子宫出血。今又复发且重,用中西药止血、固涩等药治疗1周,其血不止,拟行刮宫术,患者拒绝,复就诊于中医。询之血色鲜红,量多如崩而腹无所苦。饮啖如常,唯觉口苦烦渴,口气臭秽。舌红苔黄,脉滑数。患者务农,饮食倍常而大便秘结,发病时当炎夏。药用:大黄、黄连、黄芩、栀子各10g,生地榆15g,鲜荷叶1张。1剂血止大半,3剂血净而安。
[周德荣 . 大黄黄连泻心汤临床治验 . 河南中医,1998,18(4):18-19]

(三)虚寒便血

【原文】下血,先便後血,此遠血也,黃土湯主之。(15)

黃土湯方:亦主吐血衄血。

甘草　乾地黃　白术　附子(炮)　阿膠　黃芩各三兩　竈中黃土半斤
上七味,以水八升,煮取三升,分溫二服。

【提要】本条论述虚寒便血的证治。

【释义】下血,指大便出血。先见大便,便后出血,出血部位来自直肠以上,距肛门较远,故称为远血。病由中焦虚寒,脾失统摄而血渗于下所致,治宜黄土汤温脾摄血。方中灶心黄土又名伏龙肝,温中涩肠止血;配以附子、白术、甘草温阳散寒,健脾以摄血;干地黄、阿胶滋阴养血以止血;黄芩反佐,苦寒坚阴止血,并制白术、附子,以防温燥动血。诸药刚柔相济,温阳不伤阴,滋阴不损阳,共奏温中止血之功。

【讨论】①本条与第14条比较,两者病机均为中焦阳虚,何以一为吐血,一为便血?吐血者责之于胃气上逆,兼有上焦阳虚,其病位偏上在胃,出血势急;便血者责之于脾气下陷,兼有下焦阳虚之故,其病位偏下在肠,出血势缓。一般便血之人不一定吐血,而吐血者必伴有便血。目前灶心土药房少备,可用赤石脂代之。②本方配伍用药当关注,在使用味辛性热的附子、白术、灶心黄土中,配苦寒的黄芩坚阴;在止血主方中,伍养血补血之干地黄、阿胶,提示治虚寒性出血,当注意避免温燥动血、伤血,毕竟血属阴,而不耐温燥太过。此配伍思路对后世颇有启迪。

本方适用于脾气虚寒,不能统血所致的便血,其主症是血色紫黯,并伴腹痛,喜温喜按,面色无华,神疲懒言,四肢不温,舌淡脉细虚无力等。临床上黄土汤可治疗符合上述证机的各种出血证,如吐血、衄血、崩漏、血尿等。此外,本方还可异病同治,用于痛经、泄泻、呕吐,辨证属脾胃虚寒、肾阳不足者。

【选注】清·尤怡:"下血先便后血者,由脾虚气寒,失其统御之权,而血为之不守也。脾去肛门远,故曰远血。黄土温燥入脾,合白术、附子以复健行之气,阿胶、生地黄、甘草,以益脱竭之血,而又虑辛温之品,转为血病之厉,故又以黄芩之苦寒,防其太过,所谓有制之师也。"(《金匮要略心典》)

清·唐容川:"血者,脾之所统也。先便后血,乃脾气不摄,故便行气下泄,而血因随之以下。方用灶土草木建补脾土,以为摄血之本;气陷则阳陷,故用附子以振其阳;血伤则阴虚火动,故用黄芩以清火;而阿胶、地黄又滋其既虚之血。合计此方,乃滋补气血而兼用温清之品

以和之,为下血崩中之总方。"（《金匮要略浅注补正》）

【医案精选】李某,女,46岁,工人,1971年6月4日初诊。素有溃疡病,胃脘痛,近半月来大便次数多,如柏油,隐血强阳性,四肢不温,面色苍黄,脉细无力,苔白,治拟温健脾土并止血。炙甘草9g,白术12g,伏龙肝30g,干地黄12g,制附子4.5g,炒阿胶12g,黄芩9g,党参9g,白及9g,三七粉3g(分吞)。5剂,药后便次减少,便色转正常。续予调治,隐血转阴。(何任.金匮要略新解.杭州:浙江科学技术出版社,1982:141)

（四）湿热便血

【原文】下血,先血后便,此近血也,赤小豆当归散主之。方见狐惑中。(16)

【提要】本条论述湿热便血的证治。

【释义】便血在先,大便在后,出血部位距肛门较近,故称为近血。其病机多因湿热蕴结大肠,灼伤阴络,迫血下行所致。治宜赤小豆当归散清热利湿,活血止血。

本方与黄土汤均治便血,但有虚实寒热之分。两方证当予以鉴别。

原文16
诵读

【讨论】①远血与近血的辨证,除以血、便排出的先后为依据外,还应结合出血的部位、时间、血色、血量,以及全身脉证综合考虑,方为全面。②赤小豆当归散所用两味药皆无止血之功,合之却能收止血之效,其意在于审因论治。同时,取用当归活血,也达止血不留瘀的目的。

本条所论近血,即后世所称"肠风下血"及"脏毒",其中包括痔疾、肛裂、肛周脓肿等病。本方适用于湿热蕴阻大肠所致者,其主症为所下之血色鲜红或有黏液,并伴有大便不畅,苔黄腻等,属于下焦湿热的便血证。

方证鉴别

【选注】清·尤怡:"下血先血后便者,由大肠伤于湿热,而血渗于下也。大肠与肛门近,故曰近血。赤小豆能行水湿,解热毒,当归引血归经,且举血中陷下之气也。"(《金匮要略心典》)

清·程林:"此《内经》所谓饮食不节,起居不时,则阴受之,阴受之则入五脏,为肠澼下血之属,故用当归以和血脉,赤豆以清脏毒,与黄土汤不侔也。《梅师方》云:热清下血,或食热物发动,以赤小豆为末,水调服。则知此方治脏毒下血,黄土汤治结阴下血,有霄壤之分也。"(《金匮要略直解》)

瘀 血 病

【原文】病人胸满,唇痿舌青,口燥,但欲漱①水不欲咽,无寒热,脉微大来迟,腹不满,其人言我满,为有瘀血。(10)

原文10
诵读

【校注】

① 漱:邓珍本作"嗽",据赵开美本改。

【提要】本条论述瘀血的脉证。

【释义】瘀血阻滞,气机痞塞,故胸部满闷;瘀血内阻,新血不生,血不外荣,故唇痿舌青;血瘀津液不布,不能上濡,故口燥,但病由瘀血,并非津亏,故虽口燥却只欲漱水而不欲咽;此非外感为患,故无寒热之表证。脉微大来迟,谓脉体虽大,但脉势不足,往来涩滞迟缓,为瘀血阻滞之象。腹满为患者自觉症状,由于瘀血内结,影响气机运行不畅,而非宿食、水饮留于

肌肤甲错

肠胃,故患者自觉腹部胀满,而察其外形并无胀满之征。

【讨论】唇痿舌青和口燥但欲漱水不欲咽,是辨别瘀血的两大指征,特别是舌质紫黯,舌边尖青紫或瘀斑,有明确的诊断价值。此外,胸腹胀满尚可见刺痛、拒按,脉微大来迟,均为辨瘀血证的重要依据。

【选注】清·尤怡:"胸满者,血瘀而气为之不利也;唇痿舌青,血不荣也;口燥欲漱水者,血结则气燥也;无寒热,病不由表也;脉微大来迟,血积经隧,则脉涩不利也;腹不满,其人言我满,外无形而内实有滞,知其血积在阴,而非气壅在阳也,故曰为有瘀血。"(《金匮要略心典》)

清·吴谦等:"表实无汗,胸满而喘者,风寒之胸满也;里实便涩,胸满烦热者,热壅之胸满也;面目浮肿,胸满喘不得卧者,停饮之胸满也;呼吸不快,胸满太息而稍宽者,气滞之胸满也;今病人无寒热他病,惟胸满、唇痿,舌青、口燥、漱水不欲咽,乃瘀血之胸满也。唇、舌、血华之处也,血病不荣,故痿痤色变也;热在血分,故口燥、漱水不欲咽也;脉微大来迟,阴凝之诊,则当腹满,今腹不满,询之其人,言我满在胸不在腹也,与上如是之证推之,为有瘀血也。"(《医宗金鉴》)

原文 11
诵读

【原文】病者如熱狀,煩滿,口乾燥而渴,其脉反無熱,此爲陰伏①,是瘀血也,當下之。(11)

【校注】

① 阴伏:邓珍本作"阴状",据赵开美本改。

【提要】本条论述瘀血化热的脉证和治法。

【释义】患者自觉发热,心烦胸满,口干燥而渴,但诊其脉却并无热象,说明热不在气分,乃深伏于血分,是瘀血阻滞日久,郁而化热伏于阴分所致,血属阴,故曰"阴伏"。其治法当以攻下瘀血,令瘀血去,郁热解,则诸证自除。

【讨论】①瘀血化热证的辨证要点为:如热状,烦满,口干燥而渴。②临证当根据瘀血病情的寒热、轻重、缓急,以及部位的不同,分别采用化瘀或逐瘀等不同方法治疗,不可拘泥于下法。本条针对瘀血化热证提出"当下之",即是通过攻下瘀血,使瘀血去而热无所附,则诸症自解,体现了《脏腑经络先后病》篇第 17 条"夫诸病在脏,欲攻之,当随其所得而攻之"的审因论治思想。

方歌

【选注】清·魏荔彤:"再或病者如热状,心烦胸满,口干燥而渴,俱为热证也。但诊其脉反无热,则是内真寒外假热乎?下真虚上假实乎?而不知俱非也。此为阴伏,是瘀血也。阴伏者,盛热伏于阴分血分,且沉于下焦血室,至深而奥,故谓之伏也。热入于此,必胶滞而瘀,非下之不为功也。"(《金匮要略方论本义》)

清·吴谦等:"此承上文互详证脉,以明其治也。如热状,即所谓心烦胸满,口干燥渴之热证也。其人当得数大之阳脉,今反见沉伏之阴脉,是为热伏于阴,乃瘀血也。血瘀者当下之,宜桃核承气,抵当汤、丸之类也。"(《医宗金鉴》)

小结导图

小结

本篇主要论述了惊悸、吐血、衄血、下血及瘀血的证治。

仲景以脉揭示惊、悸的成因常分属虚、实两端。在证治上,又列举了虚实夹杂引起的惊狂证与水饮实邪导致的心下悸动,示人惊、悸的发病有虚有实。

血证包括出血证和瘀血证两类,乃本篇重点。条文列举了引起出血的多种原因,或与四时气候相关,或饮酒过度,或因虚寒亡血。其病机总不离火热迫血妄行和虚寒气不摄血两方面。对吐衄、下血的治疗,篇中各列两种不同证治,举出 4 首方剂,虽不能概括完全,但温清补泻,各具法度。柏叶汤、泻心汤主治血自上出者,组方重点在于止血与清降;黄土汤治疗血从下渗,组方重点在于止血兼养血。本篇还提出"衄家不可汗""亡血不可发其表"的治疗禁忌。概括了治血证的特点,重在审因治血,并提示止血之中应兼化瘀,以防留瘀。

对于瘀血证,本篇只列了两条,以示其主要脉证。其中唇痿舌青,口燥,但欲漱水不欲咽,对临床瘀血辨证具有诊断价值。若瘀久化热,热伏血分,则可见心烦,口干燥而渴,常有热证而无热脉。至于瘀血证的治疗,本篇有法无方,在"当下之"原则指导下,可酌情选用其他篇所载活血化瘀方剂。

思政元素

大医精诚,辨治精当

引起出血的原因多种,日常当以预防为主,贯彻《金匮要略》首篇的"治未病"思想。吐衄便血及瘀血证的辨证与治疗,审因论治,温清补泻,各具其法,补气收敛以止血,清热降火以止血,行气以活血,止血而不留瘀,此为临床血证的治疗提供了重要思路。"衄家不可汗""亡血不可发其表"告诫医者,不可妄治。夫大医精诚,当细体察,精准施治,救人于危急。

(马晓峰)

复习思考题

1. 桂枝去芍药加蜀漆牡蛎龙骨救逆汤证与半夏麻黄丸证在辨治上各有何特点?
2. 为何柏叶汤中的药物要温清同用?
3. 血证的三大治则是什么?
4. 瘀血的脉证可反映出哪些病机?试分析其理。
5. 如何理解"阴伏"?

扫一扫
测一测

PPT 课件

呕吐哕下利病脉证治第十七

> ## 学习目标
>
> 1. 掌握呕吐、哕、下利病的辨证论治。
> 2. 熟悉呕吐、哕、下利病的病机、治法、治疗禁忌及预后。
> 3. 了解呕吐、哕、下利病的概念及合篇意义。
> 4. 背诵原文:5、8、9、10、12、14、15、16、17、21、23、42、43。

本篇论述呕吐、哕、下利病的脉因证治。呕吐是由于胃失和降,胃气上逆,使饮食、痰涎等物上涌,从口而出的一类病证。哕即呃逆,是指喉间呃呃有声,不能自制之病证,为胃膈气逆所致。下利包括后世之泄泻与痢疾。

呕吐、哕、下利病的病因涉及虚寒、实热、痰饮、湿阻、湿热等,病机主要是脾胃升降失常,亦与肾阳不足有关。根据"实则阳明,虚则太阴","阳病属腑,阴病属脏"的理论,一般实证、热证,多治以和胃降逆,通腑去邪;虚证、寒证则以温中散寒、健脾补肾为主。因为呕吐、哕、下利均属胃肠疾病,常相互影响,也可合并发生,故合为一篇论述。

本篇内容广泛,条文及载方数位居全书各篇章之最。系统地论述了脾胃病的病机和证治,对后世脾胃学说的发展具有很大的促进作用。

呕 吐 病

一、成因与脉症

(一)饮邪致呕

【原文】先嘔卻渴者,此爲欲解。先渴卻嘔者,爲水停心下,此屬飲家。嘔家本渴,今反不渴者,以心下有支飲故也,此屬支飲。(2)

【提要】本条论述水饮致呕的辨证。

【释义】水停心下,或心下有支饮,是指呕吐的成因为饮停心下,此处支饮二字,概括了饮邪支撑于心下的病机。原文从先呕后渴,先渴后呕和呕而不渴三种情况对水饮呕吐进行辨证,其中先呕却渴,为病将愈之象,因心下水饮随呕吐而排出,胃阳渐复,故欲饮水,且饮后不吐;而先渴却呕,则是胃有停饮之征,因水饮内停,气化受阻,津不上承,故口渴欲饮。但饮入之水,得不到输化,反助停饮,必上泛而呕吐,故"此属饮家";另外,呕吐易于伤津,所以呕者往往见口渴,若呕吐后口不渴,则多是水饮内停心下之故。

【讨论】本条应与《痰饮咳嗽病》篇第 28 条原文互参。

(二) 虚寒胃反

拓展阅读

【原文】問曰:病人脉數,數爲熱,當消穀引食,而反吐者,何也? 師曰:以發其汗,令陽微,膈氣虚,脉乃數。數爲客熱[1],不能消穀,胃中虚冷故也。脉弦者,虚也,胃氣無餘,朝食暮吐,變爲胃反[2]。寒在於上,醫反下之,今脉反弦,故名曰虚。(3)

【校注】

[1] 客热:即假热,是相对于真热而言。

[2] 胃反:此指以朝食暮吐,暮食朝吐,宿谷不化为主症的一种病证。

【提要】本条论述误汗损伤胃阳致虚寒胃反的病机。

【释义】脉数一般主热证,若胃有邪热,当消谷引食,今脉数却反见呕吐,不能消谷,是因误汗伤其胃阳,以致胃中虚冷,不能腐熟运化水谷。宗气来源于胃中水谷之气而积于胸中。若误汗损伤胃阳,必然使胸中宗气不足,故曰"令阳微,膈气虚"。这里的脉数乃胃气虚寒、虚阳浮越所产生的一种假热,故曰"客热",其脉数必为虚数。弦脉主寒,在此属里虚寒,故必为不任重按之虚弦。由于胃气虚寒,虚阳浮越而脉数,医者误认为实热,反用苦寒药攻下,复损胃阳,致胃阳更虚,自然不能腐熟水谷,故发为"朝食暮吐"的胃反病。

【原文】寸口脉微而數,微則無氣,無氣則榮虚,榮虚則血不足,血不足則胸中冷。(4)

【提要】本条论述胃反气血俱虚,胸中寒冷的病机。

【释义】"脉微而数"揭示的机理与上条相同。由于胃中虚冷不能消谷,气血化生之源不足,致气血俱虚,故曰"微则无气","无气",即气虚。人体营卫气血是相互资生的,营以气为主,气虚则营虚;营为血之源,营虚则血不足。气血不足则宗气不足而胸中寒冷。

【原文】趺陽脉浮而濇,浮則爲虚,濇則傷脾,脾傷則不磨,朝食暮吐,暮食朝吐,宿穀不化,名曰胃反。脉緊而濇,其病難治。(5)

原文 5
诵读

【提要】本条再论脾胃虚寒胃反的病机、脉症及预后。

【释义】趺阳脉候脾胃,浮脉为阳候胃,涩脉为阴候脾,趺阳脉浮而涩,说明胃阳不足,脾阴亏虚。胃阳虚不能蒸腐水谷,脾燥难以运化水谷精微。水谷不消,逆而反出,故症见朝食暮吐、暮食朝吐、宿谷不化。胃反若见脉紧而涩,紧为寒盛,涩则津亏,是阳虚而寒,津亏而燥之证,上吐下秘,是其常见证候。此时温阳则伤阴,滋阴则伤阳,病情深重,故难治。

二、治禁

【原文】夫嘔家有癰膿,不可治嘔,膿盡自愈。(1)

病人欲吐者,不可下之。(6)

【提要】此两条论述呕吐的治疗禁忌。

【释义】呕吐的原因很多,不可见呕止呕,应当审证求因。第 1 条为痈脓致呕,通过呕吐可使痈脓外排,此乃正气逐邪外出的反应。故而不仅不可止呕,还应采取积极的治疗措施,排脓解毒,驱邪外出,促使"脓尽自愈"。第 6 条病人欲吐,是由于病邪在上,正气有驱邪外出之势。治当因势利导,顺其病势,以驱除邪气。若误用下法,则逆其病势,反易使邪气内陷,正气受损,加重病情。所以说病人欲吐,不可下之。

笔记栏

【讨论】呕吐虽能损伤正气,但也可能是正气驱邪外出、排出体内有害物质,如痈脓、宿食、毒物等的反应。对于后者,切不可一味降逆止呕。此两条也提示:①治疗呕吐应审因论治;②临床治疗疾病,应注意因势利导。

三、证治

(一) 虚寒呕吐

1. 肝胃虚寒

【原文】呕而胸满者,茱萸汤主之。(8)

原文 8
诵读

茱萸汤方

吴茱萸一升　人参三两　生薑六两　大棗十二枚

上四味,以水五升,煮取三升,温服七合,日三服。

乾呕,吐涎沫,頭痛者,茱萸汤主之。方见上。(9)

原文 9
诵读

【提要】此两条论述肝胃虚寒、寒饮上逆的呕吐证治。

【释义】第 8 条是因肝胃阳虚,寒饮内阻,胃失和降,闭郁胸胁,故呕而胸满。第 9 条的干呕、吐涎沫、头痛,为胃虚停饮,肝失疏泄,肝气夹阴寒之邪循经上逆所致。故均以茱萸汤散寒降逆,温中补虚。方中吴茱萸暖肝温胃,散寒止痛,降逆止呕;生姜温胃散寒化饮;人参、大枣益气补虚。

【讨论】第 8、9 条所论症状虽略有不同,但寒饮上犯的病机相同,故用吴茱萸汤一方统治,属异病同治之例。吴茱萸汤为温中降逆的代表方,方中君药吴茱萸既可温胃散寒,又可泄厥阴逆气。本方适宜于肝胃虚寒,浊阴上逆引起的以心下痞满、嘈杂吞酸、干呕、吐涎沫、头痛、肢冷、脉弦及舌苔白腻等为主症者。如急性胃肠炎、慢性胃炎、消化性溃疡、慢性胆囊炎、血管神经性头痛、神经性呕吐、眼疾、高血压头痛、梅尼埃病、耳石症等病符合上述证机者,均可用此方加减治疗。

2. 阴盛格阳

【原文】呕而脉弱,小便復利,身有微热,見厥者難治,四逆汤主之。(14)

原文 14
诵读

四逆汤方

附子一枚(生用)　乾薑一两半　甘草二两(炙)

上三味,以水三升,煮取一升二合,去滓,分温再服。强人可大附子一枚,乾薑三两。

【提要】本条论述阴盛格阳呕吐的证治。

【释义】病因脾肾阳虚,胃气上逆,故呕而脉弱;阴盛于下,肾气不固,故小便自利;阴盛于内,格阳于外,则身微热;阳衰不暖四末,故四肢冷。此为阴盛阳衰的危重证,大有阳气欲脱之势,故曰"难治"。治宜四逆汤回阳救逆,散寒消阴。方中附子温肾暖胃,干姜温中散寒,炙甘草益气安中,并制姜、附之燥烈,诸药合用,使厥回呕止,则诸症自愈。

3. 虚寒胃反

【原文】胃反嘔吐者,大半夏汤主之。《千金》云:治胃反不受食,食入即吐。《外臺》云:治嘔,心下痞硬者。(16)

原文 16
诵读

大半夏汤方

半夏二升（洗完用）　人参三兩　白蜜一升

上三味，以水一斗二升，和蜜揚之二百四十遍，煮取二升半，溫服一升，餘分再服。

【提要】本条论述虚寒性胃反呕吐的治法。

【释义】"胃反呕吐"，即本篇第5条所论"朝食暮吐，暮食朝吐，宿谷不化"的胃反病。病属脾胃虚寒，不能腐熟、运化水谷，阴津亏损。治用大半夏汤。方中重用半夏和胃降逆，以治其标，人参益气补虚，白蜜健脾润燥，以治其本。三药合用，共奏和胃降逆、补虚润燥之功。

【讨论】本方证的病机关键是脾胃虚寒，胃气上逆，肠道燥结，故除呕吐外，本证尚可见心下痞硬，神疲乏力，形体消瘦，便如羊屎等。临床对神经性呕吐、急性胃炎、胃及十二指肠溃疡、贲门痉挛、胃扭转、幽门痉挛及幽门狭窄、贲门失弛缓、胃癌等，凡符合上述证机者，可用本方治疗。

【选注】清·尤怡："胃反呕吐者，胃虚不能消谷，朝食而暮吐也。又胃脉本下行，虚则反逆也。故以半夏降逆，人参、白蜜益虚安中。东垣云：辛药生姜之类治呕吐，但治上焦气壅表实之病；若胃虚谷气不行，胸中闭塞而呕者，惟宜益胃推扬谷气而已，此大半夏汤之旨也。"（《金匮要略心典》）

（二）寒饮呕吐

1. 寒饮停胃

【原文】諸嘔吐，穀不得下者，小半夏湯主之。方見痰飲中。（12）

【提要】本条论述寒饮呕吐的证治。

【释义】诸呕吐，是指各种原因的呕吐，其病机皆为胃失和降，胃气上逆。然从小半夏汤测之，本证当属胃寒停饮所致，因寒饮上逆，胃失和降，所以呕吐不止，谷不得下。治以散寒化饮，和胃止呕。方中半夏开饮结而降逆气，生姜散寒和胃以止呕吐。

【讨论】本条体现了异病同治的思想。小半夏汤首见于痰饮病，次见于黄疸误下后致哕，今又作为寒饮呕吐的基本方，足见本方擅长和胃降逆，被后世誉为止呕祖方。凡寒、热、虚、实所致的各种呕吐，经适当配伍皆可治疗。临床多用于治疗急慢性胃炎、胃潴留、幽门不全梗阻、幽门水肿等属寒饮停胃者。

2. 脾虚饮停

【原文】胃反，吐而渴欲飲水者，茯苓澤瀉湯主之。（18）

茯苓澤瀉湯方：《外臺》云：治消渴脉絕，胃反吐食之。有小麥一升。

茯苓半斤　澤瀉四兩　甘草二兩　桂枝二兩　白术三兩　生薑四兩

上六味，以水一斗，煮取三升，内澤瀉，再煮取二升半，溫服八合，日三服。

【提要】本条论述脾虚饮停呕渴并见的证治。

【释义】因脾虚饮停于胃，气逆不降而致呕吐；水饮内停，气不化津，故渴欲饮水。呕吐伤津而渴，水入助饮，必致愈呕愈渴，愈饮愈呕，遂成停饮胃反之症。治以茯苓泽泻汤健脾温胃，化饮降逆。方中茯苓、泽泻淡渗利水，桂枝通阳，生姜温胃降逆，白术、甘草健脾补中。

【讨论】本条胃反为反复呕吐之意，与虚寒胃反名同而实异。其"吐而渴欲饮水"与五苓散"渴欲饮水，水入即吐"症相似，但病机则异。前者为脾虚不运，胃有停饮，以呕渴并见为主症，故治以温胃化饮止呕为法；后者为膀胱气化失职，以小便不利为主症，故治以化气利水为法。

原文 12
诵读

【选注】清·尤怡:"猪苓散,治吐后饮水者,所以崇土气,胜水气也。茯苓泽泻汤治吐未已而渴欲饮水者,以吐已,知邪未去,则宜桂枝、甘、姜散邪气,苓、术、泽泻消水气也。"(《金匮要略心典》)

清·陈修园:"此为胃反之因于水饮者,而出其方治也。此方治水饮,人尽知之,而治胃反则人未必知也,治渴更未必知也。盖胃反病为胃虚挟冲脉而上逆者,取大半夏汤之降逆,更取其柔和以养胃也。今有挟水饮而病胃反,若吐已而渴,则水饮从吐而俱出矣;若吐未已而渴欲饮水者,是旧水不因其得吐而尽,而新水反因其渴饮而增,愈吐愈渴,愈饮愈吐,非从脾而求输转之法,其吐与渴,将何以宁,以茯苓泽泻汤主之。"(《金匮要略浅注》)

【医案精选】洪某,女,75 岁,2000 年 10 月 11 日诊。患糖尿病已 30 年,平时口服降糖药,病情较稳定。半月前因服西洋参后出现反复性恶心呕吐,呕吐物夹有痰液状,口渴欲饮,食后上腹饱胀频频。1 周前经胃镜示胃蠕动减弱、排空迟缓。诊为糖尿病性胃轻瘫。经服西沙必利后恶心稍减轻,但出现大便溏薄而停用该药,转中医诊治。症见舌苔白腻,脉滑。胃振水音阳性。辨证为痰饮停胃,中阳不运。治宜温胃化饮,健脾利水。茯苓泽泻汤加味。茯苓 20g,泽泻 10g,甘草 6g,桂枝 6g,生姜 3 片,白术 9g,制半夏 9g。5 剂后恶心呕吐缓解,余症明显减轻,大便转成形,效不更方,续进 5 剂,诸症消失,复查胃镜正常。随访 3 个月,病情未复发。(蒋健,朱抗美.金匮要略汤证新解.上海:上海科学技术出版社,2017:349)

3. 阳虚停饮

【原文】乾嘔,吐逆,吐涎沫,半夏乾薑散主之。(20)

半夏乾薑散方

半夏　乾薑各等分

上二味,杵爲散,取方寸匕,漿水一升半,煎取七合,頓服之。

【提要】本条论述中阳不足,寒饮内盛的呕逆证治。

【释义】因中阳不足,胃寒气逆,则干呕、吐逆;寒饮不化,聚而为痰,随胃气上逆,故口吐涎沫,正如《水气病》篇第 2 条所论"上焦有寒,其口多涎"。治用半夏干姜散,温中散寒,化饮降逆。方中半夏辛燥以降逆止呕,干姜辛热以温胃散寒。二味相伍,既温胃止呕,又温肺化饮。配浆水之甘酸,以助半夏干姜散而安中。"顿服"者,意在集中药力取效迅速。

【讨论】半夏干姜散证与吴茱萸汤证,都有干呕、吐涎沫,但病机不同,治法亦异。前证是中阳不足,寒饮上逆,故专治于胃。后证为胃寒停饮兼夹肝气上逆,伴有头痛,故肝胃同治。

4. 饮结胸胃

【原文】病人胸中似喘不喘,似嘔不嘔,似噦不噦,徹心中憒憒然無奈①者,生薑半夏湯主之。(21)

方证鉴别

原文 21 诵读

生薑半夏湯方②

半夏半斤③　生薑汁一升

上二味,以水三升,煮半夏取二升,内生薑汁,煮取一升半,小冷,分四服,日三夜一服。止,停後服。

【校注】

① 彻心中愦愦然无奈:形容胸胃中烦闷懊恼之甚,其痛苦无可名状,使人有无可奈何之感。彻,贯通之意。

② 生姜半夏方:邓珍本原脱方名,此据赵开美本补入。

③ 半斤:赵开美本作"半升"。

【提要】本条论述寒饮搏结胸胃的证治。

【释义】胸为气海,是清气出入升降之道路,且内居心肺,下邻脾胃。寒饮搏结胸胃,胸阳阻滞,气机不能正常升降出入,故似喘不喘;饮扰于胃,则似呕不呕,似哕不哕。病势有欲出而不能,欲降而不得,以致心胸中苦闷不堪,无可奈何。治以生姜半夏汤宣散寒饮,舒展阳气。方中重用生姜汁辛散寒饮,通阳开结,配半夏化饮降逆。姜汁辛烈,用量且大,为防突进热药,拒而不纳,故需小冷服。此即"治寒以热,凉而行之"的反佐之法。"分四服"意在量少频服,以发挥药力的持续作用,并防药量过大而致呕吐。

【讨论】小半夏汤、生姜半夏汤、半夏干姜散三方均由姜、夏二味组成,都主治寒饮内停的病证。不同的是,小半夏汤和生姜半夏汤,共用生姜"走而不守",意在化饮散寒。但前者重用半夏,主在降逆化饮;后者重用生姜汁,主在散饮通阳开结。半夏干姜散为半夏与干姜等分为伍,取干姜"守而不走",重在温中散寒,化饮降逆。从此三方的应用可以窥见仲景用"姜"和胃降逆之灵活性。

5. 呕后调治

【原文】嘔吐而病在膈上,後思水者,解,急與之。思水者,豬苓散主之。(13)

　豬苓散方

　豬苓　茯苓　白术各等分

　上三味,杵爲散,飲服方寸匕,日三服。

【提要】本条论述饮停呕吐后的调治方法。

方证鉴别

【释义】呕吐而病在膈上,为饮停于胃,上逆于膈而呕吐。呕吐之后口渴思水是饮去阳复,病将向愈,所以说"后思水者,解"。停饮从呕吐而去,胃阳恢复,思水润其燥,当"急与之"水,但应"少少与饮之,令胃气和则愈"。若此时饮水过多,因胃弱不能消水,势必旧饮尚未尽解,又复增新饮,故用猪苓散健脾利饮,防止饮邪复聚。方中猪苓、茯苓淡渗利饮,白术健脾化湿。

(三)实热呕吐

1. 热犯胃肠

【原文】乾嘔而利者,黄芩加半夏生薑湯主之。(11)

　黄芩加半夏生薑湯方

　黄芩三兩　甘草二兩(炙)　芍藥二兩　半夏半升　生薑三兩　大棗十二枚

　上六味,以水一斗,煮取三升,去滓,溫服一升,日再夜一服。

【提要】本条论述热犯胃肠的干呕下利证治。

【释义】病由邪热内犯胃肠,气机升降失调所致,胃气上逆则呕;邪热下迫于肠则下利。因胃肠有热,当伴腹痛、口渴、心烦、利下热臭,或发热等症。治用黄芩加半夏生姜汤清热止利,和胃降逆。方中以黄芩汤清热止利为主,辅以半夏、生姜和胃降逆止呕。

2. 热郁少阳

【原文】嘔而發熱者,小柴胡湯主之。(15)

　小柴胡湯方

　柴胡半斤　黄芩三兩　人參三兩　甘草三兩　半夏半斤①　生薑三兩　大棗十二枚

原文 15
诵读

笔记栏

上七味,以水一斗二升,煮取六升,去滓,再煎取三升,温服一升,日三服。

【校注】

① 半夏半斤:《伤寒论》《医统》本均为"半夏半升",当从。

【提要】本条论述热郁少阳呕吐证治。

【释义】呕而发热,是邪在少阳之证,邪热迫胃,导致胃气上逆则呕吐;发热当为往来寒热,并可伴见胸胁苦满、口苦咽干等症。治以小柴胡汤和解少阳,降逆止呕。方中柴胡、黄芩和枢机解郁热,半夏、生姜降逆止呕,人参、甘草、大枣补虚安中。

【讨论】此条即"有柴胡证,但见一证便是,不必悉具"的示范。《黄疸病》篇"诸黄,腹痛而呕者",用柴胡汤。本证呕而发热,亦用小柴胡汤。本条与第14条均有呕而发热,所不同者:一则发热,一则微热;本条为枢机不利,病属郁热,为真热;第14条为阳微阴盛,格阳于外,属假热。原书将此两条并列,以资鉴别。本方应用相当广泛,既用于外感热病,也多用于内伤杂病以及外科、儿科、妇科等各类疾病而见少阳郁热证者。

3. 胃肠实热

原文 17 诵读

【原文】食已即吐者,大黄甘草汤主之。《外台》方,又治吐水。(17)

大黄甘草湯方

大黄四兩　甘草一兩

上二味,以水三升,煮取一升,分温再服。

【提要】本条论述胃肠实热呕吐的证治。

【释义】"食已即吐"是食入于胃,旋即尽吐而出。病由实热壅滞胃肠,腑气不通,胃热上冲而致。其在下则肠失传导而便秘,在上则胃不能受纳水谷,并有火邪上逆,故食已即吐。治用大黄甘草汤泄热通腑,使实热去,大便通,胃气和,则呕吐自止。方中大黄荡涤肠胃,推陈出新;甘草和胃安中,俾攻下泻火而不伤胃。

【讨论】第6条"病人欲吐者,不可下之"与本条在病机上有偏上与偏下之异。前者病邪在上,当因势利导,不可逆其势而治之;本条实热壅阻胃肠,下闭上逆而呕吐,故治以攻下泄热。两者皆未用止呕药,可见"审因论治"乃仲景治呕的基本原则。此外,由于本证呕吐剧烈,故采用了少量分服法,对临床治疗呕吐病证时很有指导意义。本方主治实热壅阻胃肠的呕吐,除食已即吐外,尚可见胃脘灼热或疼痛拒按,口苦口臭,大便不通,小便短黄,舌红苔黄,脉滑有力等症。可用于急性胃炎、急性胆囊炎、急性胰腺炎、急性阑尾炎、肠梗阻等病属于胃肠实热证者。

【选注】清·尤怡:"《经》云:清阳出上窍,浊阴出下窍;本乎天者亲上,本乎地者亲下也。若下既不通,必反上逆,所谓阴阳反作,气逆不从,食虽入胃而气反出之矣。故以大黄通其大便,使浊气下行浊道而呕吐自止,不然,止之降之无益也。"(《金匮要略心典》)

【医案精选】白某,女,65岁,1979年6月2日诊。1个月前,因家庭纠纷,大怒而病,出现呕吐,食入即吐,有时汤水难下,经X线食管钡餐检查报告:钡剂在贲门部通过困难,食管下端有约2cm长的、对称黏膜纹正常的漏斗形狭窄。印象:贲门痉挛。经口服西药对症治疗无效,且越发严重,直至卧床不起,靠输液维持,曾服旋覆代赭汤、橘皮竹茹汤等,罔效,甚至有时药入即吐。刻诊:形体消瘦,精神萎靡,食入即吐,腹软,口中乏味,苔厚略腻,脉缓。此乃胃失和降,气逆作呕,前医投大方而未能及,故拟仲景大黄甘草汤治之。处方:大黄12g,甘草6g,水煎分两次服。药进1剂,食入而不吐,继进2剂而告痊愈。(陈明.金匮名医验案精

选．北京：学苑出版社，2000：463)

4. 水热互结在上

【原文】吐後，渴欲得水而貪飲者，文蛤湯主之。兼主微風，脉緊，頭痛。(19)

文蛤湯方

文蛤五兩　麻黄三兩　甘草三兩　生薑三兩　石膏五兩　杏仁五十枚　大棗十二枚

上七味，以水六升，煮取二升，溫服一升，汗出即愈。

【提要】本条论述吐后贪饮兼表证的证治。

【释义】吐后津伤，欲饮水以自救，本属正常现象；本条吐而贪饮，并不复吐，为有里热。其病之初，为上焦水热互结，吐后水去热留，热而消水故贪饮；多饮必致水饮复聚，与热再次相结，难免不变生他证，若兼恶风、头痛、脉紧，为兼风寒外袭。故用文蛤汤发散祛邪，清热止渴。方中文蛤咸寒，配石膏以清热止渴；麻黄、杏仁宣肺，以透发水饮邪热；甘草、生姜、大枣调和营卫并安中。方后云"汗出即愈"，说明本方有透表达邪之效，故可兼主微风、脉紧、头痛。

【讨论】本证用文蛤汤发散清热，历代医家对其颇有争议，但亦不失为治呕一法，即用发散法。通过宣肺治疗水热互结，其优势有二：一是水热从汗孔而外泄；二是水热从膀胱而下泄，因肺为水之上源，主皮毛而通水道。方中麻黄与石膏相配可发越水气；麻黄与杏仁相配可宣肺降饮。

文蛤汤、大青龙汤、麻杏石甘汤、越婢汤是同类方，此类方都有解肌透热，发散肺胃郁热的作用。临床凡肺胃郁热不能透发者，皆可随机化裁应用。

【选注】清·吴谦："'文蛤汤主之'五字，当在'头痛'之下，文义始属，是传写之讹，'兼主'之'主'字，衍文也。吐后而渴，当少少与饮之，胃和吐自止也。若恣意贪饮，则新饮复停，而吐必不已也，当从饮吐治之。若兼感微风，脉必紧，头必痛，主之文蛤汤者，是治渴兼治风水也。故以越婢汤方中加文蛤，越婢散风水也，文蛤治渴不已也。"(《医宗金鉴》)

(四)寒热错杂

【原文】嘔而腸鳴，心下痞者，半夏瀉心湯主之。(10)

半夏瀉心湯方

半夏半升(洗)　黄芩　乾薑　人參各三兩　黄連一兩　大棗十二枚　甘草三兩(炙)

上七味，以水一斗，煮取六升，去滓，再煮取三升，溫服一升，日三服。

【提要】本条论述寒热错杂呕吐证治。

【释义】病由寒热互结中焦，脾胃升降失调，气机阻滞所致。胃气上逆则呕；脾虚不运，湿浊内停，则肠鸣、泄泻；中焦气机阻滞则心下痞。方用半夏泻心汤开结消痞，和胃降逆。方中半夏、干姜辛温散寒降逆，温胃止呕；黄芩、黄连苦寒泄热，散结消痞；人参、甘草、大枣补益中气之虚，诸药共奏辛开苦降，调和肠胃之功。

本方证与黄芩加半夏生姜汤证均有呕而下利见症，但本证是寒热互结中焦，故用半夏泻心汤主治胃兼治肠；彼证为肠热而胃失和降，故用黄芩加半夏生姜汤主治肠兼治胃。

【选注】清·程林："呕而肠鸣，心下痞者，此邪热乘虚而客于心下，故以芩、连清热除痞，姜、夏散逆止呕。《内经》曰：脾胃虚则肠鸣。又曰：中气不足，肠为之苦鸣。人参、甘、枣用以

原文 10
诵读

补中而和肠胃也。"(《金匮要略直解》)

清·吴谦等:"呕而肠鸣,肠虚而寒也;呕而心下痞,胃实而热也。并见之,乃下寒上热,肠虚胃实之病也。故主以半夏泻心汤。用参、草、大枣以补正虚,半夏以降客逆,而干姜以胜中寒,芩、连以泻结热也。"(《医宗金鉴》)

哕 病

一、治则

【原文】哕而腹满,视其前后①,知何部不利,利之即愈。(7)

【校注】

① 前后:这里指大小便。

【提要】本条论述哕而腹满的辨证与治法。

【释义】哕而腹满者,是由于病阻于下而气逆于上,其腹满为本,呃逆为标。辨证当观察大小便是否通利。如大便不通者,多系糟粕内积,胃肠实热,浊气不降而上逆,治当通利大便,使糟粕下泄,胃气得降,呃逆则愈。若小便不利者,多由水湿停聚于内,阻滞气机,湿浊上逆,治当利其小便,俾湿去气行,胃气和降,呃逆自解。

【讨论】①哕逆有虚实之别,"利之则愈",仅适用于实邪内阻者,如疾病后期见哕,因脾胃衰败者,则不可用本法。②本条提示:见哕逆者,应注意审查二便是否通利,不能见哕止哕,体现了审证求因的精神。原文未出方,临证时,通大便可酌用承气类方,利小便可选用五苓散类方。此治法同样适用于干呕或呕吐并见腹满的实证。

二、证治

(一) 胃寒气逆

EB-18-14

原文 23
诵读

【原文】乾嘔噦,若手足厥者,橘皮湯主之。(22)

橘皮湯方

橘皮四兩　生薑半斤

上二味,以水七升,煮取三升,溫服一升,下咽即愈。

【提要】本条论述胃寒气逆干呕哕的证治。

【释义】胃寒气逆,失于和降,故干呕而哕;寒气闭阻于胃,中阳被郁,阳气不达四末,故手足厥冷。治用橘皮汤通阳和胃。方中橘皮理气和胃降逆,生姜散寒通阳止呕哕。因病情轻浅易治,故方后云"下咽即愈"。

(二) 胃虚夹热

【原文】噦逆者,橘皮竹茹湯主之。(23)

橘皮竹茹湯方

橘皮二升　竹茹二升　大棗三十個　生薑半斤　甘草五兩　人參一兩

上六味,以水一斗,煮取三升,溫服一升,日三服。

【提要】本条论述胃虚有热呕逆的治法。

【释义】原文叙证简略,以方测证,可知本条所论呃逆,是胃中虚热,气逆上冲所致,当伴有虚烦不安、少气、口干、手足心热、脉虚数等症。橘皮竹茹汤能补虚清热,和胃降逆。方中橘皮、生姜理气和胃,降逆止哕,竹茹清热安中,人参、甘草、大枣补虚。

【选注】清·李彣:"哕逆有属胃寒者,有属胃热者。此哕逆因胃中虚热气逆所致,故用人参、甘草、大枣补虚,橘皮、生姜散逆,竹茹甘寒疏逆气而清胃热,因以为君。"(《金匮要略广注》)

清·尤怡:"胃虚而热乘之,则作哕逆。橘皮、生姜和胃散逆,竹茹除热止呕哕,人参、甘草、大枣益虚安中也。"(《金匮要略心典》)

【医案精选】孙某,女,60 岁,1986 年 11 月 20 日初诊。主诉上吐下泻 1 天。3 天前因食有不洁食物,腹胀不适,昨天开始先吐后泻十余次,食后即吐,口干喜饮。体检无明显脱水症,皮肤无明显皱纹。舌红干,舌中薄黄苔,两脉弦数,证属胃有虚热,胃气上逆,益气清热、和胃降逆,橘皮竹茹汤加味。处方:橘皮 6g,竹茹 12g,沙参 12g,生姜 3 片,大枣 5 枚,生甘草 9g,茯苓 15g,生麦芽 15g,3 剂。1986 年 12 月 6 日二诊,上次服药 3 剂后,吐泻即止,今因牙龈来诊,两脉弦旺,尤以左上为甚,予以平肝潜阳方 3 剂,以善其后。(刘俊士. 古妙方验案精选. 北京:人民军医出版社,1992:262)

下 利 病

一、脉症、病机与预后

【原文】夫六腑氣絕①於外者,手足寒,上氣,腳縮②;五臟氣絕於內者,利不禁,下甚者,手足不仁。(24)

【校注】

① 气绝:脏腑之气虚衰之意。《金鉴》曰:"气绝非为脱绝,乃谓虚绝也。"

② 脚缩:指小腿肌肉不时挛急、收引。

【提要】本条总论呕吐、哕、下利的病机及预后。

【释义】六腑属阳,若"六腑气绝于外",诸腑之气不达于表,则手足寒冷;六腑虚衰,中焦胃气不足,宗气亦随之虚弱,故上气喘促;筋脉失去阳气的温煦,故蜷卧脚缩;五脏属阴,若"五脏气绝于内",则脾肾虚衰,脏气不能固藏而下利。初期以脾病为主,脾虚失运,清气下陷,故泄利不禁;久必及肾,肾阳虚衰,固摄失职,故下利尤甚;利久伤阴,四肢筋脉失其濡养,故手足麻痹不仁。

【讨论】此条位居呕吐、哕与下利条文之间,承上启下,旨在阐明胃肠疾病的一般变化规律,即初病在胃肠,日久必及脾与肾,故治疗应重视胃脾肾。

【原文】下利脉沉弦者,下重;脉大者,爲未止;脉微弱數者,爲欲自止,雖發熱不死。(25)

【提要】本条论述下利的脉症表现和预后。

【释义】沉脉主里,弦脉主痛,下利而脉沉弦,是邪阻气滞,腑气不畅,故见里急后重、腹痛;下利脉大者,为热邪内盛,脉大则病进,故下利不止;若脉微弱而数,数为阳脉,于微弱脉中见之,虽正气不足,然邪气亦衰,阳气渐复,故"为欲自止";此时虽有身热,而必不甚,且不久将退,预后良好,故曰"不死"。

【原文】下利,手足厥冷,無脈者,灸之不溫,若脈不還,反微喘者,死。少陰負趺陽①者,爲順也。(26)

【校注】

① 少阴负趺阳:即趺阳脉比少阴脉稍有力之意。

【提要】本条论述脾肾阳衰下利危候的顺逆预后。

【释义】下利而见手足厥冷无脉,是脾肾阳衰之危候,虽用艾灸温之,急切之间很难令阳气回复,故厥冷不去,所以说"灸之不温"。此时转归有二:若温之,阳气不复,脉气不还,反见微喘,此为阴气下竭,阳气上脱,阴阳欲将离决的死证;若脉气见回,趺阳脉较少阴脉有力,说明脉有胃气,有治愈的希望,预后为顺。

【讨论】本条提示胃气、阳气存亡与否,是判断疾病预后吉凶的依据,可供诊断危重疾病参考。

【原文】下利有微热而渴,脉弱者,今自愈。(27)

【提要】本条论述虚寒下利病情向愈的脉症。

【释义】虚寒下利,症见微热、口渴者,是阳气来复之征,更见脉象虚弱,说明正虚邪亦衰,正复邪去,其病当愈。

【原文】下利脈數,有微熱汗出,今自愈;設脈緊爲未解。(28)

【提要】本条论述虚寒下利向愈与未解的脉症。

【释义】虚寒下利,多属脾肾阳虚,其病变过程中出现脉数,并兼微热,汗出,是阴去阳回、营卫调和之兆,非邪气有余,其病将愈。假使下利而脉紧,因紧主寒,为邪盛,故其病未解。

【原文】下利脈數而渴者,今自愈;設不差,必清①膿血,以有熱故也。(29)

【校注】

① 清:通"圊",厕也。此名词用如动词,指如厕。下同。

【提要】本条论述虚寒下利而阳复太过的病机。

【释义】虚寒下利出现脉数、口渴,为阳气来复,其病有向愈之势。假如阳复太过,即为邪热,热陷血分损伤阴络,必然便下脓血。当然,其脉应数有力,口渴必喜凉饮。

【原文】下利脈反弦,發熱身汗者,自愈。(30)

【提要】本条再论虚寒下利自愈的病机和脉症。

【释义】虚寒下利,为病在里,阳气虚衰,其脉当沉。今不沉反弦,并见发热、汗出者,为阳气来复,营卫调和,故云"自愈"。

【原文】下利,寸脈反浮數,尺中自濇者,必清膿血。(32)

【提要】本条从脉象论述热利脓血的病机。

【释义】下利多属里证,故脉应沉而不浮;如属阴寒证,脉当迟而不数。今下利寸脉反浮数,知非阴寒所致,而是热利之候。寸脉属阳以候气,寸脉浮数为阳热气盛;尺脉属阴以候血,尺脉涩为阴血虚损。两部合之,为气分热邪内陷血分,热邪灼伤肠道脉络,营血腐败,故下利脓血。

【原文】下利,脈沉而遲,其人面少赤,身有微熱,下利清穀者,必鬱冒①,汗出而解,病人必微熱②。所以然者,其面戴陽③,下虛故也。(34)

【校注】

① 郁冒：指郁闷昏冒，即心胸郁闷，头昏目瞀。

② 必微热：《医统正脉》本作"必微厥"。

③ 戴阳：指虚阳上浮致面赤如妆者。

【提要】本条论述虚寒下利而虚阳浮越的病机变化。

【释义】下利清谷，脉象沉迟，为脾肾阳虚之征；面赤如妆，身有微热，为阴寒内盛，格阳于外之象；郁冒为下元亏虚，阴寒内盛，虚阳上浮所致。此时应急予通脉四逆之类回阳救逆。若误将面少赤、身有微热视为表证，以为可"汗出而解"，而妄用汗法，势必使阳气更虚，甚至阳欲脱绝，使其人微厥。之所以禁用汗法，是因面少赤、身有微热为虚阳上浮的戴阳证，其根本原因是脾肾阳虚，阴寒内盛。

【讨论】下利见面赤、身热应注意辨寒热真假，而下利物的性状、面赤身热的程度皆是辨证关键。对虚寒下利致虚阳浮越者，治疗应扶阳护阳，可用通脉四逆汤、桃花汤之属，切忌发汗。

【原文】下利後脉絕，手足厥冷，晬時①脉還，手足溫者生，脉不還者死。(35)

【校注】

① 晬时：又称周时，即一昼夜，一整天。

【提要】本条论述虚寒下利脉微欲绝的两种转归。

【释义】下利后出现脉微欲绝、手足厥冷，是阴竭阳衰之危候，病情凶险，其转归预后可依阳气存亡与否而定。若经一昼夜，脉气来复，手足转温，是阳气来复，生机未息之兆，故主生。若经一昼夜，脉仍不还，手足不温，是真阳已竭，生机已灭，故主死。

二、治法与禁忌

【原文】下利氣者，當利其小便。(31)

【提要】本条论述气滞湿困下利气的治法。

【释义】下利气指泄泻与矢气并见，病由肠道湿阻气滞所致。因气随利出，频频不已，故称气利。除大便溏泄而矢气外，可伴肠鸣腹胀，小便不利等症。治用利小便法，以分利肠中湿邪，使小便利，湿邪去，气机通畅，则下利已，矢气除。

【讨论】下利气者，用利小便法，是治疗水湿泄泻的重要法则，可达"利小便以实大便"之效，此即后世所谓"急开支河"之法。临床可选用五苓散。

【原文】下利清穀，不可攻其表，汗出必脹滿。(33)

【提要】本条论述虚寒下利的治禁。

【释义】下利清谷，是因脾肾阳衰，阴寒内盛所致，在里虚急重情况下，即使有表邪未解，亦应急当温里，不可径用汗法攻表。若误攻其表，必汗出而阳气更虚，阴寒更盛，反致腹部胀满的变证，即《黄帝内经》所谓"脏寒生满病"之义。

三、证治

（一）虚寒下利

1. 虚寒下利兼表

【原文】下利，腹脹滿，身體疼痛者，先溫其裏，乃攻其表。溫裏宜四逆湯，攻表宜桂枝湯。(36)

四逆湯方：方見上。

桂枝湯方

桂枝三兩（去皮）　芍藥三兩　甘草二兩（炙）　生薑三兩　大棗十二枚

上五味，㕮咀，以水七升，微火煮取三升，去滓，適寒溫服一升，服已，須臾，啜稀粥一升，以助藥力，溫覆令一時許，遍身漐漐微似有汗者，益佳，不可令如水淋漓。若一服汗出病差，停後服。

【提要】本条论述虚寒下利兼表证的证治。

【释义】由于脾肾阳虚，阴寒内盛，运化失司，故下利清谷不止、腹胀满；风寒外邪滞于表，致卫阳不通，故身体疼痛。本证为表里同病，以里虚证为急为重，故应先救里而后治表。救里用四逆汤温里回阳，待阳回利止，再用桂枝汤解表散寒，调和营卫。

【讨论】表里同病的治法有三：一是先表后里，此为常法；二是表里同治；三是先里后表，此为变法。临证常用何法，应根据正气的强弱和病情的轻重缓急来决定。本条为《脏腑经络先后病》篇第14条治则的具体示范，说明表里同病，应分清先后缓急，总原则是急者先治。亦应与《伤寒论》第91条互参。

2. **寒厥下利**

【原文】下利清穀，裏寒外熱，汗出而厥者，通脉四逆湯主之。（45）

　通脉四逆湯方

附子大者一枚（生用）　乾薑三兩（強人可四兩）　甘草二兩（炙）

上三味，以水三升，煮取一升二合，去滓，分溫再服。

【提要】本条论述寒厥下利，阴盛格阳的证治。

【释义】由于脾肾阳虚，阴寒内盛，水谷不消，故下利清谷；阴盛于内格阳于外，故身有微热、汗出或面赤如妆，此为真寒假热之象。由于下利甚，阴从下竭，外热汗出，则阳从外脱，阴阳之气不相顺接，故汗出而四肢厥逆。因证情危重，当急以通脉四逆汤回阳救逆。本方即四逆汤倍干姜，增附子之量，以增强其回阳救逆之功。

3. **虚寒下利脓血**

【原文】下利便膿血者，桃花湯主之。（42）

桃花湯方

赤石脂一斤（一半剉，一半篩末）　乾薑一兩　粳米一升

上三味，以水七升，煮米令熟，去滓，溫七合，內赤石脂末方寸匕，日三服。若一服愈，餘勿服。

【提要】本条论述虚寒下利脓血的证治。

【释义】此下利脓血为中阳大伤，气血虚陷，滑脱失禁所致。其症当脓血混杂，赤白相兼，血色紫黯，并见神疲乏力，四肢不温，腹痛喜温喜按，口不渴，舌淡苔白，脉细弱无力。治用桃花汤温中涩肠固脱。方中赤石脂性温味甘涩而质重，能涩肠固脱，干姜温中暖脾，粳米养胃和中。方后指出"内赤石脂末"冲服，是为增强涩肠固脱之效。方名桃花汤，是因方中赤石脂色似桃花，又名桃花石，故名之。

4. **虚寒肠滑气利**

【原文】氣利①，訶黎勒散主之。（47）

訶黎勒散方

訶黎勒十枚(煨)

上一味,爲散,粥飲和②,頓服。 疑非仲景方。

【校注】

① 气利:指下利滑脱,大便随矢气而排出。

② 粥饮和:用米粥之汤饮调和。

【提要】本条论述虚寒肠滑气利的证治。

【释义】久病泄泻,滑脱不禁,大便随矢气而出,多由中气下陷,气虚不固所致。故治用诃梨勒散涩肠止泻固脱。诃梨勒即诃子,煨用则专以涩肠固脱,以粥饮和服,取其益肠胃而健中气。

【讨论】本条与本篇第31条均为气利之证,但其见症、治法各不同。第31条是湿阻气滞,以下利而矢气频颇为特征,属气利实证,故"利其小便"以分利湿邪。本条是气虚滑脱,以利下无度,滑脱不禁为特征,为纯虚无实,故取涩肠固脱法治之。诃梨勒散除治疗肠滑气利证外,亦可治疗久咳、久泻、久痢、滑精、崩漏、带下和脱肛等证。可与温阳补气法同用。若有实邪者则不能用,以防敛邪。

(二) 实热下利

1. 大肠湿热

【原文】熱利下重者,白頭翁湯主之。(43)

ER-18-17

原文 43
诵读

白頭翁湯方

白頭翁二兩　黃連　黃蘗　秦皮各三兩

上四味,以水七升,煮取二升,去滓,溫服一升;不愈,更服。

【提要】本条论述湿热下利的证治。

【释义】热利即湿热下利。下重指里急后重,滞下不爽。病机为湿热蕴结大肠,蒸腐血络,气机阻滞。症见下利脓血秽黏热臭,血色鲜红,腹痛下坠,常伴发热,口渴,心烦,舌红苔黄,脉数等。治以白头翁汤清热燥湿,凉血止利。方中白头翁清热凉血,秦皮泄热涩肠,黄连、黄柏清热燥湿,坚阴厚肠以止利。

2. 实热内结

【原文】下利,三部脉皆平,按之心下堅者,急下之,宜大承氣湯。(37)

【提要】本条论述下利实证的证治。

【释义】下利有虚实之分,治法有攻补之异,需凭脉辨证。虽下利,但诊得寸、关、尺三部脉皆平不虚,且脘腹满痛,按之坚硬,可知是有形之实滞内结肠腑。此正盛邪实,当用大承气汤急下其实,此亦"通因通用"之法。

【原文】下利脉遲而滑者,實也,利未欲止,急下之,宜大承氣湯。(38)

【提要】本条续论下利当下的脉象。

【释义】下利脉迟为邪实内阻,气滞不行;脉滑主胃肠内有积滞;下利不止,是邪未去之征。故当因势利导,急用大承气汤通腑去实。

【原文】下利脉反滑者,當有所去,下乃愈,宜大承氣湯。(39)

【提要】本条再论下利脉反滑的治法。

【释义】下利日久常易伤阳伤阴,脉应细弱,今反见滑象,是宿食积滞不消,邪气未尽之故,故云"当有所去"。宜用大承气汤急去未尽之邪,邪实一去,利即自愈。

【原文】下利已差,至其年月日時復發者,以病不盡故也。當下之,宜大承氣湯。(40)

大承氣湯方:見痓病中。

【提要】本条论下利愈而复发的治疗。

【释义】下利虽已愈,但到一定时间又复发者,多因病之初,治未彻底或失当,以致病邪未能根除,余邪留滞胃肠,故每到一定季节,因气候节令变化,或饮食失调,或劳倦内伤等因素影响,而再次发生下利。对此应从本论治,除邪务尽,方用大承气汤攻下未尽之邪,以绝其病根。

以上4条论实热下利,方用大承气汤,属"通因通用"之治,其辨证要点为下利,大便臭秽或完谷不化,腹满硬,脉滑或弦滑有力。

【原文】下利讝語者,有燥屎也,小承氣湯主之。(41)

小承氣湯方

大黃四兩　厚朴二兩(炙)　枳實大者三枚(炙)

上三味,以水四升,煮取一升二合,去滓,分溫二服。得利則止。

【提要】本条论述下利谵语实证的治法。

【释义】下利谵语,有虚有实。本条属于胃肠实热,因燥屎内结而热结旁流,故除下利谵语外,其所下粪便臭秽,滞下不爽,并见腹满痛,苔黄燥,脉滑等症。治宜小承气汤通腑泄热,使实热去,燥屎解,谵语止而下利愈。

(三)利后虚烦

【原文】下利後更煩,按之心下濡者,爲虛煩也,梔子豉湯主之。(44)

梔子豉湯方

梔子十四枚　香豉四合(綿裹)

上二味,以水四升,先煮梔子得二升半,内豉,煮取一升半,去滓,分二服,溫進一服,得吐則止。

【提要】本条论述下利后虚烦的证治。

【释义】下利如因实热所致,其证本有心烦,如下利后,热从下泄,应不复烦。今反更烦,为无形邪热内扰心神所致,非有形实邪内结,故谓之"虚烦",治以栀子豉汤透邪泄热,解郁除烦。方中栀子清心除烦,豆豉宣泄胸中郁热,二药配合,余热得除,虚烦可解。

【讨论】"虚烦"之"虚"是本证辨证眼目。此"虚"是心下有形实邪已去,按之濡软不坚,宛若空虚无物,以此烘托无形余热内扰胸膈而致"烦"。本方对无形余热具有清透宣泄之功,可视作实热下利后的调治方。凡热病好转后,余热未尽,出现心烦者,可用之。

(四)下利肺痛

【原文】下利肺痛,紫參湯主之。(46)

紫參湯方

紫參半斤　甘草三兩

上二味,以水五升,先煮紫參,取二升,内甘草,煮取一升半,分溫三服。疑非仲景方。

【提要】本条论述下利肺痛的治法。

【释义】肺居胸中,与大肠互为表里,大肠不利可致肺气失和,而见胸部闷痛不舒。其治疗不用栝楼薤白通阳,而用紫参汤清热缓急止痛,此亦脏腑表里经脉气化之理,可供研究。

【讨论】对本条文的认识,注家争议较大,有认为肺痛不知何证而存疑,有认为肺痛是腹痛之误,有认为确系肺痛无疑,亦有认为肺痛即胸痛等。究竟以何种说法为是,尚需进一步考证。

笔记栏

附　方

1.《外台》黄芩汤

【原文】《外臺》黄芩湯:治乾嘔下利。

黄芩　人參　乾薑各三兩　桂枝一兩　大棗十二枚　半夏半升

上六味,以水七升①,煮取三升,溫分三服。

【校注】

① 以水七升:邓珍本无"水"字,据赵开美本补。

【提要】此论胃寒肠热的呕利证治。

【释义】脾胃虚寒,胃失和降则干呕;肠热,泌别清浊失职故下利。治用黄芩汤温胃补虚,清肠止利。方中干姜、桂枝温胃阳,散寒气;半夏降逆止呕;人参、大枣补虚和中;黄芩清肠止利。

2.《千金翼》小承气汤

【原文】《千金翼》小承氣湯:治大便不通,噦,數讝語。方見上。

【提要】本条论述大便不通致哕的证治。

【释义】因胃肠实热阻滞,所以大便秘结;腑气不通,浊气上冲,则哕逆频作;热扰神明,故谵语。方以小承气汤泄热通便。冀大便畅行,实热下泄,腑气得通,则哕逆等症可除。

方歌

📖 小结

本篇系统地论述了呕吐、哕、下利的发病原因、辨证论治及预后。

其中,对呕吐病因病机、病变部位、症状特点、辨证思维、方药运用、治疗禁忌等进行了较全面的论述。呕吐的基本病机为胃失和降,胃气上逆,其治以和胃降逆为主要原则。针对呕吐的不同原因及证候表现,治疗方药有13方,但并非见呕止呕,而是舍标求本之治,因其证候不同,故治方各异,最终均可达和胃降逆止呕吐之效。篇中将呕吐分四大类辨治:虚寒呕吐、寒饮呕吐、实热呕吐、寒热错杂呕吐。原文提出的"呕家有痈脓,不可治呕";"病人欲吐者,不可下之";"食已即吐者"可下之,反映了辨证求本、审因论治、因势利导的治疗精神。

治疗哕逆仅3条,但提出了通阳和胃、补虚清热、通利二便之法,为寒热虚实哕逆治疗奠定了基础。

本篇下利包括泄泻、痢疾,病变主要责之大肠传导失职,初病以胃肠为主,日久病

小结导图

及脾肾。下利之证有寒、热、虚、实之分;治有温、下、清、利、涩之法,其证可概括为虚寒与实热两大类,所出方治与《伤寒论》多有重复。篇中对湿阻气滞者用利小便法,下利滑脱不禁者用固涩法,均为下利的治疗另辟蹊径。对虚寒性下利转归及预后判断,关键在辨邪正消长和阳气盛衰。

总之,本篇所论呕吐、哕、下利,病情初起多实证、热证,多与胃肠有关,其治以和胃降逆,通腑祛邪为法;病至后期多属虚证、寒证,多与脾肾有关,其治以扶正补虚,健脾益肾为法。

(杨景锋)

复习思考题

1. 呕吐当如何辨治?

2. 试述气利的辨证与治疗。

3. 桃花汤与白头翁汤同治下利,临床上如何区别运用?

4. "胃反,吐而渴欲饮水者",为何要用利水化饮法治疗?

5.《金匮》认为"病人欲吐者,不可下之",为什么"食已即吐者"又用大黄甘草汤?

扫一扫
测一测

疮痈肠痈浸淫病脉证并治
第十八

学习目标

1. 掌握肠痈的证治。
2. 熟悉痈肿初起的脉症与辨脓法。
3. 了解痈肿、肠痈、金疮、浸淫疮的概念及合篇的意义。
4. 背诵原文:3、4。

本篇论述了痈肿、肠痈、金疮、浸淫疮四种疾病的辨证治疗及预后,由于这些疾病都属于外科病范围,所以合为一篇讨论。

"疮",古为"创",《说文解字》"创,伤也,疡也"。故疮一为外伤,即本书《脏腑经络先后病》篇所言金刃所伤;二为疮疡之总称。"痈"分内外,发自体表肌肤者为外痈;生自体内脏腑者为内痈,如肠痈、肺痈。"浸淫疮"是一种浸淫蔓延、溢出黄水、痒痛难忍的皮肤病。

篇中金疮及浸淫疮有方无证,重点讨论了肠痈的辨证论治,其理法方药至今仍指导着临床实践。

痈 肿 病

一、痈肿初起脉症

【原文】諸浮數脉,應當發熱,而反洒淅惡寒,若有痛處,當發其癰。(1)

【提要】本条论述痈肿初起的脉症。

【释义】凡浮数脉象,一般应有发热等表证,若以洒淅恶寒为甚,身体某一局部有固定痛点,此为热毒壅滞,营卫不通之象,即可判断将发痈肿。

【讨论】外感病与痈肿初起都常见脉浮数而恶寒,但前者为外邪束表,必恶寒而发热,多为全身痛楚;后者为热毒内郁,必振寒而发热,身体局部当有红肿热痛现象。正如《灵枢·痈疽》所说:"营卫稽留于经脉之中,则血泣而不行,不行则卫气从之而不通,壅遏而不得行。"

【选注】清·尤怡:"浮数脉皆阳也,阳当发热,而反洒淅恶寒者,卫气有所遏而不出也。夫卫主行营气者也,而营过实者,反能阻遏其卫,若有痛处,则营之实者已兆,故曰当发其痈。"(《金匮要略心典》)

清·黄元御:"诸脉浮数,应当发热,而反洒淅恶寒,此热郁于内,不得外发,阳遏不达。故见恶寒。若有疼痛之处,则内热郁蒸,肉腐脓化,当发疮痈也。"(《金匮悬解》)

二、痈肿辨脓法

【原文】師曰:諸癰腫,欲知有膿無膿,以手掩腫上,熱者爲有膿,不熱者爲無膿。(2)

【提要】本条论述辨别痈肿有脓无脓的一种方法。

【释义】凡诊痈肿,欲知其有脓或无脓,可用手掩于痈肿上,若有热感,即为有脓的征象;反之,即为无脓。正如《灵枢·痈疽》所说:"热胜则肉腐,肉腐则为脓。"

【讨论】此条提示了辨痈肿脓成与否时运用切诊的重要性。后世医家如陈实功《外科正宗》、齐德之《外科精义》等均对此有所补充和发展。从痈肿的软与硬、陷与起、痛与不痛、颜色的改变等各方面进行综合诊断,更为确切。

肠 痈 病

一、脓未成证治

原文4
诵读

【原文】腸癰者,少腹腫痞,按之即痛如淋,小便自調,時時發熱,自汗出,復惡寒。其脉遲緊者,膿未成,可下之,當有血。脉洪數者,膿已成,不可下也。大黄牡丹湯主之。(4)

大黄牡丹湯方

大黄四兩　牡丹一兩　桃仁五十個　瓜子半升　芒硝三合

上五味,以水六升,煮取一升,去滓,内芒硝,再煎沸,頓服之,有膿當下;如無膿,當下血。

【提要】本条论述肠痈脓未成的证治。

【释义】肠痈之病,由于营血瘀结于肠中,经脉不通,故少腹肿痞,按之即疼痛加剧,少腹拘急,痛引脐中,故而拒按;因病在肠而不在膀胱,虽按之如淋痛之状,但小便正常;正邪相争于里,营卫失调于表,故时时发热、恶寒、自汗出;"其脉迟紧",表明热毒壅聚,营卫瘀结,脓尚未成。此时当急用攻下法,以清热逐瘀,解毒消痈,使脓毒污血从大便泄出,故曰"可下之,当有血"。治用大黄牡丹汤,方中大黄、芒硝泄热通腑、逐瘀破结;牡丹皮、桃仁凉血化瘀;瓜子(冬瓜仁或栝楼仁均可)排脓消痈。本方中大黄与他药同煎,后下芒硝,并取大黄逐瘀之功。若热盛肉腐,痈脓已成,脉洪数者,则不可下也。

"大黄牡丹汤主之"一句为倒装文法,应在"脓未成,可下之"之后,意在强调鉴别有脓无脓的重要及治疗之不同。

【讨论】本方与第七篇苇茎汤均属热瘀互结为患,都治内痈,但本方针对肠痈,病位在下;苇茎汤针对肺痈,病位在上。虽两者均以清热解毒,逐瘀消痈为治,但大黄牡丹汤用大黄、芒硝等导邪下出,苇茎汤以清肺泄热为要。提示虽病机有相同之处,但病位不同,用方选药也有所区别。

【选注】(日)丹波元坚:"大黄牡丹汤,肠痈逐毒之治也;薏苡附子败酱散,肠痈排脓之治也。盖疡医之方,皆莫不自此二端变化,亦即仲景之法则也。"(《金匮玉函要略述义》)

【医案精选】齐某,男,28 岁。1992 年 7 月 9 日以粘连性肠梗阻收住院。患者半年前因患急性化脓性阑尾炎而行阑尾切除术,今腹胀腹痛 4 小时,呕吐 2 次,为胃内容物,无矢气,大便 2 天未下,腹部肠型,肠鸣音亢进。舌质红,苔薄黄而燥,脉弦滑。X 线腹透:肠腔大量积气。查体温 37.5℃,脉搏 80 次 / 分,呼吸 20 次 / 分,血压 16/10.8kPa。红细胞计数 42×10^{12}/L,白细胞计数 11.3×10^9/L,中性粒细胞 79%。给予腹部热敷、胃肠减压、补液、灌肠等诸法治疗,5 小时病情未见明显好转,在严密观察下给予中药治疗。中医辨证为肠腑不通,气血瘀阻,热毒内结。治宜通腑开结,行气化瘀,清热解毒,方以大黄牡丹汤加味:大黄 20g,牡丹皮 12g,冬瓜仁 30g,芒硝(冲)10g,枳实 15g,莱菔子 30g。水煎 250ml,顿服。40 分钟转矢气,稍后大便通,先干,后为臭秽稀便,诸症悉除。上方略有出入,继进 2 剂,观察 6 天,痊愈出院。随访 2 年无复发。[刘传太 . 大黄牡丹皮汤验案 2 则 . 甘肃中医,1996,9(2):10]

二、脓已成证治

【原文】腸癰之爲病,其身甲錯,腹皮急,按之濡,如腫狀,腹無積聚,身無熱,脉數,此爲腸内有癰膿,薏苡附子敗醬散主之。(3)

薏苡附子敗醬散方

薏苡仁十分　附子二分　敗醬五分

上三味,杵爲末,取方寸匕,以水二升,煎減半,頓服,小便當下。

【提要】本条论述肠痈脓已成的证治。

【释义】肠痈失治或误治,以致热毒结聚,肉腐化脓,郁遏阳气,其局部表现为腹皮紧张拘急,按之濡软如肿状,此与腹内"积聚"坚硬者不同。由于热毒聚于局部故全身发热不明显。热毒内结,耗伤气血,正不胜邪,故脉数而无力。至于"其身甲错",则为营血内耗,不能营养肌肤所致。治以薏苡附子败酱散,方中重用薏苡仁排脓消痈利肠;败酱清热解毒,祛瘀排脓;轻用附子为佐者,辛散温通,振奋阳气以行滞散结。

【讨论】本方重用薏苡仁,轻用附子,两药比例为 5∶1,复有性凉之败酱草,知本方药性偏于寒凉,与肠痈热毒结聚,痈脓已成的病机相合。

大黄牡丹汤和薏苡附子败酱散均治疗肠痈,需要鉴别使用。

【选注】清·尤怡:"薏苡破毒肿,利肠胃为君;败酱一名苦菜,治暴热火疮,排脓破血为臣;附子则假其辛热以行郁滞之气尔。"(《金匮要略心典》)

原文3
诵读

方证鉴别

金 疮 病

一、脉症

【原文】問曰:寸口脉浮微而濇,法當亡血,若汗出。設不汗者云何? 答曰:若身有瘡,被刀斧所傷,亡血故也。(5)

笔记栏

【提要】本条论述金疮出血的脉症。

【释义】寸口脉浮微是浮而无力之象,主阳气不足,涩为阴血亏乏;浮微而涩并见,是气血双亏,阴阳俱虚,多见于亡血或多汗之人。假如没有汗出过多病史,但患者身上有创伤,被刀斧等利器所伤而失血,也可导致这种脉象。

二、证治

(一)血脉瘀阻

【原文】病金瘡,王不留行散主之。(6)

王不留行散方①

王不留行十分(八月八日採) 蒴藋②細葉十分(七月七日採) 桑東南根白皮十分(三月三日採) 甘草十八分 川椒三分(除目及閉口,去汗) 黄芩二分 乾薑二分 芍藥二分 厚朴二分

上九味,桑根皮以上三味燒灰存性,勿令灰過;各別杵篩,合治之爲散,服方寸匕。小瘡即粉之,大瘡但服之,產後亦可服。如風寒,桑東根勿取之。前三物,皆陰乾百日。

【校注】

① 王不留行散方:邓珍本原无此方名,据《医统正脉》本补。

② 蒴藋(shuò diào):为忍冬科植物蒴藋的全草或根。黄元御《长沙药解》论蒴藋:"味酸微凉,入足厥阴肝经,行血通经,消瘀化凝。"还有接骨草、接骨木、落得打、秧心草、血满草、八棱麻等异名。

【提要】本条论述金疮的治疗。

【释义】"金疮"是指被刀斧等金属器械所致的创伤,亦属外科疾患。由于经脉肌肤创伤,局部气血瘀滞,故用王不留行散消瘀止血镇痛。通过治疗后,营卫通行,则肌肤得其营养,金疮自能向愈。方中王不留行祛瘀活血,"主金疮,止血逐痛"(《神农本草经》),故为本方主药;蒴藋行血通经,消瘀化凝;桑白皮续绝脉、愈伤口,三味烧灰存性,取入血止血之意;黄芩清热解毒,芍药敛阴养血,活血止痛;川椒、干姜祛风散寒,温通气血,厚朴燥湿利气行滞,三药合用,以防风寒湿浸渍金疮局部;甘草解毒生肌,调和诸药。此方寒温相配,气血兼顾,既可外用,亦可内服。"小疮即粉之",指损伤不大,外敷可也;"大疮"则须内服;"产后亦可服"者,取其行瘀止血,行气活血之功。风寒去桑皮,是嫌其过于寒凉之故。

【讨论】在仲景治瘀诸法中,王不留行散体现了活血以止血的治法,后世如明代缪希雍、清代唐容川将活血止血法奉为治疗血证的主要大法,实受王不留行散治法的影响。

(二)金疮成脓

【原文】排膿散方

枳實十六枚 芍藥六分 桔梗二分

上三味,杵爲散,取雞子黄一枚,以藥散與雞黄相等,揉和令相得,飲和服之,日一服。

【提要】本方未列主治证,但方名排脓散,当有排脓之功。

【释义】观其用药,乃枳实芍药散加桔梗、鸡子黄所成。枳实芍药散主治产后腹痛,方后又云"并主痈脓",可知本方确能用于各种痈脓之证。方中枳实行气导滞为君,《神农本草经》

谓其有"长肌肉"之功;臣以芍药养血活血;佐以桔梗理气排脓;更加鸡子黄益脾养血。全方以理气活血为主,兼可养血生肌。盖气行则血活,血行则脓消;养血则生肌,新肉生则腐肉去。腐去脓消,疮痈自愈。

（三）脓毒兼营卫失和

【原文】排膿湯方

甘草二兩　桔梗三兩　生薑一兩　大棗十枚

上四味,以水三升,煮取一升,溫服五合,日再服。

【提要】本方亦未载主治证,仍依方名排脓散,确认有排脓之功。

【释义】观其用药,乃桔梗汤加生姜、大枣而成。桔梗长于入肺消痰排脓;甘草解毒除热,配合桔梗以奏排脓消肿解毒之效;佐以生姜、大枣调和营卫。四药合用,对于上部痈脓,微有寒热者,较为适宜。

【讨论】本方与《肺痿肺痈咳嗽上气病》篇桔梗汤皆用桔梗、甘草为主药,但桔梗汤主治肺痈"咽干不渴,时出浊唾腥臭,久久吐脓如米粥者",重用甘草倍于桔梗,除清热排脓外,还强调健脾益气,更适合于脓毒已溃之上部痈脓;而本方桔梗用量大于甘草,侧重消痈排脓,适宜于脓毒初成,兼营卫失和之征。

浸 淫 疮 病

一、预后

【原文】浸淫瘡①,從口流向四肢者可治;從四肢流來入口者,不可治。(7)

【校注】

① 浸淫疮:"浸淫"二字叠韵,渐渍也,渐染也。孙思邈曰:"浸淫疮者,浅搔之蔓延长不止,瘙痒者,初如疥,搔之转生汁相连者是也。"

【提要】本条论述浸淫疮的预后。

【释义】浸淫疮是一种皮肤病,初起形如粟米,范围较小,瘙痒不止,搔破则黄水淋漓,浸渍皮肤,蔓延迅速,浸淫成片,遍及全身,故称为浸淫疮。若该疮从口部向四肢蔓延,是病邪由内向外发散,故易治;如该疮从四肢流向心胸、口部,蔓延发展,是病邪内攻,故病重难治。

【讨论】临床上判断浸淫疮的预后,不仅要依据疮毒浸淫的内外浅深顺序,还需结合疮面波及范围,局部是否脓溃流溢,是否伴见高热,神志是否清灵,舌脉顺逆等情况综合分析。

二、证治

【原文】浸淫瘡,黄連粉主之。方未見。(8)

【提要】本条论述浸淫疮的证治。

【释义】黄连粉方虽未见,但以黄连为主药是无疑的。《素问·至真要大论》云:"诸痛痒疮,皆属于心",本病多由湿热火毒所致,遂以黄连粉泻心火、解热毒、燥湿浊,内服外用皆可,使邪去毒消,疮即可愈。后世医家有单用黄连一味治黄水疮及一切疮疖痈肿,并治赤眼牙痛、舌肿、痢疾等属湿热火毒者。

方歌

小结导图

扫一扫
测一测

小结

　　本篇对痈肿及肠痈的辨识有两个特点：一是重视对痈肿的局部，或肠痈外应的腹部运用切诊进行诊察；二是重视分辨脓成与否。对于肠痈的治疗，脓未成的里实热证，主张用攻下法，脓已成则不可攻下。

　　以上四病皆属外科病证，都以痈脓肿毒，营卫郁滞为特点，故篇中对其治疗重视清热解毒，活血消瘀，行气通阳。篇中从切按痈肿局部有热或无热来判断有脓无脓，对后世痈肿的辨证颇有启发。而篇中根据肠痈脓成与否进行辨治，并创制了大黄牡丹汤、薏苡附子败酱散，对后世外科理论和临床实践的发展具有极大的指导意义。

（周　雯）

复习思考题

1. 试述肠痈的概念及证型。
2. 如何辨别痈肿有脓无脓？
3. 试比较大黄牡丹汤和薏苡附子败酱散的组成、功效、主治。
4. 排脓散和排脓汤在组成和治疗上有何异同？

跌蹶手指臂肿转筋阴狐疝蛕虫病脉证治第十九

1. 掌握蛕虫(蛔虫)病的概念及证治。
2. 熟悉跌蹶、手指臂肿、转筋、阴狐疝的概念及证治。
3. 了解合篇的意义。
4. 背诵原文:7、8。

　　本篇论述跌蹶、手指臂肿、转筋、阴狐疝、蛕虫(蛔虫)等病证的辨证和治疗,其中以蛔虫病为重点。因这五种病证性质各异,既不便于归类,又不能各自成篇,故在论述杂病之后,合为一篇讨论。

　　跌蹶是指由于太阳经脉受伤,筋脉拘急所致足背强直,行动不便的一种足部疾病。手指臂肿是指因风痰阻滞经络所致手指臂部肿胀、震颤,身体肌肉跳动的病证。转筋,指突然发生筋脉拘挛掣痛的病证,以下肢为多见,甚则牵引小腹作痛,多因湿浊化热,伤及筋脉引起。阴狐疝是一种阴囊偏大偏小,时上时下的病证,多因寒凝肝经所致。蛔虫病是以时常发生腹脐部剧烈疼痛,甚或吐出和便出蛔虫为特征的一种肠道寄生虫病。

跌　蹶　病

【原文】师曰:病跌蹶,其人但能前,不能却,刺腨^①入二寸,此太陽經傷也。(1)

【校注】

①腨:指小腿肚。

【提要】本条论述跌蹶的证治及成因。

【释义】跌蹶是一种足背强直,行动不便,只能前行,不能后退的一种足部疾病。"此太阳经伤也"句,应在"刺腨入二寸"之前,为倒装文法,指出跌蹶形成的原因是足太阳经脉受伤,经气不行,筋脉失养。其治疗当针刺足太阳经脉腨部穴位,以调其经气,舒缓筋脉。

手指臂肿病

【原文】病人常以手指臂腫動,此人身體瞤瞤者,藜蘆甘草湯主之。(2)

藜蘆甘草湯方：未見

【提要】本条论述手指臂肿的证治。

【释义】风胜则动，湿胜则肿，本病以手指臂部肿胀、震颤、身体肌肉跳动为主症，是由风痰阻滞经脉引起。风痰窜于经络，故手指及臂部肿胀、颤动，甚至牵及身体局部肌肉瘛动。藜芦甘草汤方虽未见，但从二药的功效推测，藜芦辛寒有毒，能涌吐风痰，甘草能缓解其毒性。合之，使风痰去，其症自解。

【讨论】由本条启示，一些肢体局部肿胀、瘛动的病变，可能与风痰阻滞经脉有关。后世对于此种病证，多用导痰汤或指迷茯苓丸，可参。

转 筋 病

【原文】轉筋之爲病，其人臂脚直，脉上下行，微弦。轉筋入腹者，雞屎白散主之。(3)

雞屎白散方

雞屎白

上一味，爲散，取方寸匕，以水六合，和，溫服①。

【校注】

① 和，溫服：《肘后备急方》《外台秘要》均作"煮三沸，顿服之，勿令病者知之"。

【提要】本条论述转筋的证治。

【释义】转筋，俗称抽筋，是一种四肢筋脉拘挛，牵引作痛的病证，多发于下肢，其转筋之甚者，可从两腿内侧牵引小腹作痛，称为转筋入腹。此由湿浊化热伤阴，筋脉失养所致，故症见臂（上肢）、脚（下肢）强直，不能屈伸，脉微弦，直上下行，失于柔和之象。治用鸡屎白散，利湿清热，舒缓筋脉。鸡屎白微寒泄热，通利小便，导湿邪从下而去。

【讨论】转筋一证原因很多，最常见霍乱吐泻严重者，本方适宜于湿热引起的转筋。

阴狐疝气病

【原文】陰狐疝氣者，偏有小大，時時上下，蜘蛛散主之。(4)

蜘蛛散方

蜘蛛十四枚（熬焦） 桂枝半两

上二味，爲散，取八分一匕，飲和服，日再服。蜜丸亦可。

【提要】本条论述阴狐疝气的证治。

【释义】阴狐疝气，简称狐疝，是一种阴囊偏大偏小，时上时下的病证。其病常因久立、长途行走或咳嗽劳作而诱发或加重。其轻者仅有坠胀感，重者由阴囊牵引少腹剧痛。以方测之，本证为寒气凝结于厥阴肝经所致。故治以辛温通利，暖肝破结，方用蜘蛛散。蜘蛛善于破结利气，配桂枝辛温，散寒通阳。因本证有轻重、缓急，病急用散，势缓者宜丸，故方后注云"蜜丸亦可"。

【讨论】蜘蛛品种多,有的品种有毒,有的品种无毒。运用时,应慎重。近有人提出宜用大黑蜘蛛,不可用花蜘蛛者;也有学者认为当用袋蜘蛛,可供参考。

【选注】清·吴谦:"偏有大小,谓睾丸左右有大小也。时时上下,谓睾丸入腹时出时入也。疝,厥阴之病也。以与狐情状相类,故名之也。主之蜘蛛散,入肝以治少腹拘急而痛也。"(《医宗金鉴》)

【医案精选】彭某,男,8岁。患阴狐疝已有6年。阴囊肿大如小鸡蛋,其色不红,肿物时而偏左,时而偏右,患儿夜卧时肿物入于少腹,至白昼活动时肿物坠入阴囊,而且肿物时有疼痛感觉,几年来曾服一般疏肝解郁、利气止痛等治疝气之药,但肿物依然出没无定,未见效果。患儿平素健康,饮食二便如常,余无所苦,舌苔不黄,舌质不红,脉象弦缓。诊断:寒气凝结肝经之阴狐疝。治则:辛温通利、破结止痛。方药:蜘蛛散。大黑蜘蛛(宜选用屋檐上牵大蛛网之大黑蜘蛛,每枚约为大拇指头大小,去其头足,若误用花蜘蛛则恐中毒)六枚,置磁瓦上焙黄,干燥为末,桂枝三钱。上两味共为散,每天用水酒一小杯,一次冲服一钱,连服7天。服药3天后疼痛缓解,7天后阴囊肿大及疼痛消失,阴狐病痊愈,观察1年未见复发。[彭履祥,张家礼.蜘蛛散治阴狐疝验案1例.成都中医学院学报,1981,(2):18]

蛔 虫 病

一、脉症

【原文】問曰:病腹痛有蟲,其脉何以别之？師曰:腹中痛,其脉當沉,若弦,反洪大,故有蚘蟲。(5)

【提要】本条论述蛔虫腹痛的脉诊。

【释义】腹痛是蛔虫病的主要症状。但腹痛可见于多种疾病,须加以鉴别。一般来说,里寒所致的腹痛其脉当沉或弦,今反见洪大而无热象,此乃蛔虫扰动,气机逆乱之象,为诊断蛔虫病的依据之一。

【讨论】脉洪大只是蛔虫病的脉象之一,并非蛔虫病皆见洪大脉。如蛔虫病腹痛剧烈时,亦常见脉沉细而伏。蛔虫病的诊断除腹痛外,常可见口吐清涎,眼白睛有蓝色斑点,面部有白斑,睡中龂齿,鼻孔瘙痒,喜嗜异物等。诊断该病的直接依据是在粪便、呕吐物中找到蛔虫卵或成虫。

二、证治

(一)胃虚蛔动

【原文】蚘蟲之爲病,令人吐涎,心痛,發作有時,毒藥不止,甘草粉蜜湯主之。(6)
甘草粉蜜湯方
甘草二兩　粉一兩　蜜四兩
上三味,以水三升,先煮甘草,取二升,去滓,内粉、蜜,攪令和,煎如薄粥,温服一升,差即止。

【提要】本条论述蛔虫病的证治。

【释义】吐涎为口吐清水,心痛是指上腹部疼痛。蛔虫窜扰于胃肠,虫动则痛作,虫静则痛止,所以发作有时。毒药不止,是指已用过一般杀虫药而无效,所以改用安蛔和胃之剂,以缓解疼痛,待病势缓和后,再用杀虫药治疗。甘草粉蜜汤中甘草、粉、蜜,皆是甘平安胃之药,服后可以安蛔缓痛。

【讨论】方中所用之"粉",注家有米粉、铅粉两种不同见解。因铅粉有毒,且方后注云"煎如薄粥",故"粉"当为米粉。

【选注】(日)丹波元简:"案粉,诸注以为铅粉……然古单称粉者,米粉也。《释名》云:粉,分也,研米使分散也。《说文》:粉,傅面者也。徐曰:古傅面,亦用粉。《伤寒论》猪肤汤所用白粉,亦米粉耳。故万氏《保命歌括》载本方云:治虫啮心痛,毒药不止者,粉,乃用粳米粉,而《千金》诸书,借以治药毒,并不用铅粉。盖此方非杀虫之剂,乃不过用甘平安胃之品,而使蛔安。应验之于患者,始知其妙而已。"(《金匮玉函要略辑义》)

（二）蛔厥

原文 7、8
诵读

【原文】蛔厥者,当吐蛔,令①病者静而復時煩,此爲臟寒,蛔上入膈,故煩。須臾復止,得食而嘔。又煩者,蛔聞食臭出,其人當自吐蛔。(7)

蛔厥者,烏梅丸主之。(8)

烏梅丸方

烏梅三百個　細辛六兩　乾薑十兩　黃連一斤　當歸四兩　附子六兩（炮）　川椒四兩（去汗）　桂枝六兩　人參　黃蘗各六兩

上十味,異搗篩,合治之,以苦酒漬烏梅一宿,去核,蒸之五升米下,飯熟,搗成泥,和藥令相得,內臼中,與蜜杵二千下,丸如梧子大,先食飲服十丸,日三服②,稍加至二十丸。禁生冷滑臭等食。

【校注】

① 令:《二注》作"今",宜从。

② 日三服:邓珍本无"日"字,据《医统正脉》本补。

【提要】此两条论述蛔厥的证治。

【释义】蛔厥是因蛔虫扰动,腹痛剧烈,以致手足逆冷的病证。由于脏腑寒热错杂,以致蛔虫内动,上扰胸膈,故心烦;窜扰于胃,则吐蛔;蛔虫因寒而动,得温则安,故病者静而复时烦;如得饮食,引动蛔虫,所以得食则呕;因气机被扰,阴阳之气不相顺接,则见手足厥冷。治以乌梅丸寒温并用,杀虫安蛔。蛔有得酸则静,得辛则伏,得苦则安的特性。故方中重用乌梅,醋渍以安蛔止痛;黄连、黄柏清热安蛔;桂枝、附子、干姜、川椒、细辛温脏祛寒,安蛔止痛;人参、当归、蜜补气养血,扶正安脏。

【讨论】《伤寒论》338条,将上述两条合为一条,论述了蛔厥和脏厥的鉴别。

方证鉴别

【选注】清·尤怡:"蛔厥,蛔动而厥,心痛吐涎,手足冷也。蛔动而上逆,则当吐蛔,蛔暂安而复动,则病亦静而复时烦。然蛔之所以时安而时上者,何也?虫性喜温,脏寒则虫不安而上膈,虫喜得食,脏虚则蛔复上而求食,故以人参姜附之属,益虚温胃为主,而以乌梅椒连之属,苦酸辛气味,以折其上入之势也。"(《金匮要略心典》)

【医案精选】吴某,女,32岁。于前一天起病,开始呕吐清涎,继而呕吐苦水,并吐出蛔虫一条,上腹中部突然阵发剧痛,满头大汗,四末不温,舌苔薄白,脉象沉紧,经某医院诊断为胆道蛔虫病,嘱住院手术治疗。因患者系长沙作客,带钱不多,无法缴费,就诊于我,脉证如上,此为脏寒,蛔上入膈所致,拟温脏安蛔法,用乌梅丸:党参 12g,当归 10g,乌梅 3 个,川椒 3g,细辛 2g,附片 10g,桂枝 10g,干姜 3g,黄连 3g,黄柏 6g,嘱做汤剂,分小量多次服,一剂呕痛止,后用枸橼酸哌吡嗪驱蛔,以竟全功。(谭日强.金匮要略浅述.北京:人民卫生出版社,2006:363)

🔍 知识链接

叶天士、吴鞠通对乌梅丸的发挥

　　叶天士善于运用乌梅丸方,以此方灵活加减运用于温病、暑病、呕吐、胃痛、痞证、泄泻、久疟、中风、眩晕、虚劳、痛经等病证。叶氏化裁乌梅丸是根据药物性味扩充演变的,方中酸能收能柔,苦能泄能降,辛能通能行,甘能补能缓,集四味为一方,适用厥阴寒热虚实错杂的诸多症状。吴鞠通整理叶案,固定为乌梅丸类方,归纳代表方为:椒梅汤、减味乌梅丸、连梅汤、人参乌梅汤、加减人参乌梅汤等。椒梅汤由乌梅丸去细辛、桂枝、附子、黄柏、当归,加黄芩、白芍枳实、半夏而成,保持了仲景原方用酸、辛、苦、甘为法组方,重于调肝安胃。减味乌梅丸去细辛、附子、黄柏、人参、当归,加白芍、吴茱萸、半夏、茯苓而成,本方缺乌梅丸原有甘药,故其证寒热错杂,心肝郁热,中焦湿阻而无虚证。连梅汤为乌梅丸去附子、干姜、桂枝、细辛、蜀椒、当归、人参之辛热甘温,并减去黄柏,留乌梅、黄连,加麦冬、生地黄、阿胶滋阴生津,变为酸甘化阴,酸苦泄热之剂。人参乌梅汤去乌梅丸中附子、干姜、桂枝、细辛、蜀椒、当归、黄连、黄柏之辛、苦药,仅用人参、乌梅,加莲子、木瓜、山药、炙甘草而成。加减人参乌梅汤为人参乌梅汤去山药、莲子,加生地黄、麦冬,增强滋阴之效,均为酸甘化阴之方。

方歌

📋 小结

　　本篇将几种不便归类的病证置于内科杂病后论述,既体现了《金匮要略》病种杂多的特点,也反映了第一篇辨脏腑经络病的特点。其中跌蹶属于太阳经脉受伤,手指臂肿是风痰阻滞经络,转筋为湿浊化热伤及筋脉,阴狐疝是寒凝厥阴肝经,四者均为病在经络;但蛔虫病则因蛔虫寄居肠中,并内扰脏腑,故属病在脏腑。

　　该篇对上述诸病的治疗对后世颇有启迪,如以针刺法治经脉损伤之跌蹶,用祛痰药疗风痰阻滞经络的手指臂肿,借鸡屎白散泄浊舒筋,以蜘蛛散温暖肝经、散结利气,对蛔虫病采取急则治标,在腹痛剧烈时,先安蛔止痛。上述思路与方法都值得认真领悟。

小结导图

● (唐　瑛)

复习思考题

1. 简述跌蹶、手指臂肿、转筋的症状特点及病因病机。
2. 简述蛔厥的证治。
3. 论述本篇对蛔虫病的辨证论治。
4. 何谓阴狐疝?此病与《腹满寒疝宿食病》篇的寒疝有何异同?

扫一扫
测一测

妇人妊娠病脉证并治第二十

> **学习目标**
>
> 1. 掌握癥病的治疗、妊娠下血和妊娠腹痛的证治；胞阻的概念及证治。
> 2. 熟悉妊娠恶阻和胎动不安的证治。
> 3. 了解妇人妊娠病的范围，胎与癥的鉴别，妊娠水气及小便难的证治。
> 4. 背诵原文：2、3、4、5、6。

本篇论述了妇女妊娠期间常见疾病的辨证论治，主要内容有妊娠的诊断、妊娠与癥病的鉴别、妊娠呕吐（恶阻）、妊娠腹痛、妊娠下血、妊娠小便难、妊娠水气等病证的诊断和治疗；其中以妊娠腹痛和下血为论述重点，因为两者直接关系到胎儿的孕育，并可由此导致早产和流产，所以论述较详细具体。本篇还提出了祛病安胎养胎的方法。

一、妊娠诊断与恶阻轻证调治

【原文】師曰：婦人得平脉，陰脉小弱，其人渴①，不能食，無寒熱，名妊娠，桂枝湯主之。方見下利中。於法六十日當有此證，設有醫治逆者，卻一月，加吐下者則絕之。(1)

【校注】

① 渴：《心典》作"呕"解，亦通。

【提要】本条论述妊娠的诊断及恶阻轻证的调治。

【释义】凡值生育年龄的已婚妇女，停经以后，出现平和之脉，且尺脉较关脉稍见小弱，并伴呕吐、不能食等症，而无外感寒热之象，这是早期妊娠的表现，后世称为恶阻，属于妊娠期的生理性变化，一般在 12 周左右自然消失。妇人妊娠两个月左右，尺脉多见滑象，即《素问·阴阳别论》所谓"阴搏阳别，谓之有子。"今阴脉小弱，乃胎元初结，经血归胞养胎，胎气未盛，阴血相对不足，故尺脉未滑反见小弱，寸关则见无病平脉。这种妊娠初期的生理变化，可引起体内阴阳气血一时失调。冲脉之气上逆犯胃，胃气上逆故不能食、呕吐。此为妊娠呕吐轻证，治宜桂枝汤调和阴阳，温胃降逆，使脾胃调和，则恶阻可愈。因妊娠反应，多发生在怀孕两个月左右，故原文说："于法六十日当有此证。"在此期间如若误治，致使该反应延续至妊娠三个月还未愈，并新增呕吐与腹泻者，则应暂停服药，采用饮食调养为主或随证施治，以绝病根，否则有可能损伤胎气，导致流产，故言"却一月，加吐下者则绝之。"

【讨论】本条脉象与《素问·平人气象论》"妇人手少阴脉动甚者，妊子也"及《素问·阴阳别论》"阴搏阳别,谓之有子"的脉象不同,提示妊娠妇女体质有别、身体状态不同,其脉象可有相应变化。本方适用于脾胃虚弱,阴阳失调的妊娠呕吐轻证,其主症有妊娠早期不欲食、呕吐、神疲乏力,舌淡红苔白润,脉缓带滑等,符合上述证机的妊娠呕吐、妊娠背冷、妊娠癃闭、乳汁自溢等,可用本方。

二、胎癥鉴别与癥病的治疗

【原文】妇人宿有癥病^①,经断未及三月,而得漏下不止,胎动在脐上者,为癥痼害。妊娠六月动者,前三月经水利时,胎。下血者,后断三月,衃^②也。所以血不止者,其癥不去故也。当下其癥,桂枝茯苓丸主之。(2)

原文 2
诵读

桂枝茯苓丸方

桂枝　茯苓　牡丹(去心)　桃仁(去皮尖,熬)　芍药各等分

上五味,末之,炼蜜和丸,如兔屎大,每日食前服一丸。不知,加至三丸。

【校注】

① 癥病:病名。指腹内有瘀阻积块的疾病。

② 衃(pēi):一般指色紫而黯的瘀血,又作癥痼的互辞。

【提要】本条论述癥病与妊娠的鉴别及癥病的证治。

【释义】妇人素有癥病,现停经未及三月,忽又漏下不止,并觉脐上似有胎动,此乃癥病阻碍气机,气行不畅所致,而非胎动。因一般胎动俱在受孕后四个月才出现,且此时部位在脐下,所以说:"为癥痼害"。经停六个月,自觉有胎动,且经停前三个月月经正常,此后胞宫又按月逐渐增大,按之柔软不痛者,这才是有胎孕。若前三个月,经水失常,后三个月又停经,胞宫亦未按月长大,复见漏下不止,此乃癥病。今下血不止,是瘀血内阻,血不归经所致。治当化瘀消癥,瘀去血方止。方中桂枝温通血脉,芍药和营调血脉,牡丹皮、桃仁化瘀消癥,茯苓健脾渗湿。瘀积有形,非旦夕可除,用蜜为丸长期服用,并从小剂量开始服,以缓攻其癥,亦示祛邪要注意少伤或不伤胎之意,攻邪而不伤正。

【讨论】本方临床应用非常广泛,凡病机与瘀阻湿滞有关的病证均可使用,如子宫肌瘤、卵巢囊肿、慢性盆腔炎、慢性附件炎、子宫内膜异位症、痛经等病。本条治法体现了治瘀兼治湿的精神。"宿有癥病",为瘀积日久,必致气滞湿阻,故大队活血药中配伍一味茯苓。

【医案精选】患者,女,36岁,2007年4月21日初诊。主诉:月经量多、经期延长半年。现病史:半年来月经量多,每次月经提前数天,经行 7~9 天方才干净,行经前几天颜色黯,有血块。面色萎黄,平时有头晕、心慌、乏力、腰酸等不适,带下不多,大便干,就诊时月经第 5 天,量已少,有小血块。舌质黯红,舌苔薄白,脉沉涩。超声检查:子宫多发肌瘤,最大者 13mm×11mm。西医诊断:子宫肌瘤。中医诊断:月经过多、癥瘕,证属瘀阻胞宫,血不归经。治以活血化瘀,软坚散结,兼以补肾固冲。以桂枝茯苓丸加味治疗。处方:桂枝 10g,茯苓 15g,桃仁 10g,赤芍 15g,牡丹皮 15g,穿山甲 10g,皂角刺 30g,三棱 10g,莪术 10g,刘寄奴 15g,丹参 20g,藕节炭 30g,茜草 10g,乌贼骨 15g,川断 30g,杜仲 15g,甘草 5g。6 剂,水煎服,1 天 1 剂。2007 年 4 月 28 日二诊:述服上药 3 剂后月经停止,腰酸、乏力等减轻,舌质淡,舌苔薄白,脉沉细。继上方去藕节炭、茜草、乌贼骨,加党参 15g,金银花 20g,何首乌 15g。10 剂,1 天 1 剂。2007 年 5 月 19 日三诊:服药后无明显不适,大便不干,月经较上次提前 2 天来潮,现在月经第 6 天,量已不多,偶有腰酸、腹胀,舌质淡,舌苔薄白,脉细。上方加乌药 10g,加

强消癥之力,20剂,嘱月经干净3天开始服用。2007年6月23日四诊:就诊时月经已过,行经持续7天,量中等,无其他不适,仍以上方为主,稍作调整,连续服用3个月后随访,月经量和行经时间正常,肌瘤消失。[露红.王自平教授运用桂枝茯苓丸加减治疗妇科病症经验.中医研究,2015,28(8):45-48]

【选注】清·徐彬:"药用桂枝茯苓丸者,桂枝、芍药一阳一阴,茯苓、丹皮一气一血,调其寒温,扶其正气。桃仁以之破恶血,消癥癖,而不嫌伤胎血者,所谓有病则病当之也。且癥之初必因寒,桂能化气而消其本寒。癥之成必挟湿热为窠囊,苓渗湿气,丹清血热。芍药敛肝血而扶脾,使能统血,则养正,即所以去邪耳。然消癥方甚多,一举两得莫有若此方之巧矣。每服甚少而频,更巧。要知癥不碍胎,其结原微,故以渐磨之。"(《金匮要略论注》)

三、证治

(一)腹痛

1. 阳虚寒盛

原文3
诵读

【原文】婦人懷娠六七月,脉弦,發熱,其胎愈脹①,腹痛惡寒者,少腹如扇,所以然者,子臟開故也,當以附子湯溫其臟。方未見。(3)

【校注】

① 胎愈胀:妊娠后期常常腹胀,称"胎胀","其胎愈胀"指腹胀加重之意。

【提要】本条论述妊娠阳虚寒盛腹痛证治。

【释义】妊娠六七个月,出现脉弦发热,腹痛恶寒,并自觉胎胀加重,少腹作冷,有如被扇冷风之感,此因阳虚不能温煦胞宫,子宫不能司闭藏之职所致,阳虚阴盛,寒凝气滞,故觉胎胀,弦脉主寒、主痛,故见腹痛恶寒;发热非外感,而是虚阳外浮的假热。故以附子汤温阳散寒,暖宫安胎。原方未见,但后世医家多主张用《伤寒论》附子汤(炮附子二枚,茯苓、芍药各三两,白术四两,人参二两)。

【讨论】附子虽有堕胎之弊,但本证阳虚阴盛,此处用之以扶阳散寒,是祛病安胎的方法。实本《素问·六元正纪大论》"有故无殒"之旨。

本方适用于阳虚寒盛的妊娠腹痛,其主症为妊娠6~7月后,腹痛,伴少腹阵阵作冷、腹胀、畏寒肢冷,舌淡苔白润,脉弦无力或沉迟无力等。可用于具备上述证机的妊娠腹痛、子肿、先兆流产、习惯性流产、早产等病证。

2. 肝脾失调

原文5
诵读

【原文】婦人懷妊,腹中疞痛①,當歸芍藥散主之。(5)

當歸芍藥散方

當歸三兩　芍藥一斤　茯苓四兩　白术四兩　澤瀉半斤　芎藭半斤一作三兩

上六味,杵爲散,取方寸匕,酒和,日三服。

【校注】

① 疞痛:疞字读"绞"(jiǎo)或"鸠"时,指腹中急痛;读"朽"时,指绵绵作痛,本条即腹中拘急,绵绵作痛。

【提要】本条论述妊娠肝脾不和腹痛的证治。

【释义】妇人妊娠后,气血归胞养胎,故可见全身气血相对不足。肝血不足,则血行迟滞;脾气不足,则湿由内生。肝脾不和,湿停血滞,故腹中拘急,绵绵作痛。此外,尚可见小便不利、足跗浮肿、头昏、面唇少华等症。当归芍药散养血调肝,健脾利湿。方中重用芍药养血柔肝,缓急止痛,佐以当归、川芎调肝和血,更配以茯苓、白术、泽泻健脾利湿,使肝血足而气条达,脾运健而湿邪除,肝脾调和,则诸证自愈。

【讨论】原书《水气病》篇提出妇人病水有血分、水分之不同,但未出方。本证病机为血滞与水湿为患,可供血分、水分选用。

　本方适宜于肝脾不调,气郁血滞湿阻导致的妊娠腹痛,其主症有少腹拘急,绵绵作痛,伴头晕、面唇少华、纳少、体倦、小便不利,舌淡苔白润,脉弦细或弦缓等。本方广泛用于妇科、内科、五官科、外科等符合上述证机的诸多病证,如妊娠腹痛、妇人杂病腹痛、痛经、月经前后诸症、胎水肿满等妇科病。

【医案精选】王某,女,45岁,工人,1995年11月2日初诊。患者述近半年每经前周身浮肿。现症见周身浮肿,胸胁胀满,头晕乏力,舌淡苔白,边有齿痕,脉弦缓。诊为经行浮肿,证属肝郁脾虚,水湿内停,气滞血阻,拟疏肝健脾,理气活血,利水通经。方用当归芍药散加味:当归18g,赤芍12g,川芎10g,茯苓15g,白术12g,泽泻15g,天仙藤15g,益母草15g,泽兰叶12g,川牛膝15g。3剂,水煎服,日1剂。二诊:患者述服上方第2剂后,月经来潮,诸症减轻,效不更方,继服3剂,嘱其每次月经前服上方3~6剂,连服3个周期,半年后随访,诸症消失,未见复发。[姜云天,龚长根,彭江.当归芍药散临床新用.中医药研究,1998,14(3):44-45]

【选注】清·尤怡:"按《说文》疠音绞,腹中急也,乃血不足而水反侵之也,血不足而水侵,则胎失其所养,而反得其所害矣,腹中能无疠痛乎,芎、归、芍药,益血之虚;苓、术、泽泻,除水之气;赵氏曰,此因脾土为木邪所客,谷气不举,湿气下流,搏于阴血而痛,故用芍药多他药数倍,以泻肝木,亦通。"(《金匮要略心典》)

（二）胞阻

【原文】師曰:婦人有漏下①者,有半產②後,因續下血都不絕者,有妊娠下血者。假令妊娠腹中痛,爲胞阻③,膠艾湯主之。(4)

原文4
诵读

芎歸膠艾湯方:一方加乾薑一兩。胡洽治婦人胞動,無乾薑。

芎藭　阿膠　甘草各二兩　艾葉　當歸各三兩　芍藥四兩　乾地黃六兩④

上七味,以水五升,清酒三升,合煮取三升,去滓,内膠令消盡,溫服一升,日三服。不差,更作。

【校注】

①漏下:指妇女不在行经期间,阴道流血,量不多,淋漓不止。

②半产:指未足月而流产者,三个月以前为小产,三个月以后为半产。

③胞阻:以妊娠期间下血腹痛为主症。"胞"言其病位,"阻"概其病机,凡冲任亏损、阴血下漏,不能入胞养胎而出现的下血、腹痛称为胞阻或胞漏。

④干地黄六两:邓珍本及赵开美本药后均无剂量,据《二注》补为六两。

【提要】本条论述冲任虚寒所致妇人三种下血的证治。

【释义】妇人下血之证,常见三种情况:一为经水淋漓不断的漏下;二为半产后下血不止;三为妊娠胞阻下血。妇人此三种下血,病因虽不同,其病机均属冲任脉虚,阴气不能内守。冲为血海,任主胞胎,冲任虚损,不能制约经血,故漏下、月经过多或半产下血不止;冲任不固,胎失所系,故妊娠下血,腹中疼痛。三者均可用胶艾汤调补冲任,固经养血。方中阿胶养血止血,艾叶温经暖宫止血,二药合用调经安胎,为治崩漏之要药;干地黄、芍药、当

205

归、川芎养血和血;甘草调和诸药,清酒以行药力。诸药合用,既和血止血,又暖宫调经,并能安胎。

【讨论】《太平惠民和剂局方》中的补血调经妇科要方四物汤即本方去阿胶、艾叶、甘草衍变而来,故芎归胶艾汤可视为补血剂之祖方。

本方适宜于冲任虚损,血虚兼寒的妇人下血证,其主症为所下之血色浅淡或黯淡、质稀,或伴腹痛,喜温喜按,头晕目眩,肢冷,舌淡,脉细等。可治疗符合上述证机的崩漏、产后恶露不绝、胎漏、胎动不安、滑胎等多种妇科出血病证,涉及宫外孕、先兆流产、习惯性流产等疾病。

【医案精选】陈某,女,41 岁,2008 年 4 月 7 日初诊。患者劳累后此次月水一月二潮,末次月经 2008 年 3 月 27 日,经水量少,色淡质稀,淋漓不断十余日,伴神疲气短,面色㿠白,腰酸肢倦,纳谷不馨。舌淡胖,脉虚细。诊为崩漏。治宜益气摄血,固冲止血。予胶艾汤加味:阿胶、白芍、熟地黄各 12g,当归、杜仲、白术、黄芪各 9g,艾叶炭、甘草各 6g。3 剂后淋漓即净,但纳谷未馨,去艾叶炭、熟地黄,入怀山药、炒扁豆各 12g。续服 5 剂后,面色渐润,食欲转佳。随访 1 年,经讯如常。[苑淑肖.胶艾汤妇科应用验案举隅.浙江中医杂志,2010,45(8):615]

（三）恶阻

【原文】妊娠嘔吐不止,乾薑人参半夏丸主之。(6)

乾薑人参半夏丸方

乾薑 人参各一兩 半夏二兩

上三味,末之,以生薑汁糊爲丸,如梧子大,飲服十丸,日三服。

原文 6
诵读

【提要】本条论述恶阻重证的治疗。

【释义】恶阻本是妇人妊娠常有的反应,多由胃虚气逆所致。但妊娠反应多持续时间不长,一般可不药而愈。本证呕吐不止,为妊娠反应较重,而且持续时间长,一般药物又不易治愈,故宗"有故无殒"之意,用干姜人参半夏丸治疗。以方测证,可知本证病机是胃虚寒饮,浊气上逆,胃失和降。故治以温中补虚,蠲饮降逆。方中干姜温中散寒,人参扶正补虚,半夏、生姜汁蠲饮降逆,和胃止呕。以丸药服之,便于受纳,取和缓补益之效。

【讨论】本方适用于脾胃虚弱,寒饮上逆的恶阻重证,其主症当有妊娠呕吐不止,频繁剧烈,呕吐物为清水或涎沫,食不下,口淡乏味,舌淡苔白滑等。可治疗符合上述证机的妊娠恶阻以及内科杂病的腹痛、呕吐、痞证、眩晕等病。

（四）小便难

【原文】妊娠小便難,飲食如故,當歸貝母苦參丸主之。(7)

當歸貝母苦參丸方:男子加滑石半兩。

當歸 貝母 苦參各四兩

上三味,末之,煉蜜丸如小豆大,飲服三丸,加至十丸。

【提要】本条论述妊娠血虚热郁小便不利证治。

【释义】妊娠妇女但见小便难而饮食如常,可知其病在下焦,不在中焦。此由怀孕之后,血虚有热,气郁化燥,兼膀胱湿热,气化不利,所以小便难而不爽。故治以当归贝母苦参丸养血开郁,清热除湿。方中当归养血润燥,贝母利气解郁,兼清水之上源,苦参利湿除热。合而用之,俾血得濡养,郁结解除,湿热得清,则小便自能畅利。

【讨论】本方取贝母利气解郁治上焦,配苦参利湿清热治下焦,以治疗妊娠小便难,说明下病可以治上,关键要辨明下病的根源。

本方适宜于血虚气郁,兼膀胱湿热的妊娠小便难,其主症有小便短黄不爽,或尿频、尿急、淋沥涩痛,舌红苔黄,脉细滑数等。可用于符合上述证机的妊娠膀胱炎、妊娠尿潴留、妊娠大便难及急慢性前列腺炎、慢性支气管炎、肾盂肾炎等疾病。

(五) 水肿

【原文】妊娠有水氣,身重,小便不利,洒淅惡寒,起即頭眩,葵子茯苓散主之。(8)

葵子茯苓散方

葵子一斤　茯苓三兩

上二味,杵爲散,飲服方寸匕,日三服,小便利則愈。

【提要】本条论述妊娠水气的证治。

【释义】妊娠水气即后世所称"子肿"。本证为胎气影响,膀胱气化被阻,水湿停聚所致。水盛身肿故身重;水停而卫气不行,故洒淅恶寒;水阻清阳,清阳不升即头眩。本病关键是气化不行,小便不利,故以葵子茯苓散利水通阳为治。方中葵子滑利通窍,茯苓淡渗利水,使小便通利而水湿去,阳气自通,诸证遂除,故方后云"小便利则愈"。

【讨论】本条原文与上条都属妊娠期所发生的小便病变,但不同的是:一为"小便难",一为"小便不利";"难"者为不爽;"不利"为不通畅。上条由于血虚热郁气滞,兼膀胱湿热而小便难,故用当归贝母苦参丸养血开郁,清热利湿;本条是由于受胎气影响,气化被阻,小便不利而成水肿,故以葵子茯苓散滑利通窍,利水通阳。本方适用于水湿内盛,气化受阻的妊娠水肿实证,该法为治标的权宜之法,不宜长期使用。若孕妇素体虚弱或有滑胎史者,则不宜用本方。

(六) 祛病养胎

1. **血虚湿热**

【原文】婦人妊娠,宜常服當歸散主之。(9)

當歸散方

當歸　黃芩　芍藥　芎藭各一斤　白术半斤

上五味,杵爲散,酒飲服方寸匕,日再服。妊娠常服即易產,胎無苦疾,產後百病悉主之。

【提要】本条论述妊娠血虚湿热的治法。

【释义】妇人妊娠最重肝脾二脏。肝主藏血,血以养胎;脾主运化,乃气血生化之源。本条即属肝血不足,脾失健运之证。肝血虚气郁而生内热,脾不运而生湿,湿热内阻,可影响胎儿,故用当归散养血健脾,清化湿热。方中当归、芍药、川芎补肝养血以舒血气之源,白术健脾除湿,黄芩坚阴清热。合而用之,使血虚得补,湿热可除,而奏祛病养胎之效。

【讨论】原文"常服"二字须灵活来看。主要指妊娠而肝脾虚弱兼有湿热者宜常服之,并非妊娠无病常服之药。对方后"妊娠常服即易产,胎无苦疾,产后百病悉主之"一句的理解,亦应考虑是符合肝虚脾弱,血虚湿热病机者方可服用。并非产后百病,都可概用当归散。

本方用药法,对后世颇有启发。后世将黄芩、白术视为安胎圣药,即源于此。二药是通过健脾,去湿热而发挥祛病安胎作用的,并非为安胎通用之品。本方适宜于妊娠肝虚脾弱,血虚夹湿热者,其主症可见身体瘦弱,食少体倦,头晕烦热,舌淡苔黄腻,脉弦滑体小等。符合上述证机的胎漏、带下等可酌用之。

2. 脾虚寒湿

【原文】妊娠養胎,白术散主之。(10)

白术散方:見《外臺》。

白术　芎藭　蜀椒各三分(汗)　牡蠣二分①

上四味,杵爲散,酒服一錢匕,日三服,夜一服。但苦痛,加芍藥;心下毒痛,倍加芎藭;心煩吐痛,不能食飲,加細辛一兩,半夏大者二十枚。服之後,更以醋漿水服之。若嘔,以醋漿水服之;復不解者,小麥汁服之。已後渴者,大麥粥服之。病雖愈,服之勿置。

【校注】

① 牡蛎二分:邓珍本无剂量,此据《外台秘要》补入。

【提要】本条论述妊娠脾虚寒湿的治法。

【释义】由于妇女体质有差异,故妊娠后,会出现寒化或热化的变化。前条是为湿热不化而设,本条则为脾虚寒湿中阻出其治法。脾虚而寒湿中阻,每见脘腹时痛,呕吐清涎,不思饮食,白带时下等症,故治以白术散温中除湿,健脾安胎。方中白术健脾燥湿,川芎和肝疏气,蜀椒温中散寒,牡蛎敛摄固胎。条文中"妊娠养胎"为泛指之词,即通过祛病达到安胎的作用,无病则不需服用。

【讨论】当归散与白术散均为祛病养胎之剂,治法都为调理肝脾,但两者的区别在于:当归散侧重于调补肝血,多用于血虚而湿热不化之证;白术散重点在于温中健脾,多用于寒湿偏盛之证。白术散只适用于妊娠脾虚而寒湿中阻之人,其主症可见素体脾胃较弱,纳差呕吐,倦怠乏力,脘腹时痛,白带较多,苔白滑,脉缓滑等。可用于妊娠呕吐、便秘等病符合上述证机者。

(七) 心火气盛不得小便

【原文】婦人傷胎,懷身腹滿,不得小便,從腰以下重,如有水氣狀,懷身七月,太陰當養不養①,此心氣實,當刺瀉勞宮及關元②,小便微利則愈。見《玉函》。(11)

【校注】

① 太阴当养不养:《脉经》《诸病源候论》《备急千金要方》均有"妊娠七月,手太阴脉养之"的记载。

② 劳宫及关元:穴名。劳宫在手掌中,为手厥阴心包经之荥穴。关元在脐下三寸,为任脉经穴,亦即小肠之募穴。

【提要】本条论述了妊娠伤胎的证治。

【释义】妊娠七月,正当手太阴肺经养胎之时,但由于心气实而心火旺,肺金为心火所乘,以致太阴当养不养,由此胎失所养,则胎气不顺;肺失通调,则水道不利,所以出现不得小便,从腰以下重,如有水气状等症。治疗用针刺劳宫以泻心气,刺关元以顺胎气,气行则水行,小便通利,则诸症自愈。

【讨论】①后世医家逐月分经养胎之说,实源于此。②对本条针刺劳宫与关元穴,后世争议较大,有谓孕妇禁刺之穴;有谓刺之深浅适度,补泻得宜亦可。总之,非针刺识验精熟者,切莫轻试。仲景提出刺关元,亦寓"有故无殒"、急则治标之意。

小结导图

小结

　　本篇仲景在对妊娠病的辨治中,重视肝脾两脏,在治法上突出了肝脾同调、气血并治、水血同治等。如篇中的当归芍药散、当归散、白术散,皆是运用此法的范例,无论是妊娠腹痛,还是祛病养胎,仲景都非常重视肝脾。本篇所论祛病养胎,是通过防治疾病,以达到养胎安胎的效果。篇中所立当归散、白术散即分别针对血虚兼湿热、脾虚兼寒湿而设。仲景治疗妊娠病还注重气血两端,如以桂枝茯苓丸治癥瘤,胶艾汤治漏下、胞阻,有证有方,有常有变,为后世治疗妇科病重视调理气血奠定了基础。

　　仲景在本篇治疗用药上实践了《素问·六元正纪大论》"有故无殒"的理论。方书认为,凡辛热滑利之品,对妊娠不利,当慎重使用。仲景谨守病机,注意配伍、剂型和服用剂量,在治疗妊娠病时运用附子、干姜、半夏、冬葵子等,做出了良好的示范。

　　此外,仲景根据妊娠期不同病情,运用适宜的剂型。本篇载方十首而丸散居七,汤居三。为此,徐彬注曰"盖汤者,荡也。妊娠当以安胎为主,则攻补皆不宜骤,故缓以图之耳。"

　　本篇对妊娠病的论述条文虽不多,但内容精要,涉及范围较广,不仅为后世妊娠病治疗奠定了基础,而且对研究妊娠病辨证治疗规律具有重要的指导作用。

（张茂云）

扫一扫
测一测

复习思考题

1. 试述妊娠腹痛的证型、主症及方剂,并指出治疗妊娠腹痛的注意事项。
2. 试述癥病下血的辨证要点,使用桂枝茯苓丸应注意什么?
3. 试比较附子汤证与当归芍药散证的异同点。
4. 试述妊娠下血应如何治疗?

PPT 课件

妇人产后病脉证治第二十一

学习目标

1. 掌握产后腹痛的辨证论治。
2. 熟悉产后中风、烦呕、下利的证治。
3. 了解妇人产后三病的成因及证治。
4. 背诵原文:4、5、6、9、11。

　　本篇专论妇人产后常见病的证治。包括新产后痉、郁冒、大便难三大证;产后腹痛、产后中风、产后下利、产后烦乱呕逆等。篇中涉及的病因病机包括阴虚津亏、血虚里寒、气血不足、瘀阻气滞、外感六淫、饮食劳倦等。在治法上,本篇既强调必须注意照顾产后亡血伤津,气血俱虚的特点,同时也应根据具体证候具体分析,该发汗就发汗,该攻下也要攻下。

　　本篇内容精要,不仅为后世产后病治疗奠定了基础,而且对研究产后病辨证论治规律具有重要指导作用。

一、产后常见三病

(一)成因

　　【原文】問曰:新産婦人有三病,一者病痙,二者病鬱冒,三者大便難,何謂也? 師曰:新産血虛,多汗出,喜中風,故令病痙;亡血復汗,寒多,故令鬱冒;亡津液,胃燥,故大便難。(1)

　　【提要】本条论述新产妇人常见三病及病机。

　　【释义】由于生产时失血过多,筋脉失养,加之气虚不固,汗多腠理空虚,感受风邪,致使筋脉拘急不舒而发痉病,主要表现为肢体痉挛、抽搐。郁冒指郁闷昏冒,症见郁闷、眩晕、昏瞀,是由于产后失血,复被发汗,腠理不固,寒邪乘袭,郁闭于外,气逆上冲所致。大便难指大便秘结或排解费力,是因产后失血汗多,津液重伤,肠道失濡所致。此产后三证,病机均与亡血伤津有关,治疗当以养血生津为要。本条未出方治,根据病机,产后痉病多以养血祛风为法,可选四物汤配葛根汤,或配栝楼桂枝汤,或配玉真散加减。郁冒多以养血益气,伍以祛邪为法,可选八珍汤配桂枝汤加减。大便难一般以补血润肠通便为法,用四物汤配五仁丸加减。

(二)证治

1. 郁冒便难并见

　　【原文】産婦郁冒,其脉微弱,不能食,大便反堅,但頭汗出。所以然者,血虚

拓展阅读

而厥,厥而必冒。冒家欲解,必大汗出。以血虚下厥,孤陽上出,故頭汗出。所以产妇喜汗出者,亡陰血虚,陽氣獨盛,故當汗出,陰陽乃復。大便堅,嘔不能食,小柴胡湯主之。 方見嘔吐中。(2)

【提要】本条论述产妇郁冒兼大便难的病机和证治。

【释义】产妇郁冒病,除头眩目瞀、郁闷不舒外,还伴有脉微弱,呕不能食,大便坚,但头汗出等症状。"所以然者……阴阳乃复",论述产妇汗多的机制。产后亡阴血虚,阳气独盛,偏盛之阳上厥,故而郁冒。欲使郁冒得解,必得周身汗出,以衰减偏盛之阳,所谓"损阳就阴",使产妇阴阳能恢复相对的平衡。因此,此处汗出乃产后机体自身调节的一个外在表现。今产妇由周身汗出变为"但头汗出",并见郁冒主症,其病必由感受寒邪(即上条之寒多),使表气郁闭而里气不宣,导致偏盛之阳气上逆,出现郁冒与但头汗出等症,故云"血虚而厥,厥而必冒""血虚下厥,孤阳上出,故头汗出"。所以,郁冒欲解,必待外邪去,使表气和而周身汗出,则里气畅而气不上逆,郁冒自愈。故云"冒家欲解,必大汗出",此"大汗出"是与"但头汗出"相对而言的,实指全身汗出津津,阴阳相和之意,非大汗淋漓之谓。

"大便坚……小柴胡汤主之"论述本病的治疗。表闭里郁,气机上逆,胃失和降则呕不能食;血虚肠燥则大便难;正虚血亏则脉微弱。故治用小柴胡汤扶正达邪,和利枢机,使外邪得去,里气宣通,阴阳调和,诸证悉去。

【讨论】本条所论产后郁冒与产后血晕不同,前者为血虚外感寒邪,并更因阴虚阳盛而上厥所致;后者非外感引起,而是产后失血过多,或恶露不行所致。所以用小柴胡汤所治的郁冒,除上述诸症外,当有舌苔薄白,周身无汗,寒热往来等症。故应与《伤寒论》230条合参。

2. 胃肠实热

【原文】病解能食,七八日更發熱者,此爲胃實,大承氣湯主之。 方見痙病中。(3)

【提要】本条论述郁冒病解后转为胃实的证治。

【释义】郁冒病本呕而不能食,服小柴胡汤后,表和汗出,郁冒得解,不呕能食。但如七八日后,又发热的,则为未尽的余邪与食滞相结,转为胃实之证。因此本证除上述征象外,并有腹满痛,大便秘结,脉沉实,苔黄厚等里实表现。所以用大承气汤攻下里实。

【讨论】本条提示,即使对产后血虚之人,只要辨证准确,可以用大承气汤荡涤实邪,泄热存阴,是不拘于产后的典范,充分体现了《金匮要略》辨证论治的原则性与灵活性。但产后毕竟多虚,大承气汤是苦寒攻下的峻剂。产后用之,务必辨证准确,正如《医宗金鉴》所说"必其人形气俱实,胃强能食者始可也"。

二、产后腹痛

(一) 血虚里寒

【原文】產後腹中疞痛,當歸生薑羊肉湯主之。並治腹中寒疝,虚勞不足。(4)

　當歸生薑羊肉湯方:見寒疝中。

【提要】本条论述产后血虚里寒的腹痛证治。

【释义】当归生姜羊肉汤能补虚养血,散寒止痛,本证以此方主治,可知其腹痛属血虚里寒。由于产时失血过多,冲任空虚,寒邪乘虚侵入胞宫,以致血虚寒滞,脉络不和而腹中拘急,绵绵作痛。本方尚可异病同治,用于寒疝及虚劳不足。

【讨论】本方适宜于产后血虚寒滞的腹痛,其主症为腹中拘急,绵绵作痛,喜温喜按,舌

原文4
诵读

淡苔薄润,脉弦细或沉细。可用于符合上述证机的痛经、月经后期、月经量少、不孕症等,并可用于血虚有寒之人的食疗方。

【医案精选】周某内人,冬日产后,少腹绞痛,诸医称为儿枕之患,去瘀之药,屡投屡重,乃至手不可触,痛甚则呕,二便紧急,欲解不畅,且更引腰胁俱痛,势颇迫切。急延二医相商,咸议当用峻攻,庶几通则不痛。余曰:形羸气馁,何胜攻击?乃临产胎下,寒入阴中,攻触作痛,故亦拒按,与中寒腹痛无异。然表里俱虚,脉象浮大,法当托里散邪,但气短不续,表药既不可用,而腹痛拒按,补剂亦难遽投。信仲景寒疝例,与当归生姜羊肉汤,因兼呕吐,略加陈皮、葱白,一服微汗而愈。[(清)谢映庐.谢映庐医案.上海:上海科学技术出版社,2010:178]

方证鉴别

【选注】清·徐彬:"疠痛者,缓缓痛也,概属客寒相阻,故以当归通血分之滞,生姜行气分之寒,然胎前责实,故当归芍药散内加茯苓、泽泻泻其水湿;此之产后大概责虚,故君以羊肉,所谓形不足者,补之以味也。盖羊肉补气,疠痛属气弱,故宜之。此方攻补兼施,故并治寒疝、虚损。"(《金匮要略论注》)

(二)气血郁滞

原文5
诵读

【原文】產後腹痛,煩滿不得臥,枳實芍藥散主之。(5)

　枳實芍藥散方

　枳實(燒令黑,勿太過)　芍藥等分

　上二味,杵爲散,服方寸匕,日三服,並主癰膿,以麥粥下之。

【提要】本条论述气血郁滞的产后腹痛证治。

【释义】本条腹痛以烦满不得卧为特点,是属里实,但与阳明里实不同,是由气滞血郁,气机痹阻不通所致。临床表现为胀满疼痛较甚,以致难以安卧,或伴恶露量少不畅。治用枳实芍药散行气散结,和血止痛。方中枳实破气散结,炒黑并能行血中之气;芍药和血止痛;大麦粥和胃安中。

"并主痈脓",意指若气血郁滞日久,郁而化热,邪热炽盛则有血腐酿脓成痈的可能,枳实芍药散能行气活血散结,故可防止成痈化脓。

【医案精选】吴某,24岁。因产后腹痛,经服去瘀生新药而愈。继因深夜贪凉,致皮肤浮肿,气息喘急。余意腹痛虽愈,究是瘀血未尽,为今病皮肤肿胀之原因。是荣血瘀滞于内,复加外寒滞其卫气,且产后腹痛,病程已久,元气必亏。治应行血而勿伤正,补虚而莫助邪。用《金匮》枳实芍药散,以枳实行气滞,芍药行血滞,大麦粥补养正气,可算面面周到。服完后,肿消喘定,夙疾皆除。(湖南省中医药研究所.湖南省老中医医案选.长沙:湖南科学技术出版社.1980:221)

(三)瘀血内结

原文6
诵读

【原文】師曰:產婦腹痛,法當以枳實芍藥散,假令不愈者,此爲腹中有乾血著臍下,宜下瘀血湯主之。亦主經水不利。(6)

　下瘀血湯方

　大黃二兩　桃仁二十枚　蟅蟲二十枚(熬,去足)

　上三味,末之,煉蜜和爲四丸,以酒一升,煎一丸,取八合,頓服之,新血下如豚肝。

【提要】本条论述瘀血内结的产后腹痛证治。

【释义】产后脐下小腹或少腹疼痛拒按,或呈刺痛,恶露紫黯有块,量少不行,甚或恶露不下的,法当用枳实芍药散行气和血。今服枳实芍药散不愈,这是有干血停积脐下,病重药轻,当改用下瘀血汤破血逐瘀。方中大黄荡逐瘀血,桃仁活血化瘀,䗪虫逐瘀破结,三味相合,破血之力颇猛。用蜜为丸,是缓其性而不使骤发,酒煎是取其引入血分。服药后如见恶露下如豚肝,是瘀血下行之验。

（四）实热瘀结

【原文】產後七八日,無太陽證,少腹堅痛,此惡露不盡,不大便,煩躁發熱,切脉微實,再倍發熱,日晡時煩躁者,不食,食則讝語,至夜即愈,宜大承氣湯主之。熱在裏,結在膀胱①也。方見痙病中。(7)

【校注】

① 膀胱:即上条"脐下"的互辞,泛指下腹部,含子宫之意。

【提要】本条论述实热瘀结产后腹痛的证治。

【释义】产后少腹坚硬疼痛,并见恶露不下,无恶寒发热太阳表证,可知属瘀血内结。本可与前条之下瘀血汤攻下瘀血,但其并见不大便,不能食,食则谵语,发热烦躁日晡时尤甚,脉微实,再倍发热之里热实证。不能食,不大便,腹中痛是阳明腑实,腑气不通之故;因日晡为阳明所主,故再倍发热、日晡时烦躁尤甚,说明其阳明里热盛;食则谵语,主里热炽盛,内扰神明;脉微实主邪气盛,正未虚。故知本证为"热在里,结在膀胱"之实热瘀结证,治疗以攻下瘀热为法,可予大承气汤。方中用大黄既能荡涤实热,也可攻逐瘀血。

方证鉴别

三、产后中风

（一）太阳中风

【原文】產後風,續之數十日不解,頭微痛,惡寒,時時有熱,心下悶,乾嘔汗出。雖久,陽旦證續在耳,可與陽旦湯。即桂枝湯,方見下利中。(8)

【提要】本条论述产后中风营卫不和的证治。

【释义】产后体虚,复感风寒外邪,正气虽不能驱邪外出,但邪亦不甚,故持续数十日病尚在表,其头微痛、恶寒、时发热、胸脘闷、干呕、汗出等太阳中风表证仍在,故用桂枝汤解表驱邪,调和营卫。

【讨论】后世注家对阳旦汤有不同的看法,林亿认为指桂枝汤;喻昌认为是桂枝汤加黄芩;魏荔彤认为是桂枝汤加附子;陈修园认为是桂枝汤增桂加附子;何志雄谓是桂枝汤加芍药、黄芩等,可根据临床情况随证选用。

（二）阳虚中风

【原文】產後中風,發熱,面正赤,喘而頭痛,竹葉湯主之。(9)

竹葉湯方

竹葉一把　葛根三兩　防風　桔梗　桂枝　人參　甘草各一兩　附子一枚(炮)　大棗十五枚　生薑五兩

上十味,以水一斗,煮取二升半,分溫三服,溫覆使汗出。頸項強,用大附子一枚,破之如豆大,煎藥揚去沫。嘔者,加半夏半升洗。

【提要】本条论述产后中风兼阳虚的证治。

【释义】产后正虚,风邪袭表,成正虚邪实之候。其中发热头痛,为中风之征;面赤,气喘,乃元阳不固,虚阳上浮,兼有卫气闭郁,肺气不降之象。另外尚可见恶寒无汗,身疼乏力,四

原文9
诵读

肢欠温,舌质淡红,舌苔薄白,脉浮无力等脉症。治用竹叶汤扶正祛邪,表里同治。方中竹叶、葛根、防风、桔梗、桂枝疏解外邪;其中竹叶《名医别录》言"主胸中痰热,咳逆止气",此处并有降逆之意;人参、附子温阳益气;甘草、生姜、大枣调和营卫。

【讨论】此产后中风兼阳虚的虚实夹杂证,治疗如但解表则虚阳易脱,若纯扶阳补正则表邪不解,而只有用扶正祛邪,标本兼顾的竹叶汤才能切合病机。方中竹叶甘淡而寒,清热以折其阳浮之势为君药。全方有疏风清热,益气扶阳之功,邪正兼顾,为后世扶正祛邪法之祖。

【选注】清·陈修园:"此为产后中风,正虚邪盛者,而出其补正散邪之方也。方中以竹叶为君者,以风为阳邪,不解即变为热,热甚则灼筋而成痉,故于温散药中,先以此而折其热,即杜渐防微之道也。"(《金匮要略浅注》)

四、虚热烦呕

【原文】婦人乳中虛,煩亂嘔逆,安中益氣,竹皮大丸主之。(10)

竹皮大丸方

生竹茹二分　石膏二分　桂枝一分　甘草七分　白薇一分

上五味,末之,棗肉和丸,彈子大,以飲服一丸,日三夜二服。有熱者,倍白薇;煩喘者,加柏實一分。

【提要】本条论述产后虚热烦呕的证治。

【释义】生子曰"乳",乳中虚指妇人产后,本阴血不足,加之育儿哺乳,乳汁去多,阴血更虚,因乳汁为精血所化。阴虚生内热,虚热扰中则胃失和降而呕逆,虚热内扰心神,则心中烦乱。治用竹皮大丸清热降逆,安中益气。方中重用甘草为君,功能益气安中;与桂枝相配,可辛甘化气;竹茹、石膏清胃热以止呕逆;白薇退虚热;枣肉助甘草健脾益气又养血,亦可调和诸药。如虚热重者,倍加白薇,烦喘者,加柏实以宁心润肺。

【选注】清·尤怡:"妇人乳中虚,烦乱呕逆者,乳子之时,气虚火旺,内乱而上逆也。竹茹、石膏甘寒清里,桂枝、甘草辛甘化气,白薇性寒入阳明,治狂惑邪气,故曰安中益气。"(《金匮要略心典》)

五、热利伤阴

【原文】產後下利虛極,白頭翁加甘草阿膠湯主之。(11)

白頭翁加甘草阿膠湯方

白頭翁二兩　黃連　檗皮　秦皮各三兩　甘草二兩　阿膠二兩

上六味,以水七升,煮取二升半,內膠令消盡,分溫三服。

原文11
诵读

【提要】本条论述产后热痢伤阴的证治。

【释义】这里的下利是指痢疾,下痢以白头翁汤为主方,可知其痢由湿热下注所致,其症应以便下脓血,腹痛即便,里急后重,肛门灼热,身热口渴,舌红苔黄为特点;"虚极"主要指产后阴血不足,可见面黄乏力,虚烦不寐,脉象虚数等。治用白头翁加甘草阿胶汤清热利湿,养血和中。方中以白头翁汤清利湿热,阿胶补益阴血,甘草益气和中。

【讨论】白头翁汤清热坚阴,凉血解毒,燥湿止利,若湿热利发生于产后,必血虚阴亏,故加阿胶、甘草滋阴养血,补虚建中,并能缓苦寒药损阴伤中之偏性,使攻邪不伤正,扶正不恋邪,为治疗产后热利下重或热利伤阴的一首特效名方。

笔记栏

附　方

1.《千金》三物黄芩汤

【原文】治婦人在草蓐①,自發露得風②,四肢苦煩熱,頭痛者,與小柴胡湯;頭不痛,但煩者,此湯主之。

黃芩一兩　苦參二兩　乾地黃四兩

上三味,以水八升,煮取二升,溫服一升,多吐下蟲。

【校注】

① 草蓐:草垫子、草席。这里指产床。古称妇女临产为坐蓐。

② 发露得风:指产妇分娩时,因产床不洁或产后保养不慎而感受病邪。发,暴露。露,露天,在室外。

【提要】本条论述产后四肢烦热的不同证治。

【释义】产后四肢苦于烦热,若由少阳枢机不利所致者,宜以小柴胡汤和解少阳,其证并见两侧头痛,往来寒热,胸胁苦满,默默不欲食等。若由于下焦湿热,血虚生热所致者,宜用三物黄芩汤,方中用黄芩、苦参清热燥湿,除烦;重用干地黄,滋养阴血,以兼顾产后。三药合用,既清热燥湿,又滋养阴血。其证还可见带下黄白腥臭,或阴部瘙痒,大便不爽,肛门灼热,虚烦少寐,苔黄少,脉虚数等。

2.《千金》内补当归建中汤

【原文】治婦人產後,虛羸不足,腹中刺痛不止,吸吸①少氣,或苦少腹中急,摩痛②引腰背,不能食飲。產後一月,日得服四五劑爲善。令人強壯宜。

當歸四兩　桂枝三兩　芍藥六兩　生薑三兩　甘草二兩　大棗十二枚

上六味,以水一斗,煮取三升,分溫三服,一日令盡。若大虛,加飴糖六兩,湯成內之,於火上暖,令飴消。若去血過多,崩傷內衄不止,加地黃六兩、阿膠二兩,合八味,湯成內阿膠。若無當歸,以芎藭代之;若無生薑,以干薑代之。

【校注】

① 吸吸:指忍痛时的"嘶嘶"吸气之声。

② 少腹中急,摩痛:即少腹拘急挛痛。

【提要】本条论述产后气血不足腹中疼痛的证治。

【释义】由于产后虚羸,气血不足,不能煦养,故腹中疼痛,绵绵不已,或为腹中拘急,痛引腰背;脾气亏虚,运化不健,故吸吸少气,不能食饮。当归建中汤即小建中汤加当归,当归功能养肝补血,与小建中汤合用,有建中益气,养血柔肝之效,为产后气血不足,脾胃虚弱之代表方。

ER-22-9

方歌

 小结

本篇论述了妇人产后常见疾病的证治。

妇人产后多虚,且以亡血伤津为特点,篇中首先提出产后三大证。三证虽然病证不

ER-22-10

小结导图

同,但总的治疗原则都必须顾护津液,因此养血复阴是治疗产后三大证的关键。

产后腹痛,是妇女常见疾病,本篇论述了三种情况:一是血虚里寒的,用当归生姜羊肉汤养血补虚散寒;二是气血郁滞的,用枳实芍药散行气活血;三是瘀血内阻的,用下瘀血汤活血逐瘀。还有瘀阻腹痛与阳明里热相兼之证,治分缓急,先用大承气汤泄热通便救急,如瘀血不去,可用下瘀血汤治疗。

此外,本篇有用大承气汤苦寒攻下,治疗产后胃家实;用阳旦汤发汗解肌,治产后中风持续不解;用竹皮大丸安中益气,治产后虚热烦呕;用白头翁加甘草阿胶汤养阴清热,治产后下利等,都具有不拘于产后禁忌,又照顾产后的特点。

(刘清平)

扫一扫
测一测

复习思考题

1. 本篇如何辨证论治产后腹痛?
2. 当归生姜羊肉汤在《金匮要略》中可以治疗哪些疾病?
3. 本篇如何体现仲景治疗产后病"不拘于产后,勿忘于产后"的特点?

妇人杂病脉证并治第二十二

笔记栏 📝

PPT 课件

学习目标

1. 掌握腹痛、月经病、脏躁、咽中如有炙脔等的证治。
2. 熟悉热入血室、带下、转胞、阴吹的证治。
3. 了解妇人杂病的范围、发病原因、治疗法则及阴疮的证治。
4. 背诵原文：1、5、6、9、17、18、19。

　　本篇论述了妇人杂病的病因病机及证治。妇人杂病指除妊娠病、产后病之外妇人所特有或常见的疾病，涉及内容广泛，主要包括月经病、带下病、梅核气、脏躁、转胞、腹痛、热入血室及前阴疾患等。篇中提出"虚""积冷""结气"为妇人杂病总的病因病机，"审阴阳、分虚实、行针药"为妇人杂病之治疗总则，在具体治法和剂型方面也较为丰富，包括了汤、散、丸、酒、膏等内服剂型及洗剂、坐药等外治剂型，其理法方药为后世妇科杂病辨证论治奠定了良好基础。

一、成因、证候与治则

　　【原文】妇人之病，因虚、积冷、结气，爲诸经水断绝，至有历年，血寒积结，胞门①寒伤，经络凝坚。在上呕吐涎唾，久成肺癰，形体损分。在中盘结，绕脐寒疝；或两胁疼痛，与脏相连；或结热中，痛在关元，脉数无疮，肌若鱼鳞，时着男子，非止女身。在下未多，经候不匀，令阴掣痛，少腹恶寒；或引腰脊，下根气街，气冲急痛，膝胫疼烦，奄忽眩冒②，状如厥癫；或有忧惨，悲伤多嗔③，此皆带下④，非有鬼神。久则羸瘦，脉虚多寒。三十六病，千变万端；审脉阴阳，虚实紧弦；行其针药，治危得安；其虽同病，脉各异源；子当辨记，勿谓不然。(8)

　　【校注】

　　① 胞门：即子宫，意同《妇人妊娠病》篇之"子脏"。

　　② 奄忽眩冒：奄忽，即突然。奄忽眩冒，意突发晕厥。

　　③ 多嗔(chēn)：嗔，即怒；多嗔，意为时常发怒。

　　④ 带下：此条泛指妇人经带诸病。

　　【提要】本条总论妇人杂病的病因、证候与治则。

　　【释义】在生理条件下，妇人应气血充盈，气机调和，血脉通畅，则月事应时而下。若三者之中一有所异，皆能导致经水不调，甚或经水断绝等妇人杂病。因此，虚、积冷、结气为妇人杂病的三个主要原因。其中,"虚"指气血虚少,气虚则不能生血摄血,血少则不足以营养冲任;"积冷"即寒冷久积,多因阳气虚衰,温煦功能减弱,寒邪凝结不散;"结气"乃气机郁结,多由情志刺激所致。以上三大病因所致的"为诸经水断绝"虽仅就月经病而言,然日久必然损耗气血,营卫不畅,因此气滞血凝,其所造成病变可涉及上、中、下三焦。

虚、积冷、结气若影响上、中、下三焦可引起多种疾病,并相互影响。在上焦多涉及于肺,咳吐涎沫,损伤肺络而成肺痈,若日久不愈正气虚衰,则形体消瘦。在中焦则肝脾受病,若素体阳虚则病从寒化,症见两胁疼痛和绕脐疝痛;素体阳旺则病从热化,可见脐下关元穴处疼痛,此为热灼血瘀,不通则痛。瘀血内阻,新血不得外荣肌肤,故见肌肤状如鳞甲、干燥等证候。以上病变男女均可出现,故曰"时着男子,非止女身"。虚、积冷、结气影响下焦则多产生妇女经带诸病,如月经失调,前阴掣痛,或少腹恶寒,甚至牵及腰背;或下连气街,冲气急痛,同时伴有两腿膝胫疼烦等症。虚、冷、结气还可致气机疏泄、条达失常,由此而产生眩冒、昏厥癫狂、忧伤恼怒等情志方面的疾患,非鬼神作怪。

妇人杂病虽变化多端,然在辨证时,应详察脉之阴阳,以辨寒热虚实,尤其对病同脉异之证,更应详加审察,审症求因予以针对性治疗;具体治法或施针灸或用汤药,以达转危为安的目的。其总的精神示人治疗杂病要掌握辨证论治的原则,凭脉辨证,脉症合参。

【讨论】①"虚、积冷、结气"虽可影响上、中、下三焦而产生诸多病证,但条文侧重论述其对"在下"妇人杂病的影响,故此三者为辨妇人杂病病因病机之总纲。②妇人杂病变化多端,临证辨治当注意"审阴阳、分虚实、行针药",注重凭脉辨证,脉症合参,这也是治疗杂病要掌握的辨证论治总则。

【选注】清·吴谦:"此条为妇女诸病纲领,其病之所以异于男子者,以其有月经也。其月经致病之根源,则多因虚损、积冷、结气也。三者一有所感,皆能使经水断绝。至有历年寒积胞门,以致血气结而不行者。先哲云:女子以经调为无病,若经不调,则变病百出矣。以下皆言三者阻经之变病,其变病之不同,各因其人之脏腑、经络、寒热、虚实之异也。"(《医宗金鉴》)

二、病证辨治

(一) 热入血室

1. 辨证和治禁

【原文】婦人傷寒發熱,經水適來,晝日明了,暮則讝語,如見鬼狀者,此爲熱入血室[①],治之無犯胃氣及上二焦,必自愈。(2)

【校注】

① 热入血室:血室,主要指子宫,并与肝、冲任脉相关。热入血室乃妇女在月经期间感受外邪,邪热与血互结于血室;或虽不在行经期但阳明邪热炽盛、迫血妄行而出现的病证。

【提要】本条论述热入血室发为谵语的特点及治禁。

【释义】妇人外感发热过程中适值经期,邪热乘虚内陷,血热相搏于血室,可见谵语如见鬼状之症。血室,夜暮属阴,故谵语发于暮间而昼日明了。此症不同于阳明腑实证之谵语,又非邪犯心包、热扰心神之谵语,故治疗上不可用汗、吐、下之法攻伐胃气及上焦清气。但清其血室之热,其病自愈。

【讨论】谵语是热入血室的主症之一,当注意与阳明谵语、热陷心包之谵语区别。热入血室之谵语以昼日明了,暮则谵语为特点,其热多往来寒热,治宜清其血室之热;阳明谵语,热在阳明气分,其证发热谵语而不恶寒,日晡剧,至夜愈,治以泄热攻下;热陷心包之谵语每见于高热重病危证中,常伴昏迷,甚至循衣摸床,撮空理线,直视喘促等动风、精竭、气脱之象,临证时当注意辨证,以免误治。

2. 寒热如疟

【原文】婦人中風,七八日續來寒熱,發作有時,經水適斷,此爲熱入血室,其血必結,故使如瘧狀,發作有時,小柴胡湯主之。方見嘔吐中。(1)

【提要】本条论述热入血室证治。

【释义】妇人中风七八日,发热恶寒当去,仍发热恶寒,且发作有时如疟状,若适值经期,经行中断,则为外邪乘行经血室空虚内陷,与经血互结。其病机属正虚邪结,枢机不利,治当以小柴胡汤清里透外散结,扶正达邪,使枢机得转,血室之热外泄。

【讨论】小柴胡汤是和法的代表方,适用于火郁邪结,正虚邪陷的基本病机,本证热入血室与小柴胡汤证病机相符,故可用本方治疗。方中黄芩与柴胡相配清里透外;黄芩与半夏相配辛开苦降;配人参、甘草、大枣扶正达邪,诸药配伍可达和解的整体要求。

3. 胸胁满如结胸

【原文】婦人中風,發熱惡寒,經水適來,得七八日,熱除脈遲,身涼和,胸脇滿,如結胸①狀,讝語者,此爲熱入血室也。當刺期門②,隨其實而取之。(3)

【校注】

① 结胸:指邪气结于胸中出现胸闷、胸痛一类痛证。参见《伤寒论》。

② 期门:穴位名。足厥阴肝经之募穴,位于乳头下二肋,当第六肋间隙取之。

【提要】本条论述热入血室,表热已罢的证治。

【释义】妇人患太阳中风同时,适逢经水来潮,历时七八日后,症由发热恶寒转至热除身凉,但见脉迟,胸胁满如结胸状、谵语等症,提示表证已罢,表邪化热乘虚内陷血室,结为瘀热。血室为肝所主,肝脉络胁布胸,郁热循经上扰,故胸胁满如结胸状、谵语;瘀热阻滞,脉行不利,故脉迟。治疗上当取肝之募穴期门,以泄肝经、血室之郁热,使邪有出路。

4. 下血谵语

【原文】陽明病,下血讝語者,此爲熱入血室,但頭汗出,當刺期門,隨其實而瀉之,濈然汗出者愈。(4)

【提要】本条论述阳明病热入血室的证治。

【释义】妇人患阳明病虽不逢经期,但由于冲脉起于胞中,隶于阳明,若阳明里热太盛,邪热亦可循经侵入血室,热迫血行致下血;热扰神明则谵语;热邪循冲脉上逆,迫津外泄则但头汗出。治疗上仍刺肝之募穴期门以泻其血分之热,令经络疏通,正胜邪却,周身汗出则病愈。

【讨论】以上四条文,皆论热入血室之证,虽见症不同,病情各异,但邪热内陷血室的病机则一,故在治疗上不论针刺或用药,都以泄热为主,和利枢机,扶正达邪,清透兼施为其正治法,不可妄用破血之品或单纯清热凉血之药。针刺期门或用小柴胡汤均是泄血室之热的具体应用。同时还应根据热入血室的不同表现、症情轻重,分别而治。血未结者可兼以清热凉血。

(二)梅核气

【原文】婦人咽中如有炙臠①,半夏厚朴湯主之。(5)

　　半夏厚朴湯方:《千金》作胸滿,心下堅,咽中帖帖,如有炙肉,吐之不出,吞之不下。

原文1
诵读

原文5
诵读

半夏一升　厚朴三兩　茯苓四兩　生薑五兩　乾蘇葉二兩

上五味,以水七升,煮取四升,分温四服,日三夜一服。

【校注】

① 炙脔:肉切成块名脔,炙脔即烤肉块。

【提要】本条论述气郁痰凝梅核气的证治。

【释义】咽中如有炙脔,即咽中阻塞如有异物感,咯之不出,吞之不下,但饮食吞咽无碍,也无疼痛,即后世所称梅核气。半夏厚朴汤方中半夏、厚朴、生姜辛以散结,苦以降逆;茯苓下气化痰降逆;苏叶芳香宣气解郁;诸药合用,开结化痰,顺气降逆。以方测证,病机属痰气交阻上逆于咽喉。本病的形成,多与情志不遂有关,气机不畅,气滞痰凝,上逆于咽喉之间。故用半夏厚朴汤辛开苦降,解郁化痰,使气顺痰消,则咽中炙脔感可除。

【讨论】本病亦可见于男子。半夏厚朴汤适宜于痰气互结于咽喉引起的病证,其主症为咽中如有物梗塞,咯之不出,吞之不下,但饮食吞咽无碍,兼精神抑郁,心烦易怒,失眠,胸闷,善太息等症。临床上多以本方酌加疏肝理气之品,或伍以化痰药加咸味软坚之品,有助于提高疗效,如瓜蒌仁、杏仁、海浮石、桔梗、连翘等。

【医案精选】文某,女,27岁,1978年1月14日初诊。数年来,因家事不睦,患者多愁善郁。近年来觉胸脘满闷,气急痰多,叹息不止。8日前,偶谈起邻村某妇被扼死事,患者颇为痛怜。是夜如神鬼所凭大作。始则神情忿郁而迷惘,自称“扼死妇”,仿其语,泣诉其被害经过,继之,做被扼死状而面目青突,伸颈吐舌,喘促声粗,痰声辘辘,顷刻,憋闷昏厥。呼苏后,大叫“胸闷喉紧”。以指探喉,吐出痰涎盏许方安。不发则一如常人,惟胸闷气急痰多而已。如是,入暮骤作,曾诊为脏躁服甘麦大枣汤罔效。诊之,肤胖,面滑多垢,目光呆滞而惶惑,舌质红,苔白浊腻,脉沉滑,诊为气郁痰阻。予半夏厚朴汤加郁金20g,菖蒲、远志各15g,琥珀6g,并作劝解工作。服3剂,如神鬼所凭之发作得止;继服12剂,愁闷痰多等症亦释。后又予六君子汤以巩固之。随访至1990年10月31日,未再发作,精神状态良好。(陈明.金匮名医验案精选.北京:学苑出版社,2000:582)

【选注】清·吴谦:“咽中如有炙脔,谓咽中有痰涎,如同炙肉,咯之不出,咽之不下者,即今之梅核气病也。此病得于七情郁气,凝涎而生。故用半夏、厚朴、生姜辛以散结,苦以降逆;茯苓佐半夏,以利饮行涎;紫苏芳香,以宣通郁气,俾气舒涎去,病自愈矣。此证男子亦有,不独妇人也。”(《医宗金鉴》)

(三)脏躁

【原文】婦人臟躁,喜悲傷欲哭,象如神靈所作,數欠伸,甘麥大棗湯主之。(6)

甘草小麥大棗湯方

甘草三兩　小麥一升　大棗十枚

上三味,以水六升,煮取三升,温分三服。亦補脾氣。

原文6
诵读

【提要】本条论述脏躁证治。

【释义】脏躁主要表现为精神失常,症如“喜悲伤欲哭”,以哭笑无常,喜怒不节,语言不能自主,频作伸欠,神疲乏力等为主症,由于发作无常,故曰“象如神灵所作”。甘麦大枣汤补益心脾,宁心安神。方中小麦养心安神,甘草、大枣甘润补中而缓急。以方测证,本病脏阴不足,虚热内扰是其病机关键。

【讨论】本方虽为平和之剂,但藉甘平以补脾气,甘润以滋脾精,使阴精足则郁火熄,脏不躁而心神有所主,故可治脏阴不足,虚热内扰。甘麦大枣汤常用于治疗神经、精神疾患属心脾两虚者。本方常与养阴安神,化痰解郁之方合用,以增强疗效。该方尚可用作大病后气阴两伤的辅助饮食疗法。

本病与梅核气、百合病均可表现为精神抑郁等情志症状,当注意相鉴别。

【医案精选】某女,22岁,未婚。因被继母虐待,生活环境不佳,常有厌世之念。现虽离家在某机械厂学习机工,但因既往刺激过深,郁闷难解,初则自觉胸闷嗳气,头痛健忘,心悸肉瞤,性躁易怒。后渐见日夜不寐,哭笑非常,默默不欲食,言语错乱,首尾不相应,服西药苯巴比妥、氯硫二苯胺、三溴合剂等效果不显。诊见其神情如痴,言语不整,时作太息,时而欢笑,时又流泪,诊脉弦劲,舌红苔薄黄,津少口干,有阴虚液少之象,乃断为"癔症"。即用:生甘草 15g,小麦 120g,大枣 250g,浓煎,去甘草啖食。2 剂后,即感精神清爽,5 剂恢复正常,10剂痊愈,照常工作。2 个月后复诊,因工作紧张,睡眠减少,略感头痛,健忘,心悸肉瞤,仍处原方轻剂量(甘草 12g,小麦 90g,大枣 120g)10 剂。服后痊愈,迄今未复发。(吕志杰.张仲景方剂学.北京:中国医药科技出版社,2005:358)

方证鉴别

（四）月经病

1. 虚寒夹瘀崩漏

【原文】問曰:婦人年五十所,病下利^①數十日不止,暮即發熱,少腹裏急,腹滿,手掌煩熱,唇口乾燥,何也?師曰:此病屬帶下。何以故?曾經半產,瘀血在少腹不去。何以知之?其證唇口乾燥,故知之,當以溫經湯主之。(9)

原文 9
诵读

溫經湯方

吳茱萸三兩　當歸　芎藭　芍藥各二兩　人參　桂枝　阿膠　牡丹(去心)　生薑　甘草各二兩　半夏半升　麥門冬一升(去心)

上十二味,以水一斗,煮取三升,分溫三服。亦主婦人少腹寒,久不受胎,兼取崩中去血,或月水來過多,及至期不來。

【校注】

① 下利:多数注家认为当是"下血"。

【提要】本条论述妇人冲任虚寒夹瘀致崩漏的证治。

【释义】妇人年五十所,七七之期任脉虚,太冲脉衰,经水当止。今下血数十日不止,乃属崩漏。崩漏证有虚实,年五十所之妇人加之"曾经半产,瘀血在少腹不去",证属冲任虚寒夹瘀。冲任虚损,气血不畅,瘀血内留,则胞宫失养,故见崩漏下血,并伴少腹里急、腹满,或刺痛拒按等症。下血数十日不止,耗损阴血,阴血虚则不能济阳,故见暮即发热、手掌烦热等症。瘀血不去则新血不生,阴津不能上承,故见唇口干燥。治用温经汤温经散寒,养血行瘀兼以养阴清热。方中吴茱萸、生姜、桂枝温经散寒,通利血脉;阿胶、川芎、当归、芍药、牡丹皮养血和血行瘀;人参、甘草益气补虚;半夏、麦冬润燥相合,养阴和中。诸药合用,能温经散寒,调补冲任,养血行瘀,扶正祛邪,使经寒者得温,气血虚者得补,瘀者得行,则新血自生。本方亦可主治妇人少腹寒、久不受孕,或月经不调属冲任虚寒者。

【讨论】温经汤集温、润、养、散药物于一炉,阴阳兼顾,虚实并治,温经养血而不留瘀,活血散寒而不伤正,故为妇科调经的祖方。温经汤适宜于冲任虚寒夹有瘀血的月经病,其主症为少腹里急,腹满或疼痛拒按,崩漏不止或月经后期、量少甚或闭经,经期腹痛,并兼有气血不足症状等。常用治各种妇科疾病以及男子精室虚寒所致的不育症等符合上述证机者。

【医案精选】周某,女,51岁,河北滦县人,1960年5月7日初诊。患者已停经3年,于半年前偶见漏下,未予治疗,1个月后,病情加重,经水淋漓不断,经色浅,夹有血块,时见少腹疼痛。经唐山市某医院诊为"功能失调性子宫出血",经注射止血针,服用止血药,虽止血数日,但少腹胀满时痛,且停药后复漏下不止。又服中药数十剂,亦罔效,身体日渐消瘦,遂来京诊治。诊见面色㿠白,五心烦热,午后潮热,口干咽燥,大便秘结。7年前曾小产一次,舌质淡红,苔薄白,脉细涩。证属冲任虚损,瘀血内停。治以温补冲任,养血祛瘀,投以温经汤:吴茱萸9g,当归9g,川芎6g,白芍12g,党参9g,桂枝6g,阿胶9g(烊化),生姜6g,牡丹皮6g,炙甘草6g,半夏6g,麦冬9g。服药7剂,漏下及午后潮热减轻,继服上方,随证稍有加减。服20剂后,五心烦热、口干咽燥等症大为减轻,然而漏下忽见加重,夹有黑紫血块,血色深浅不一,腹满时轻时重,脉沉缓。继服原方6剂,隔日1剂。药后连续下血块5日,之后下血渐少,血块已无。腹胀痛基本消失。又服原方5剂,隔日服。药后下血停止,唯尚有便秘,但亦较前好转,以麻仁润肠丸调理2周而愈。追访10年,未见复发。(陈明.金匮名医验案精选.北京:学苑出版社,2000:591)

【选注】清·尤怡:"妇人年五十所,天癸已断而病下利,似非因经所致矣,不知少腹旧有积血,欲行而未得遽行,欲止而不能竟止,于是下利窘急,至数十日不止。暮即发热者,血结在阴,阳气至暮不得入于阴,而反浮于外也。少腹里急腹满者,血积不行,亦阴寒在下也。手掌烦热,病在阴,掌亦阴也。唇口干燥,血内瘀者不外荣也,此为瘀血作利,不必治利,但去其瘀而利自止。吴茱萸、桂枝、丹皮入血散寒而行其瘀,芎、归、芍药、麦冬、阿胶以生新血,人参、甘草、姜、夏以正脾气,盖瘀久者荣必衰,下多者脾必伤也。"(《金匮要略心典》)

2. 冲任虚寒漏下

【原文】婦人陷經^①,漏下黑不解,膠薑湯主之。臣億等校諸本無膠薑湯方,想是前妊娠中膠艾湯。(12)

【校注】

① 陷经:意指经气下陷,下血不止。

【提要】本条论述妇人陷经的证治。

【释义】陷经是病名,又概括了病机,"漏下黑不止"是其主症;经气下陷、气虚不摄为其病机;胶姜汤为其主治之方。以方测证,其漏下色黑,乃因冲任虚寒不能固摄经血所致,故用温经散寒固冲、养血止血的胶姜汤主治。胶姜汤药物组成不详,后世多数医家认为系胶艾汤加干姜,林亿等人认为恐是胶艾汤。

胶姜汤证与温经汤证在病机、证候上既有相似之处,又略有不同,当注意相鉴别。

3. 瘀血阻络漏下

【原文】寸口脉弦而大,弦則爲減,大則爲芤,減則爲寒,芤則爲虚,寒虚相搏,此名曰革,婦人則半產漏下,旋覆花湯主之。(11)

旋覆花湯方^①

【校注】

① 旋覆花汤方:该方原载于此,本书已将其移至《五脏风寒积聚病》篇,故此处删之。

【提要】本条论述半产漏下的脉证机理与治疗。

【释义】本条原文已见于《血痹虚劳病》篇第12条,相比之下,句首多"寸口",句末多"旋覆花汤主之",少"男子则亡血失精"句,可见本条复列于此,是专为妇人病而设。旋覆花

方证鉴别

汤乃疏肝通络之剂,在《五脏风寒积聚病》篇第7条中用治肝经气血郁滞之肝着病,根据异病同治的精神,以方测证、以症推理,本方用于妇人半产漏下亦当属气血郁滞之证。本条之脉理,已详见于前,不释。

4. 瘀阻经水不利

【原文】帶下,經水不利,少腹滿痛,經一月再見者,土瓜根散主之。(10)

土瓜根散方:陰癩腫①亦主之。

土瓜根　芍藥　桂枝　䗪蟲各三分

上四味,杵爲散,酒服方寸匕,日三服。

【校注】

① 阴癩(tuí)肿:指外阴部有较硬的卵状肿块。《本草纲目·鲮鲤》引《摘玄方》:"妇人阴颓,硬如卵状"。

【提要】本条论述瘀血内阻致经水不利的证治。

【释义】妇人经行不畅证有虚实,若兼腹部既满且痛,多为气滞血瘀;月经一月两潮,虚实皆可见。本条治用土瓜根散行气通瘀,方中土瓜根苦寒清热,行瘀通经;芍药和营止痛;桂枝温经行血;䗪虫破血攻瘀,加酒以行药势,瘀血去则经水自调。以方测证,当属瘀血内阻之病机,并可伴有少腹按痛,月经量少,色紫有块,舌紫黯,脉涩等脉症。

土瓜根散证与温经汤证在病机、证候上既有相似之处,又略有不同,应注意鉴别。

5. 瘀热内结经水不利下

【原文】婦人經水不利下,抵當湯主之。亦治男子膀胱滿急,有瘀血者。(14)

抵當湯方

水蛭三十個(熬)　虻蟲三十個(熬,去翅足)　桃仁二十個(去皮尖)　大黄三兩(酒浸)

上四味,爲末,以水五升,煮取三升,去滓,溫服一升。

【提要】本条论述经闭不行属瘀热内结的证治。

【释义】原文述证简略,辨证重心在于"经水不利下",也即先由经行不畅进而经闭不行。抵当汤为攻下瘀血峻剂,方中水蛭、虻虫破血攻瘀,大黄、桃仁活血祛瘀。以方测证,本条经水不利下属瘀热内结成实,其尚有少腹硬满结痛拒按,脉象沉涩等症。故用破血攻瘀抵当汤,瘀血去新血生,其经自行。

抵当汤证与土瓜根散证均属瘀血内阻病机,但同中有异,应注意鉴别。

方证鉴别

6. 水血互结少腹满

【原文】婦人少腹滿如敦①狀,小便微難而不渴,生後②者,此爲水與血並結在血室也,大黄甘遂湯主之。(13)

大黄甘遂湯方

大黄四兩　甘遂二兩　阿膠二兩

上三味,以水三升,煮取一升,頓服之,其血當下。

【校注】

① 敦(duì):是古代盛食物的器具,上下稍锐,中部肥大。

② 生后:即产后。

【提要】本条论述妇人水血互结于血室的证治。

方证鉴别

【释义】"妇人少腹满如敦状"为其辨证重心,兼小便微难而口不渴,两者相合,多为有形实邪凝结于下焦。方证并析,可知证属水血结于血室,故以大黄甘遂汤破瘀逐水,水血兼攻。方中大黄攻瘀,甘遂逐水,阿胶滋阴养血以扶正,诸药合用,使水与血下泄,则"少腹满如敦状"可解,且又祛邪不伤正。由于方中大黄、甘遂药性峻猛,多易伤正,虽有阿胶养血护正,但仍不可多用,故方后云"顿服之"。

【讨论】大黄甘遂汤方中大黄、甘遂活血逐水相兼,体现了治血兼治水的辨治思路。本方适用于水血互结血室之证,其主症为少腹胀满,甚则突起如敦状,小便微难,伴产后恶露量少或闭经等。可用于产后恶露不下、月经不调、癥闭、臌胀、癫狂等符合上述证机的病证,亦可用于附睾瘀积症。

大黄甘遂汤与抵当汤皆主治瘀血实证,并见少腹满症,但两者同中有异,应注意鉴别。

(五)带下病

1. 湿热带下

【原文】婦人經水閉不利,臟堅癖不止[1],中有乾血,下白物[2],礬石丸主之。(15)

礬石丸方

礬石三分(燒) 杏仁一分

上二味,末之,煉蜜和丸棗核大,內臟中[3],劇者再內之。

【校注】

① 脏坚癖不止:指胞宫内有干血坚结不散。

② 白物:指白带。

③ 内脏中:脏指阴道,即指将药物放入阴道中。

【提要】本条论述瘀血内阻,湿热带下的外治法。

【释义】"脏坚癖不止,中有干血",为干血内阻,积久滞而为湿、郁而为热;湿热下注,腐败可成带下。用矾石丸纳入阴中为坐药,除湿热以止带。方中矾石燥湿清热,敛涩止带,解毒杀虫;杏仁、白蜜滋润以制矾石燥涩之性。润涩相伍,使带下止而不致干涩不适。

方证鉴别

【讨论】本方外用,开创了外治法治带下之先河。主要治疗妇科炎症,如宫颈炎,霉菌性、滴虫性阴道炎,属于瘀积兼湿热内蕴者,皆可用之。其主症可见带下多,色黄质稠,或伴臭秽,苔黄腻,脉濡数等。应用时应先将药物用砂布包好,经高温消毒后,方可纳入阴中。如有阴道或宫颈糜烂者,则先宜治其糜烂,暂不宜用本法治疗。

【选注】清·尤怡:"脏坚癖不止者,子脏干血,坚凝成癖而不去也。干血不去,则新血不荣,而经闭不利矣。由是蓄泄不时,胞宫生湿,湿复生热,所积之血,转为湿热所腐,而成白物,时时自下,是宜先去其脏之湿热,矾石却水除热,合杏仁破结润干血也。"(《金匮要略心典》)

2. 寒湿带下

【原文】蛇床子散方:溫陰中坐藥[1]。(20)

蛇床子仁

上一味,末之,以白粉[2]少許,和令相得,如棗大,綿裹內之,自然溫。

【校注】

① 坐药:指纳药阴道或肛门中,即现今栓剂。此处指纳药阴道中。

② 白粉:一说为铅粉,另一说为米粉。前者燥湿除秽而杀虫;后者可作为外用药的赋形剂。

【提要】本条论述寒湿带下的外治法。

【释义】从条文"温阴中"及方后云"绵裹内之,自然温"可知,患者自觉阴中寒冷甚至连及后阴。蛇床子散方中蛇床子性温味苦,能暖宫化湿除痒,白粉燥湿除秽杀虫,二药合用具暖宫除湿,杀虫止痒功效;以方测证,可知此由阴寒湿浊之邪凝着下焦所致,当见带下清稀,腰部重坠,阴冷伴瘙痒等症。用蛇床子散为坐药,使药直达病所,以逐阴中寒湿,并能杀虫除痒。

【讨论】本方适用于寒湿凝滞下焦的带下病,其主症为带下多,质稀色白,可伴阴冷瘙痒等。可用治宫颈糜烂,滴虫性、霉菌性阴道炎,湿疹,外阴瘙痒症,包皮、龟头念珠菌病等属下焦寒湿证者,尤其对滴虫性阴道炎阴中冷而兼痒者疗效较佳。因铅粉有毒,即使外治寒湿带下,用量亦宜小,时间宜暂。若连续使用,则易中毒;故久用最好去铅粉,而用艾叶暖宫散寒。

本方与矾石丸为带下阴痒外治方,均能杀虫止痒,应注意鉴别。

(六) 腹痛

1. 风冷血滞

【原文】婦人六十二種風,及腹中血氣刺痛,紅藍花酒主之。(16)

紅藍花酒方:疑非仲景方。

紅藍花一兩

上一味,以酒一大升,煎減半,頓服一半。未止,再服。

方证鉴别

【提要】本条论述风血相搏,血凝气滞的腹痛证治。

【释义】妇人六十二种风,泛指一切风邪。风为百病之长,六淫之首,有善行数变、无处不到的特性。若不慎外感风邪,与血气相搏滞于腹中,阻碍气血运行,故见腹中刺痛。此瘀血腹痛,治用红蓝花酒活血化瘀,理气止痛。方中红蓝花辛温活血止痛,以酒温通气血,使血行流畅,风邪得散,通则不痛。

2. 肝脾失调

【原文】婦人腹中諸疾痛,當歸芍藥散主之。(17)

當歸芍藥散方:見前妊娠中。

原文17
诵读

【提要】本条论述妇人肝脾不调腹痛的治疗。

【释义】前《妇人妊娠病》篇中,仲景曾用当归芍药散主治肝脾不和,气郁血滞湿阻的妊娠腹痛,此言可治妇人腹中诸疾痛,表明妇人腹痛的原因虽与寒热虚实,气滞血瘀有关,但肝脾失调,气血失和较为多见,故以之为治。其证候、方药分析参见《妇人妊娠病》篇第5条。

3. 脾虚营弱

【原文】婦人腹中痛,小建中湯主之。(18)

小建中湯方:見前虛勞中。

原文18
诵读

【提要】本条论述妇人中焦脾虚腹痛的治疗。

【释义】本条所论腹痛脉症不全,以方测证,并参《血痹虚劳病》篇第13条,本证病机当属脾虚营弱之证。其证候、方药分析参见《血痹虚劳病》篇第13条。

【讨论】小建中汤在本书见于三处,首见于《血痹虚劳病》篇13条,治疗中焦阴阳两虚之虚劳腹痛;次见于《黄疸病》篇第22条,治疗脾虚萎黄;后见于《妇人杂病》篇本条,治妇人中虚腹痛证。三条病虽不同,然阴阳失调,中焦脾虚之病机则一,故均用之,体现了仲景异病同治的精神。

笔记栏

方证鉴别

原文 19
诵读

妇人腹痛,多与气血失和有关,且证有寒热虚实之不同,故治法方药各异。以上三条均为妇人杂病腹痛证治,应注意鉴别。

(七) 转胞

【原文】问曰:妇人病,饮食如故,烦热不得卧,而反倚息者,何也? 师曰:此名转胞①,不得溺也,以胞系了戾②,故致此病,但利小便则愈,宜肾气丸主之。(19)

肾气丸方

乾地黄八兩　薯蕷四兩　山茱萸四兩　澤瀉三兩　茯苓三兩　牡丹皮三兩　桂枝　附子(炮)各一兩

上八味,末之,煉蜜和丸梧子大,酒下十五丸,加至二十五丸,日再服。

【校注】

① 转胞(pāo):病证名,"胞"同"脬",即膀胱。以小便不通,脐下急痛为主症。

② 胞系了戾:"了"通"缭"。戾,指扭曲;了戾,即纠缠扭曲;胞系了戾,即膀胱之系缭绕不顺。

【提要】本条论述妇人转胞的证治。

【释义】转胞以小便不通,脐下急迫为主症。以方测证,本条的病机为肾气虚,膀胱气化不行。由于病在下焦,中焦无病,故饮食如故;膀胱气化不行故不得尿;小便不利,浊气上逆,肺失宣降,故烦热不得卧而反倚息,治以化气利小便的肾气丸。该方集寒热补泻之药于方中,补阴之虚可以生气,助阳之弱可以化水,阴阳并调,则肾气充,膀胱气化正常,小便不利诸证可解。

【讨论】转胞的病机较复杂,本条肾气虚,膀胱气化不行仅为其中之一。此外尚有中气下陷、肺虚通调失职、下焦湿热阻滞、妊娠胎气上迫或忍溺入房等均可致本病,而见胞系了戾之小便不利,当审证求因,审因论治。

肾气丸在本书中有五处:首见于《中风历节病》篇"脚气上入,少腹不仁";次见于《血痹虚劳病》篇"虚劳腰痛,少腹拘急,小便不利";三见于《痰饮咳嗽病》篇"夫短气,有微饮";四见于《消渴小便不利淋病》篇"男子消渴,小便反多,以饮一斗,小便一斗";五见于《妇人杂病》篇之转胞。以上五病,虽症状不同,但病机皆属于肾气虚,气化功能失调,故均可用肾气丸治疗,充分展现了仲景紧扣病机施治的精神。

(八) 前阴诸疾

1. 阴疮

【原文】少陰脈滑而數者,陰中即生瘡,陰中蝕瘡爛者,狼牙湯洗之。(21)

狼牙湯方

狼牙三兩

上一味,以水四升,煮取半升,以綿纏筯如蚕,浸湯瀝陰中,日四遍。

【提要】本条论述妇人前阴疮蚀的外治法。

【释义】少阴脉候肾,肾主前后二阴,"少阴脉滑而数"乃湿热下注,蕴结不散,聚于肾之窍前阴,热盛肉腐,故令前阴中生疮,久则可致热毒腐蚀而糜烂,出现前阴痒痛,浊带淋漓。治用狼牙汤洗涤阴部,目的在于清热燥湿,杀虫止痒。狼牙草味苦辛性寒,有毒,能清热燥湿,以毒攻毒而杀虫,故用之外洗阴部。

矾石丸、蛇床子散、狼牙汤三方均为除湿止带、杀虫止痒之外用方剂,主治妇人带下、前阴疾患,但三者同中有异。矾石丸与狼牙汤均可清热燥湿,主治下焦湿热、妇人湿热带下;蛇床子散苦温燥湿,主治下焦寒湿之证,对于下焦阳虚寒滞及下焦寒湿之阴痒均有效。

2. 阴吹

【原文】胃氣下泄,陰吹①而正喧②,此穀氣之實也,膏髮煎導之。(22)

膏髮煎方:見黃疸中。

【校注】

① 阴吹:指前阴出气,犹如后阴矢气一样。

② 正喧:指前阴出气频繁,声响连续不断。

【提要】本条指出阴吹的成因和证治。

【释义】正常情况下,胃肠中浊气当从后阴排出为矢气,而本条之浊气却从前阴排泄,连续不断,故曰"阴吹而正喧"。究其原因,乃"胃气下泄""谷气之实也";以方测症,本证还当有大便燥结,小便不利之症,证属胃肠燥结兼瘀,故治用猪膏发煎化瘀润肠通便。方中猪膏滋润填精,乱发活血化瘀,使大便通畅,浊气下行,则阴吹可止。

【讨论】临床上阴吹病并不少见,以生育后的女性多见,症有轻重,临床上当注意辨证论治。若属气虚下陷者,多用补中益气汤加减;若因痰饮所致,可用《温病条辨》橘半桂苓枳姜汤主治;对于胃肠燥结兼瘀之阴吹,用猪膏发煎化瘀润肠通便,使浊气下泄归于肠道,则阴吹可愈。猪膏发煎还可治疗胃肠燥结的萎黄证。

(九) 其他病变

1. 饮证误下成痞辨治

【原文】婦人吐涎沫,醫反下之,心下即痞,當先治其吐涎沫,小青龍湯主之。涎沫止,乃治痞,瀉心湯主之。(7)

小青龍湯方:見痰飲中。

瀉心湯方:見驚悸中。

【提要】本条论述妇人上焦寒饮误下成痞的先后治疗。

【释义】吐涎沫者,多见上焦寒饮,治当温化寒饮。若误用下法,以致损伤中阳,寒饮内陷可成心下痞证,此与《伤寒论》误下成痞机理相同。虽经误下,若仍吐涎沫且证属上焦寒饮,可用小青龙汤温散寒饮。待寒饮解除,或咳喘、吐涎沫止后,可根据辨证,选用泻心汤以治其心下痞满证,其辨治思路与《伤寒论》表解乃可攻痞相同。

2. 疳虫蚀齿

【原文】小兒疳蟲蝕齒方:疑非仲景方。(23)

雄黃　葶藶

上二味,末之,取臘日豬脂鎔,以槐枝綿裹頭四五枚,點藥烙之。

【提要】本条论述小儿疳虫蚀齿的外治法。

【释义】小儿由于喂养不当或乳食失调,如嗜食肥甘厚味及不消化之物,极易酿生湿热。湿热困结口齿,郁久蕴毒生腐,遂滋生疳虫,能蚀牙齿。此时可用小儿疳虫蚀齿方外治,以燥湿解毒祛风杀虫。

【讨论】本条林亿等疑非仲景方,但《金匮玉函要略辑义》曰:"《玉函经》第八卷末亦载小儿药三方,盖另有幼科书而亡佚者,此类岂其遗耶";程林也认为此方可能是仲景《口齿论》错简于此,二说均有参考价值。临床上此方可治疗小儿疳热生虫,牙龈糜烂,或牙齿蛀蚀

ER-23-15

方歌

之口齿疾患,方中雄黄、葶苈、猪脂、槐枝行气活血,消肿杀虫;用油脂初熔,乘热烙其局部,有杀虫蚀虫之功。

小结导图

小结

　　本篇概论了妇人杂病的病因证治,同时论述了妇人常见的月经病、带下病、梅核气、脏躁、热入血室、转胞、腹痛、阴疮及阴吹的证治。

　　篇中提出妇人之病"因虚、积冷、结气"为妇科杂病的病因病机总纲,认为妇科病与内科病可相互影响,阐明了脉症合参,既病早治,针药结合的论治原则。

　　本篇对妇人经带诸疾作了较为详尽的论述,尤其重点论述了月经病的证治,并将梅核气、脏躁、转胞、腹痛等非女性独有病证列入其中。篇中所用的红蓝花酒、当归芍药散、小建中汤、大黄甘遂汤,或调血气,或调肝脾,或建中补脾,或水血同治,无不表明,仲景治妇人病注重调理气血、调理肝脾、调治水血的辨治思路。

　　本篇在治疗方法上最为丰富多样,既有汤、丸、散、酒的内服型剂,亦有洗、坐(栓剂)等外用剂型及针刺法,均给后人以很大的启发。

　　总之,本篇虽然论述妇人胎产以外的疾患,但妇人诸疾可相互影响,故在学习本篇时应与《妇人妊娠病》《妇人产后病》《水气病》篇以及《伤寒论》的有关条文进行互参,融会贯通,以达全面理解和掌握的目的。

●(张建伟)

扫一扫
测一测

复习思考题

1. 仲景把妇人杂病的病因归纳为"因虚、积冷、结气",其理何在?

2. 本篇中哪些病证与情志有关,其临床表现、治法及方药各是什么?

3. 试分析温经汤的证治机理。

4. 以肾气丸为例,说明仲景的异病同治原则。

5. 本篇所论月经不调的原因有哪些? 如何进行辨证论治?

杂疗方第二十三

退五臟虛熱四時加減柴胡飲子方

冬三月加柴胡八分　白术八分　陳皮五分　大腹檳榔四枚,并皮子用　生薑五分　桔梗七分

春三月加枳實　減白术共六味

夏三月加生薑三分　枳實五分　甘草三分,共八味

秋三月加陳皮三分,共六味

上各吹咀,分爲三貼,一貼以水三升,煮取二升,分溫三服。如人行四五裏進一服。如四體壅,添甘草少許,每貼分作三小貼,每小貼以水一升,煮取七合,溫服,再合滓爲另一服,重煮,都成四服。疑非仲景方。

長服訶梨勒丸方疑非仲景方

訶梨勒煨　陳皮　厚朴各三兩

上三味,末之,煉蜜丸如梧子大,酒飲服二十丸,加至三十丸。

三物備急丸方見《千金方》,司空裴秀爲散用亦可。先和成汁,乃傾口中,令從齒間得入,至良驗。

大黃一兩　乾薑一兩　巴豆一兩,去皮、心,熬,外研如脂

上藥各須精新,先搗大黃、乾薑爲末,研巴豆,内中,合治一千杵,用爲散,蜜和丸亦佳,密器中貯之,莫令歇。主心腹諸卒暴百病。若中惡客忤,心腹脹滿,卒痛如錐刺,氣急口噤,停尸卒死者,以暖水若酒,服大豆許三四丸,或不下,捧頭起,灌令下咽,須臾當差。如未差,更與三丸,當腹中鳴,即吐下,便差。若口噤,亦須折齒灌之。

治傷寒,令愈不復,紫石寒食散方見《千金翼》

紫石英　白石英　赤石脂　鐘乳碓煉　栝樓根　防風　桔梗　文蛤　鬼臼各十分　太一餘糧十分,燒　乾薑　附子炮,去皮　桂枝去皮,各四分

上十三味,杵爲散,酒服方寸匕。

救卒死方

薤搗汁,灌鼻中。

又方:

雄雞冠割取血,管吹内鼻中。

豬脂如雞子大,苦酒一升,煮沸,灌喉中。

雞肝及血塗面上,以灰圍四旁,立起。

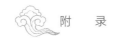

大豆二七粒,以雞子白並酒和,盡以吞之。

救卒死而壯熱者方

礬石半斤,以水一斗半,煮消,以漬腳,令沒踝。

救卒死而目閉者方

騎牛臨面,搗薤汁灌耳中,吹皂莢末鼻中,立效。

救卒死而張口反折者方

灸手足兩爪後十四壯了,飲以五毒諸膏散。有巴豆者。

救卒死而四肢不收失便者方

馬屎一升,水三斗,煮取二斗以洗之。又取牛洞稀糞也一升,溫酒灌口中,灸心下一寸、臍上三寸、臍下四寸,各一百壯,差。

救小兒卒死而吐利,不知是何病方

狗屎一丸,絞取汁,以灌之。無濕者,水煮乾者取汁。

治屍蹶方　屍蹶脉動而無氣,氣閉不通,故靜而死也。治方脉證見上卷

菖蒲屑,內鼻兩孔中,吹之。令人以桂屑着舌下。

又方:

剔取左角髮方寸,燒末,酒和,灌令入喉,立起。

救卒死、客忤死,還魂湯主之方

《千金方》云:主卒忤鬼擊飛屍,諸奄忽氣絶無復覺,或已無脉,口噤拗不開,去齒下湯。湯下口不下者,分病人髮左右,捉搦肩引之。藥下,復增取一升,須臾立蘇。

麻黃三兩,去節。一方四兩　杏仁去皮尖,七十個　甘草一兩,炙　《千金》用桂心二兩

上三味,以水八升,煮取三升,去滓,分令咽之。通治諸感忤。

又方:

韭根一把　烏梅二七個　吳茱萸半升,炒

上三味,以水一斗,煮之。以病人櫛內中,三沸,櫛浮者生,沉者死。煮取三升,去滓,分飲之。

救自縊死方　救自縊死,旦至暮,雖已冷,必可治。暮至旦,小難也。恐此當言陰氣盛故也。然夏時夜短於晝,又熱,猶應可治。又云:心下若微溫者,一日以上,猶有可治之方。

徐徐抱解,不得截繩,上下安被臥之。一人以腳踏其兩肩,手少挽其髮,常弦弦勿縱之。一人以手按據胸上,數動之。一人摩捋臂脛,屈伸之。若已僵,但漸漸強屈之,并按其腹。如此一炊頃,氣從口出,呼吸眼開,而猶引按莫置,亦勿苦勞之。須臾,可少桂湯及粥清含與之,令濡喉,漸漸能咽,及稍止。若向令兩人以管吹其兩耳,罙好。此法最善,無不活也。

療中暍方　凡中暍死,不可使得冷,得冷便死,療之方

屈草帶,繞暍人臍,使三兩人溺其中,令溫。亦可用熱泥和屈草,亦可扣瓦椀底,按及車缸,以着暍人,取令溺,須得流去。此謂道路窮,卒無湯,當令溺其中,欲使多人溺,取令溫。若有湯便可與之,不可泥及車缸,恐此物冷。暍既在夏月,得熱泥土,暖車缸,亦可用也。

救溺死方

取竈中灰兩石餘,以埋人,從頭至足。水出七孔,即活。

上療自縊、溺、暍之法,並出自張仲景爲之。其意殊絶,殆非常情所及,本草所能關,實救人之大術矣。傷寒家數有暍病,非此遇熱之暍。見《外臺》《肘後》目。

治馬墜及一切筋骨損方見《肘後方》。

大黃一兩,切,浸,湯成下　緋帛如手大,燒灰　亂髮如雞子大,燒灰用　久用炊單布一尺,燒

灰　敗蒲一握,三寸　桃仁四十九個,去皮尖,熬　甘草如中指節,炙,剉

上七味,以童子小便量多少煎湯成,内酒一大盞,次下大黃,去滓,分溫三服。先剉敗蒲席半領,煎湯浴,衣被蓋覆,斯須通利數行,痛楚立差。利及浴水赤,勿怪,即瘀血也。

禽兽鱼虫禁忌并治第二十四

凡飲食滋味,以養於生,食之有妨,反能爲害。自非服藥煉液,焉能不飲食乎?切見時人,不閑調攝,疾疢競起,若不因食而生,苟全其生,須知切忌者矣。所食之味,有與病相宜,有與身爲害,若得宜則益體,害則成疾,以此致危,例皆難療。凡煮藥飲汁,以解毒者,雖云救急,不可熱飲,諸毒病得熱更甚,宜冷飲之。

肝病禁辛,心病禁鹹,脾病禁酸,肺病禁苦,腎病禁甘。春不食肝,夏不食心,秋不食肺,冬不食腎,四季不食脾。辨曰:春不食肝者,爲肝氣王,脾氣敗,若食肝,則又補肝,脾氣敗尤甚,不可救。又肝王之時,不可以死氣入肝,恐傷魂也。若非王時即虛,以補肝之佳,余臟准此。

凡肝臟,自不可輕噉,自死者彌甚。

凡心皆爲神識所舍,勿食之,使人來生復其報對矣。

凡肉及肝,落地不着塵土者,不可食之。豬肉落水浮者,不可食。

諸肉及魚,若狗不食、鳥不啄者,不可食。

諸肉不乾,火炙不動,見水自動者,不可食之。

肉中有如朱點者,不可食之。六畜肉熱血不斷者,不可食之。

父母及身本命肉,食之令人神魂不安。

食肥肉及熱羹,不得飲冷水。

諸五臟及魚,投地塵土不污者,不可食之。

穢飯、餒肉、臭魚,食之皆傷人。

自死肉,口閉者,不可食之。

六畜自死,皆疫死,則有毒,不可食之。

獸自死,北首及伏地者,食之殺人。

食生肉,飽飲乳,變成白蟲。一作血蠱。

疫死牛肉,食之令病洞下,亦致堅積,宜利藥下之。

脯藏米甕中,有毒,及經夏食之,發腎病。

治自死六畜肉中毒方

黃蘗屑,搗服方寸匕。

治食鬱肉漏脯中毒方鬱肉,密器蓋之,隔宿者是也。漏脯,茅屋漏下,沾著者是也。

燒犬屎,酒服方寸匕,每服人乳汁亦良。飲生韭汁三升,亦得。

治黍米中藏乾脯食之中毒方

大豆濃煮汁,飲數升即解。亦治狸肉漏脯等毒。

治食生肉中毒方

掘地深三尺,取其下土三升,以水五升,煮數沸,澄清汁,飲一升,即愈。

治六畜鳥獸肝中毒方

水浸豆豉,絞取汁,服數升愈。

馬腳無夜眼者，不可食之。

食酸馬肉，不飲酒，則殺人。

馬肉不可熱食，傷人心。

馬鞍下肉，食之殺人。

白馬黑頭者，不可食之。

白馬青蹄者，不可食之。

馬肉、犺肉共食，飽醉臥，大忌。

驢馬肉合豬肉食之，成霍亂。

馬肝及毛，不可妄食，中毒害人。

治馬肝毒中人未死方

雄鼠屎二七粒，末之，水和服，日再服。屎尖者是。

又方：

人垢，取方寸匕，服之佳。

治食馬肉中毒欲死方

香豉二兩　杏仁三兩

上二味，煮一食頃，熟，杵之服，日再服。

又方：

煮蘆根汁，飲之良。

疫死牛，或目赤，或黃，食之大忌。

牛肉共豬肉食之，必作寸白蟲。

青牛腸，不可合犬肉食之。

牛肺，從三月至五月，其中有蟲如馬尾，割去勿食，食則損人。

牛、羊、豬肉，皆不得以楮木、桑木蒸炙，食之，令人腹內生蟲。

噉蛇牛肉殺人。何以知之？噉蛇者，毛髮向後順者，是也。

治噉蛇牛肉食之欲死方

飲人乳汁一升，立愈。

又方

以泔洗頭，飲一升，愈。

牛肚細切，以水一斗，煮取一升，暖飲之，大汗出者愈。

治食牛肉中毒方

甘草煮汁飲之，即解。

羊肉，其有宿熱者，不可食之。

羊肉不可共生魚、酪食之，害人。

羊蹄甲中有珠子白者，名羊懸筋，食之令人癲。

白羊黑頭，食其腦，作腸癰。

羊肝共生椒食之，破人五臟。

豬肉共羊肝和食之，令人心悶。

豬肉以生胡荽同食，爛人臍。

豬脂不可合梅子食之。

豬肉和葵食之，少氣。

鹿肉不可和蒲白作羹,食之發惡瘡。

麋脂及梅李子,若妊娠食之,令子青盲,男子傷精。

麇肉不可合蝦及生菜、梅、李果食之,皆病人。

痼疾人,不可食熊肉,令終身不愈。

白犬自死,不出舌者,食之害人。

食狗鼠餘,令人發瘻瘡。

治食犬肉不消成病者方　治食犬肉不消,心下堅,或腹脹,口乾大渴,心急發熱,妄語如狂,或洞下方

杏仁一升,合皮,熟,研用

以沸湯三升和,取汁,分三服,利下肉片,大驗。

婦人妊娠,不可食兔肉、山羊肉及鱉、雞、鴨,令子無聲音。

兔肉不可合白雞肉食之,令人面發黃。

兔肉着乾薑食之,成霍亂。

凡鳥自死,口不開,翅不合者,不可食之。

諸禽肉,肝青者,食之殺人。

雞有六翮四距者,不可食之。

烏雞白首者,不可食之。

雞不可共葫蒜食之,滯氣。一云雞子。

山雞不可合鳥獸肉食之。

雉肉久食之,令人瘦。

鴨卵不可合鱉肉食之。

婦人妊娠食雀肉,令子淫亂無恥。

雀肉不可合李子食之。

燕肉勿食,入水爲蛟龍所噉。

治食鳥獸中箭肉毒方　鳥獸有中毒箭死者,其肉有毒,解之方

大豆煮汁,及鹽汁,服之解。

魚頭正白如連珠,至脊上,食之殺人。

魚頭中無腮者,不可食之,殺人。

魚無腸膽者,不可食之,三年陰不起,女子絕生。

魚頭似有角者,不可食之。魚目合者,不可食之。

六甲日,勿食鱗甲之物。

魚不可合雞肉食之。

魚不得合鸕鷀肉食之。

鯉魚鮓不可合小豆藿食之;其子不可合豬肝食之,害人。

鯉魚不可合犬肉食之。

鯽魚不可合猴雉肉食之。一云:不可合豬肝食。

鯷魚合鹿肉生食,令人筋甲縮。

青魚鮓不可合生葫荽及生葵,并麥中食之。

鮧、鱧不可合白犬血食之。

龜肉不可合酒、果子食之。

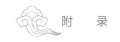

鱉目凹陷者,及厭下有王字形者,不可食之。其肉不得合雞、鴨子食之。

龜、鱉肉不可合莧菜食之。

蝦無須及腹下通黑,煮之反白者,不可食之。

食膾,飲乳酪,令人腹中生蟲,爲瘕。

治食鱠不化成癥病方　鱠食之,在心胸間不化,吐復不出,速下除之,久成癥病,治之方

橘皮一兩　大黄二兩　朴硝二兩

上三味,以水一大升,煮至小升,頓服即消。

食鱠多不消,結爲癥病,治之方

馬鞭草

上一味,搗汁飲之。或以薑葉汁,飲之一升,亦消。又可服吐藥吐之。

食魚後中毒,面腫煩亂,治之方

橘皮

濃煎汁,服之即解。

食鯸鮧魚中毒方

蘆根

煮汁,服之即解。

蟹目相向,足斑目赤者,不可食之。

食蟹中毒治之方

紫蘇

煮汁,飲之三升。紫蘇子搗汁飲之,亦良。

又方:

冬瓜汁,飲二升。食冬瓜亦可。

凡蟹未遇霜,多毒。其熟者,乃可食之。

蜘蛛落食中,有毒,勿食之。

凡蜂、蠅、蟲、蟻等,多集食上,食之致瘻。

果实菜谷禁忌并治第二十五

果子生食,生瘡。

果子落地經宿,蟲蟻食之者,人大忌食之。

生米停留多日,有損處,食之傷人。

桃子多食,令人熱,仍不得入水浴,令人病淋瀝寒熱病。

杏酪不熟,傷人。

梅多食,壞人齒。

李不可多食,令人臚脹。

林檎不可多食,令人百脉弱。

橘柚多食,令人口爽,不知五味。

梨不可多食,令人寒中。金瘡、產婦亦不宜食。

櫻桃、杏多食,傷筋骨。

安石榴不可多食，損人肺。

胡桃不可多食，令人動痰飲。

生棗多食，令人熱渴氣脹。寒熱羸瘦者，彌不可食，傷人。

食諸果中毒治之方

豬骨燒過

上一味，末之，水服方寸匕。亦治馬肝、漏脯等毒。

木耳赤色及仰生者，勿食。

菌仰卷及赤色者，不可食。

食諸菌中毒，悶亂欲死，治之方

人糞汁，飲一升。土漿，飲一二升。大豆濃煮汁，飲之。服諸吐利藥，並解。

食楓柱菌而哭不止，治之以前方。

誤食野芋，煩毒欲死，治之以前方。其野芋根，山東人名魁芋。人種芋三年不收，亦成野芋，并殺人。

蜀椒閉口者，有毒，誤食之，戟人咽喉，氣病欲絕，或吐下白沫，身體痹冷，急治之方

肉桂煎汁飲之。多飲冷水一二升，或食蒜，或飲地漿，或濃煮豉汁，飲之，並解。

正月勿食生葱，令人面生遊風。

二月勿食蓼，傷人腎。

三月勿食小蒜，傷人志性。

四月、八月勿食胡荽，傷人神。

五月勿食韭，令人乏氣力。

五月五日勿食一切生菜，發百病。

六月、七月勿食茱萸，傷神氣。

八月、九月勿食薑，傷人神。

十月勿食椒，損人心，傷心脉。

十一月、十二月勿食薤，令人多涕唾。

四季勿食生葵，令人飲食不化，發百病。非但食中，藥中皆不可用，深宜慎之。

時病差未健，食生菜，手足必腫。

夜食生菜，不利人。

十月勿食被霜生菜，令人面無光，目濇，心痛，腰疼，或發心瘧。瘧發時，手足十指爪皆青，困委。

葱、韭初生芽者，食之傷人心氣。

飲白酒，食生韭，令人病增。

生葱不可共蜜食之，殺人。獨顆蒜彌忌。

棗和生葱食之，令人病。

生葱和雄雞、雉、白犬肉食之，令人七竅經年流血。

食糖、蜜後四日內，食生葱、韭，令人心痛。

夜食諸薑、蒜、葱等，傷人心。

蕪菁根多食，令人氣脹。

薤不可共牛肉作羹，食之成瘕病。韭亦然。

蓴多食，動痔疾。

野苣不可同蜜食之，作內痔。

白苣不可共酪同食，作䘌蟲。

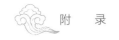

黄瓜食之,發熱病。

葵心不可食,傷人,葉尤冷,黄背赤莖者,勿食之。

胡荽久食之,令人多忘。

病人不可食胡荽及黄花菜。

芋不可多食,動病。

妊婦食薑,令子餘指。

蓼多食,發心痛。

蓼和生魚食之,令人奪氣,陰核疼痛。

芥菜不可共兔肉食之,成惡邪病。

小蒜多食,傷人心力。

食躁或躁方

豉

濃煮汁飲之。

誤食鉤吻殺人解之方　鉤吻與芹菜相似,誤食之,殺人,解之方《肘後》云:與茱萸、食芹相似。

薺苨八兩

上一味,水六升,煮取二升,分溫二服。鉤吻生地傍無它草,其莖有毛,以此别之。

治誤食水莨菪中毒方　菜中有水莨菪,葉圓而光,有毒。誤食之,令人狂亂,狀如中風,或吐血,治之方

甘草

煮汁,服之即解。

治食芹菜中龍精毒方　春秋二時,龍帶精入芹菜中,人偶食之爲病。發時手青腹滿,痛不可忍,名蛟龍病,治之方

硬糖二三升

上一味,日兩度服之,吐出如蜥蜴三五枚,差。

食苦瓠中毒治之方

黍穰煮汁,數服之,解。

扁豆,寒熱者不可食之。

久食小豆,令人枯燥。

食大豆屑,忌噉豬肉。

大麥久食,令人作癬。

白黍米不可同飴、蜜食,亦不可合葵食之。

荍麥麵多食之,令人髮落。

鹽多食,傷人肺。

食冷物,冰人齒。食熱物,勿飲冷水。

飲酒,食生蒼耳,令人心痛。

夏月大醉汗流,不得冷水洗着身,及使扇,即成病。

飲酒,大忌灸腹背,令人腸結。

醉後勿飽食,發寒熱。

飲酒食豬肉,臥秫稻穰中,則發黄。

食飴,多飲酒,大忌。

凡水及酒，照見人影動者，不可飲之。

醋合酪食之，令人血瘕。

食白米粥，勿食生蒼耳，成走疰。

食甜粥已，食鹽即吐。

犀角筯攪飲食，沫出，及澆地墳起者，食之殺人。

飲食中毒，煩滿，治之方

苦參三兩　苦酒一升半

上二味，煮三沸，三上三下，服之，吐食出即差。或以水煮亦得。

又方

犀角湯亦佳。

貪食，食多不消，心腹堅滿痛，治之方

鹽一升，水三升

上二味，煮令鹽消，分三服，當吐出食，便差。

礬石，生入腹，破人心肝。亦禁水。

商陸，以水服，殺人。

葶藶子傅頭瘡，藥成入腦，殺人。

水銀入人耳，及六畜等，皆死。以金銀著耳邊，水銀則吐。

苦楝無子者，殺人。

凡諸毒，多是假毒以投，不知時，宜煮甘草薺苨汁飲之，通除諸毒藥。

主要参考书目及其简称

1. 王叔和．脉经［M］．北京：人民卫生出版社，1956.

2. 巢元方．诸病源候论［M］．北京：人民军医出版社，2006.

3. 孙思邈．备急千金要方（《千金方》）［M］．北京：人民卫生出版社，1955.

4. 陈言．三因极一病证方论［M］．北京：人民卫生出版社，2007.

5. 赵以德．金匮方论衍义（《衍义》）［M］．周衡，王旭东，点校．北京：中国中医药出版社，1993.

6. 喻昌．医门法律［M］．上海：上海卫生出版社，1957.

7. 柯琴．伤寒来苏集［M］．上海：上海科学技术出版社，1986.

8. 徐忠可．金匮要略论注（《论注》）［M］．邓明仲，张家礼，点校．北京：人民卫生出版社，1993.

9. 程林．金匮要略直解（《直解》）［M］．上海：上海古籍出版社，1996.

10. 宋书功．金匮要略广注校诠［M］．北京：人民卫生出版社，1994.

11. 金匮玉函经二注（《二注》）［M］．周衡，王旭东，点校．北京：人民卫生出版社，1990.

12. 沈目南．中国医学大成第十册·沈注金匮要略［M］．曹炳章，辑．北京：中国中医药出版社，1997.

13. 张璐．张氏医通［M］．上海：上海科学技术出版社，1963.

14. 魏荔彤．金匮要略方论本义（《本义》）［M］．杜雨茂，赵天才，薛生易，点校．北京：人民卫生出版社，1997.

15. 尤怡．金匮要略心典（《心典》）［M］．上海：上海人民出版社，1975.

16. 吴谦．医宗金鉴·订正仲景全书·金匮要略注（《金鉴》）［M］．北京：人民卫生出版社，1963.

17. 黄元御．金匮悬解［M］．石印本．上海：锦章书局，1920.

18. 朱光被．金匮要略正义［M］．杭州：浙江科学技术出版社，1991.

19. 陈念祖．金匮要略浅注（《浅注》）［M］．上海：图书集成印书局，清光绪二十八年（1902）.

20. （日）丹波元简．金匮玉函要略辑义（《辑义》）［M］．上海：中医书局，1925.

21. 章楠．伤寒论本旨［M］．上海：上海古籍出版社，1996.

22. （日）丹波元坚．金匮玉函要略述义（《述义》）［M］．北京：人民卫生出版社，1957.

23. 高学山．高注金匮要略［M］．上海：上海卫生出版社，1956.

24. 唐宗海．金匮要略浅注补正［M］．上海：千顷堂书局，1908..

25. 曹家达．曹氏伤寒金匮发微合刊［M］．上海：千顷堂书局，1956.

26. 陆渊雷．金匮要略今释（《今释》）［M］．北京：人民卫生出版社，1955

27. 黄树曾．金匮要略释义［M］．北京：人民卫生出版社，1956.

28. 任应秋．金匮要略语译［M］．北京：人民卫生出版社，1958.

29. 南京中医学院金匮教研组．金匮要略学习参考资料［M］．北京：人民卫生出版社，1965.

30. 谭日强．金匮要略浅述［M］．北京：人民卫生出版社，2006.

31. 何任．金匮要略新解［M］．杭州：浙江科学技术出版社，1982.

32. 梁运通．金匮释按［M］．呼和浩特：内蒙古人民出版社，1984.

33. 李克光．金匮要略讲义［M］．上海：上海科学技术出版社，1985.

34. 杨百茀．金匮集释［M］．武汉：湖北科学技术出版社，1984.

35. 金寿山．金匮诠释［M］．上海：上海中医学院出版社，1986.

36. 程门雪．金匮篇解［M］．何时希，整理．北京：人民卫生出版社，1986.

37. 王廷富 . 金匮要略指难[M]. 成都：四川科学技术出版社, 1986.

38. 李克光 . 高等中医药院校教学参考丛书·金匮要略[M]. 北京：人民卫生出版社, 1989.

39. 李克光 . 金匮要略译释[M]. 上海：上海科学技术出版社, 1993.

40. 孟如 . 金匮要略选读[M]. 上海：上海科学技术出版社, 1997.

41. 陈纪藩 . 中医药学高级丛书·金匮要略[M]. 北京：人民卫生出版社, 2000.

42. 范永升 . 金匮要略[M]. 北京：中国中医药出版社, 2003.

43. 张家礼 . 新世纪全国高等中医药院校七年制规划教材·金匮要略[M]. 北京：中国中医药出版社, 2004.

44. 梁永宣 . 元邓珍本《新编金匮方论》校注 . 北京：学苑出版社, 2009.

45. 神农本草经 . 顾观光,辑 . 杨鹏举,校注 . 北京：学苑出版社, 2002.

◇◇◇ 方 剂 索 引 ◇◇◇

微课

复习思考题
答案要点

模拟试卷